小児科医・か

\ 知ってほしい /

発達障害
のこと

監修
坂本昌彦
佐久総合病院佐久医療センター小児科

著
関　正樹
大湫病院　児童精神科医

南 山 堂

監修の序

　大切な友人でもあり相談相手でもある関先生から「今度かかりつけ医向け
に発達障害の本を出すので監修をお願いしたい」と連絡があったのはちょう
ど1年ほど前でした．児童精神科医でもなく，発達の専門家でもない一般小
児科医の私が監修を引き受けていいものだろうか，と戸惑う私に，彼はこん
な返事をくれました．

　「今回の書籍を届けたいのは小児科のかかりつけ医の先生だが，自分は児
童精神科医で立場が異なる．地域で一般の子どもの診療をしてきた小児科医
の目線と，医療情報啓発(教えて！ ドクタープロジェクト^注)に関わってきた
立場から，その経験を活かして監修してほしい．」

　たしかに私自身，特に児童精神科医の先生に相談するタイミングなど，外
来で発達障害の患者さんの診療に試行錯誤した経験は数知れずありました．
悩む側の声を伝える役目なら果たせるかもしれない．そんな思いで大役を引
き受けました．

　手前味噌になりますが，本書はまさにそんな現場で悩み，悶えている私の
ような一般小児科医にとって，かゆい所に手が届く内容に仕上がったのでは
ないかと思います．

　総論では今さら聞きづらい基本知識も含め，関先生らしく優しい丁寧な解
説が特徴です．特に必要な支援サービスの情報は具体的で充実しています．
実際のエピソードが紐付けられているので具体的でわかりやすく，通読すれ
ば私たち一般小児科医が現場で使える支援ツールを理解・整理する助けにな
ります．

　各論では，自閉スペクトラム症，注意欠如・多動症，限局性学習症，知的
能力障害／知的発達症など，それぞれの全般的な説明から評価のしかた，他
職種との協力や支援の実際について触れられています．各項目の最後には詳
細な事例紹介が載っています．

　実は本書の最大の売りはこの事例紹介にあると言っても過言ではありませ

ん．匿名化してデフォルメされていますが，初診の様子と，診察室での具体的な声掛けや方針，そしてその後の様子が具体的な会話まで詳細な経過が再現され，紹介されています．これを読むことで，あたかも関先生の診察室に陪席しているかのような疑似体験ができます．

　その体験こそが，私達一般小児科医がもっとも必要としている内容だと思っています．日頃現場で悩みながら手に取って調べる専門書には，具体的な診察のやり取りまで書かれているわけではありません．知りたいのは教科書に書かれていない行間部分です．児童精神科医の先生の診察に陪席して学べたら，と感じた経験をもつ小児科医は少なくないのではないでしょうか．その行間のエッセンスをそれぞれの発達障害ごとに追体験できる事例紹介は，これだけで一読の価値があります．

　本書は一貫して関先生の普段の話し言葉に近い表現が使われています．診察室でレクチャーを受けているような，そんな雰囲気をなるべく尊重しつつ，「小児科医が特に知っておきたい内容は何か」を念頭に監修のお手伝いをさせていただきました．

　本書が一人でも多くのかかりつけ医の先生方のお役に立てることを心から願っています．

2022 年 5 月

坂本昌彦

注）教えて！ドクタープロジェクト：長野県佐久市及び佐久医師会による保護者向け医療啓発事業．出前講座や無料アプリ，SNS を活用して幅広く子どもの健康に関する情報を発信している．

序

　発達障害という言葉を医学領域のみならず，ネットニュースの記事や新聞などでも見かけることは増えていると思います．発達障害の中には自閉スペクトラム症 autism spectrum disorder（ASD）や注意欠如・多動症 attention-deficit/hyperactivity disorder（ADHD），限局性学習症 specific learning disorder（SLD）などいくつかの種類があることが知られています．ASD や ADHD においては，幼児期の子育てにおける苦労も大きく，親御さんはしばしば「かんしゃくがおさまらない」ことや，「すぐにどこかに行ってしまう」という子どもたちの示す行動に疲弊してしまうこともあります．最近では，保健や福祉の分野においても発達障害の概念がよく知られるようになっており，このような子育てに悩む親御さんが適切な相談の窓口や支援の場，療育の場につながりやすくなってきているといえます．親御さんたちはこのような場で，子どもに合った子育ての仕方や環境について知るとともに，同じような子育ての悩みをもつ他の親御さんと出会っていくことで，少しずつ自分の子どもにとって適切な環境で子育てをできるようになっていくものと思います．そのためにも，私たちのような立場の者は発達障害の子どもの特性だけでなく，その子どもたちが好む適切な環境についての知識などももっている必要があるといえます．

　一方で，子どもたちにとって適切な環境を知るためには，どこかで自分の子どもの発達障害の特性について知る必要があり，そのために医療機関の受診を求める親子も多いのですが，現状においてはこれらの発達障害の診断にあたる専門家としての児童精神科医や発達障害を診療する小児科医はとても少ないといわれています．小児科医や精神科医の先生の中には，「発達障害の分野には興味がある」けど「どのようにフォローすればよいか分からない」と悩まれる先生もたくさんおられると聞いています．確かに，発達障害の診療においては診断だけつければいいというわけではなく，その後の継続的なフォローが必要になってきます．幼い頃にその特性について診断され，療育

や子育て支援の場に通っていた子どもも，大きくなり少しずつ行動が落ち着いてきて保育園や幼稚園などの集団の場がその生活の中心になるかもしれません．保育園や幼稚園において必要な環境調整やそのほかの支援は，家庭で必要な支援とは異なることも多く，子どもたちが安心して生活できるように，保育園や幼稚園の先生と連携することも必要になってきます．子どもたちはやがて就学の時期を迎えますから，その際には親御さんの悩みも大きくなります．そのような際には就学に際しての適切な助言が必要になることも多いと思われます．やがて，小学校に入学し，教室で学習するようになればそれぞれの子どもたちに適した環境や必要な支援も異なってきますから，学校との連携も必要になってくるでしょう．また，友人関係をはじめとする対人関係の変化に悩む子どももいるでしょうから，そのような相談に応じることも増えてきますし，抑うつや不安などの併存症への対応が必要になってくることもあります．やがて，大人になる時期が近づいて来れば，将来の就労を見据えた支援や小児科から精神科へのトランジションなど今後のフォローの場の移行が必要になってくるケースもあるかもしれません．これらは一例ですが，このように発達障害の診療においては，早期の診断だけでなく，その後のライフサイクルに応じた支援や連携が必要になってきます．

　この本は，これから「発達障害の分野を知りたい」と思われる小児科や精神科の先生が，発達障害の子どもたちの支援として「どのようなフォローが必要なのか知りたい」，「どのようなタイミングで専門医を紹介すべきか知りたい」といった声に答えられるように，発達障害の定義やその分類，子どものライフサイクルに応じた子育てへの眼差しや困難の理解，適切な支援のポイントなどについて書いてきたつもりです．

　2022 年 5 月

　　　　　　　　　　　　　　　　　　　　　　　　　　関　正樹

目　次

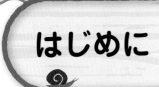

はじめに

　発達障害という言葉を耳にすることが医学の領域のみならず増えてきています．最近では，「発達障がい」とひらがな表記することもあるようですが，本書では「障害」という表記をしています．それは，「障害」は人間の内部にあるものではなく，社会との間にある壁との間に起こるものと考えているからです．

　さて，日本における発達障害の一つである自閉スペクトラム症 autism spectrum disorder（ASD）の有病率を扱ったデータによりますと，2009 年度から 2014 年度に出生した子どもが自閉スペクトラム症として診断された割合は 2.75 ％とされています．また，2009 年度生まれの子どもにおいては 2.23 ％であったものが，2014 年度生まれの子どもにおいては 3.26 ％と増えている傾向にあることも指摘されています[1]．もう一つの代表的な発達障害である注意欠如・多動症 attention-deficit/hyperactivity disorder（ADHD）に関しても，海外の調査におけるデータでは子どもの時期の ADHD の有病率は 6.0 ％とされています[3]．さらに，知的発達症や発達性協調運動症，トゥレット症をはじめとするチック症まで含めて発達障害とすると，かなりの割合の子どもが発達障害と診断される可能性があります．また，医学的な診断ではなく，支援ニーズという観点で見てみますと，知的な発達に遅れはないものの，学習や行動面で支援ニーズがあると担任が考えている通常学級在籍の子どもの割合は文部科学省の調査において 6.5 ％であるとされています[2]．

　最近では発達障害に関して早期に発見し，早期に支援することの重要性が全国的に共有されてきていますし，それに伴い幼児期から学童期における支援施策も（もちろん大人や高校生における支援施策も）少しずつ充実してきています．私が勤務している地域では幼児期に療育手帳や精神障害者保健福祉手帳を取得される方や，特別児童扶養手当の申請をされる方も増えています．精神障害者保健福祉手帳や特別児童扶養手当には診断書が必要になりますから，そのために医療機関を受診される方もおられます．また福祉施策の充実に伴い，例えば学童期に利用する放課後等デイサービスなどの何らかの

福祉サービスを利用する際に医師の診断書を求められることも増えています．そのような現状を考えると，10年前に比べると発達障害に悩む親御さんや子どもが医療機関を受診することは増えているといえるかもしれません．

　一方で，現状においてはこれらの発達障害の診断にあたる専門家である児童精神科医や発達障害を診療する小児科医はとても少ないということも随分昔から指摘されています．そのために一般の小児科の先生にもプライマリ・ケア医やかかりつけ医として，地域における医療の領域と保健，福祉，教育の領域のネットワークをつなぐ役割が求められているといえます．また，小児科の先生はかかりつけ医の役割を担っていることが多く，発達に関することを含めた子育ての相談を日々求められることも多いと思われます．また，ちょっと大きくなってくると子ども自身が小児科の先生にちょっとしたことを相談することもあるのではないでしょうか？　けれども，ASDやADHD，そして知的発達症や発達性協調運動症の子どもに関しては，子育てについてのアドバイスや利用するサービスが定型発達の子どもとは少し異なる向きがあります．そして，小児科の先生の中には，「診断をし，フォローもしているけれど，いつどのようなタイミングで児童精神科につないでよいかわからない」という気持ちをもっている先生や，「大人になったらどのような機関でフォローしてくれるのだろう」という不安をもっている先生もおられるかもしれません．

　本書は小児科の先生が，発達障害を知るきっかけをつくり，プライマリ・ケアの先生として日々の子育てのアドバイスの参考になればと思い，書かせていただきました．また，発達障害の子どもを育てていらっしゃる親御さんも読んでいただけるように，利用できる福祉サービスや日々の子育ての相談などについても可能な限りたくさん触れたつもりです．

　なお，本書では，読者の皆さんが診療場面のイメージをもちやすいように筆者が経験した事例をいくつか提示しています．事例の提示にあたっては本人および保護者に書面にて同意を得ていますが，匿名性に配慮して細部に若干の変更が加えてあります．

文　献

1) Sasayama D, Kuge R, Toibana Y, et al.：Trends in Autism Spectrum Disorder Diagnoses in Japan, 2009 to 2019. JAMA Netw Open 4：e219234, 2021.
2) 文部科学省：通常の学級に在籍する発達障害の可能性のある特別な教育的支援を必要

とする児童生徒に関する調査結果について〈https://www.mext.go.jp/a_menu/shotou/tokubetu/material/__icsFiles/afieldfile/2012/12/10/1328729_01.pdf〉（2022 年 5月アクセス）

3）Terrie EM, Renate H, Philip A, et al.：Is Adult ADHD a Childhood-Onset Neurodevelopmental Disorder? Evidence From a Four-Decade Longitudinal Cohort Study. Am J Psychiatry 172：967-977, 2015.

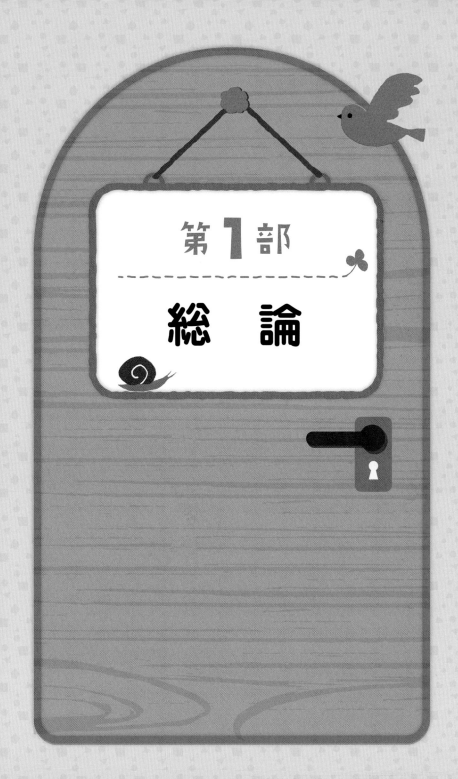

第**1**部

総　論

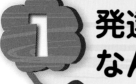

発達障害って なんだろう

1　発達障害の定義ってどうなっているんだろう？

　最近では医学だけでなく，教育や福祉，司法の現場などにおいても「発達障害」ということばをよく耳にします．けれども，その使われ方や意味するところは，実は専門家により少しずつ異なることがしばしばあります．本書は発達障害について学術的に詳細に取り扱うような教科書的なものではありませんが，最初に DSM-5 というアメリカ精神医学会の診断基準，国際疾病分類の第 11 回改訂版である ICD-11 における神経発達症（発達障害），そして日本の発達障害者支援法における「発達障害」という用語について，少しだけ整理しておこうと思います．

2　DSM-5 における神経発達症

　「精神疾患の診断・統計マニュアル第 5 版」（Diagnostic and Statistical Manual of Mental Disorders, Fifth Edition：DSM-5）[1] では神経発達症という発達に関連した枠組みが作られており，これが，いわゆる発達障害のカテゴリーにあたります．この「症」とは「disorder」の訳語ですが，「障害」という用語のもつイメージを考慮して，最近では「症」に置き換えるようになっています．

　さて，この神経発達症群全体の説明としては①発達期に発症する一群の疾患であり，②さまざまな領域における機能障害を起こすものであり，③その発達の障害の範囲は，学業といった特異的なものから知能全般の障害に至るまで多岐にわたるもの，とされています．この中には知的発達症 Intellectual Developmental Disorder をはじめとする知的能力障害群 Intellecutual Disabilities，コミュニケーション症群 Communication Disorders，自閉スペクトラム症 Autism Spectrum Disorder（ASD），注意欠如・多動症 Attention-

Deficit/Hyperactivity Disorder（ADHD），限局性学習症 Specific Learning Disorder（SLD），発達性協調運動症 Developmental Coordination Disorder（DCD）をはじめとする運動症群 Motor Disorders，トゥレット症 Tourett's Disorder などのチック症群 Tic Disorders，他の神経発達症群 Other Neurodevelopmental Deisorders が含まれています．そして，DSM-Ⅳから大きく変更された点としては，カテゴリー分類（カテゴリカルなアプローチ）に加え，ASD，ADHD，SLD においては，現在の症状の重症度を表すアプローチ（ディメンジョナルなアプローチ）もなされている点だといわれています．

　一般的な医学の診断では，疾患とその病因との対応関係をその疾患単位の根拠にしています．けれども，ほとんどの精神疾患では病因との対応関係が明らかになっていませんので，これまでの診断はどうしても記述精神医学的なアプローチに基づいてカテゴリー分けがなされていました．カテゴリーに分けることは分かりやすさはあるかもしれませんが，既存の診断基準のどの診断に最も一致するかを検討していくことになりますので，そのカテゴリーに入るもの／入らないものの関係はどうしても相互排他的になってしまうという問題があります．疾患単位としての境界線がはっきりしている場合はこれでも問題は少ないでしょう．けれども，最近の知見では，発達障害の診断カテゴリーの境界線は従来考えられていたよりも不明瞭であることがわかってきています．例えば自閉スペクトラム症と ADHD の併存や，ADHD と SLD や DCD の併存はとても多く，実際に支援アプローチを考えるにあたって，どちらの特性も考慮しなければならないことも少なくありません．

　また，発達障害と正常との境界線もはっきりしたものではないことがわかってきています．図 1-1 は，対人応答性尺度 Social Responsiveness Scale（SRS）という自閉的な特性をみる尺度を用いて，一般の集団において自閉的な特性がどのように分布するかを検討した調査です[4]．もし，「自閉スペクトラム症」という完全に独立した特異的な集団であるならば，高い得点群のところに二つ目のピークが来るはずですが，このグラフにおいてはなだらかに連続しています．このことから，自閉スペクトラム症における自閉的な特性と私たちが呼んでいるものは，その原因の如何にかかわらず，正常との間にギャップがなく連続的に分布するものであることが示唆されます．

　また，先述のように障害は個人の中にあるものではなく，個人と社会との障壁とのあいだで起きてくるものです．ですので，特性が強くとも障害があ

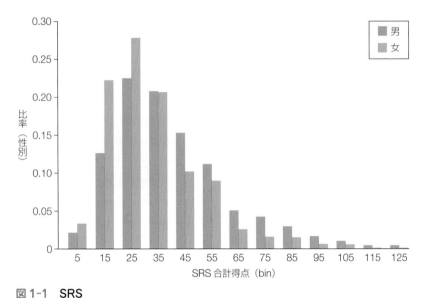

図 1-1　SRS

(Constantino JN, Todd RD：Autistic traits in the general population：a twin study. Arch Gen
Psychiatry 60：524-530, 2003 より作成)

るとは判断されない例もあります．例えば，ASD の特性は強く認めるので
すが，視覚的なスケジュールの呈示など家庭の環境が ASD の子どもに分か
りやすく構造化されており，仕事や勉強などの課題の内容も本人にマッチし
ており，本人がそれらの仕事や勉強を好んでいて，意欲もあるような場合
は，ASD という診断はされないだろうと思います．反対に，ASD の特性も
ADHD の特性もどちらもそれほど強くないものの，少しずつの特性が重
なった場合には，特別大好きなことをしている時にも注意がうつろいやすく
なってしまうこともあるでしょう．例えばガンダムのプラモデルを作ること
が特別大好きな子どもの場合ですと，作っているうちにそのアニメが気に
なって，DVD を探し始めてしまい，棚からいろんなものを出し，部屋が散
らかり，プラモデルのパーツを紛失してしまう，といったことが起きるかも
しれません．この場合は，特性の強さはそれほどでなくとも，本人にとって
の生活上の困難は非常に強くなるといえます．

3 ICD-11 における神経発達症

　さて，International Classification of Diseases 11th Revision（ICD-11)[2]においても，DSM-5 で採用された神経発達症ということばが使用されています．その説明としては，発達期に生じる行動および認知障害で，特定の知的機能，運動機能，言語機能，社会的機能の獲得や実行に著しい困難を伴うもの，とされています．また，ICD-11 では，これまでは ICD-10 のさまざまな項目に散らばっていたカテゴリーが DSM-5 と同様に神経発達症群としてまとめられており，知的発達症や ASD，ADHD，発達性学習症，発達性発話または言語症群，DCD などがこのカテゴリーに含まれることになりました．一方で，これまで「通常，幼児期，児童期，または青年期に初めて診断される障害」に分類されていたチック症は神経疾患のグループに含まれることとなりました．

　また，ICD-11 においては，臨床的な輪郭をより明確に捉えられるように「正常との境界」に関する記載があります．例えば ASD の項目では社会的コミュニケーションにおける「正常との境界」について，「ことばの遅れが見られても，社会的コミュニケーションへの動機づけや対人相互反応が限定的（といった自閉スペクトラム症としての特性が認められる状態）でない限り，ASD が強く示唆されるわけではない」としています．つまり，自閉スペクトラム症としての診断においては「社会的コミュニケーションの動機づけ」や「対人相互反応が限定的」であることなどを注意深く検討しながら，診断することが大切だといえます．

4 発達障害者支援法における発達障害とは？

　2005 年に施行され，2016 年に改定された発達障害者支援法[3]では，発達障害を「自閉症，アスペルガー症候群その他の広汎性発達障害，学習障害，注意欠陥多動性障害その他これに類する脳機能の障害であってその症状が通常低年齢において発現するもの」と定義しています．また，発達障害を有し，社会的障壁により日常生活または社会生活に制限をうけるものを「発達障害者」と定義しています．つまり，ここでは障害は個人の中にあるものではなく，社会的障壁との間に起こってくるものと定義しています．そして，その

主な対象としては DSM-5 や ICD-11 に神経発達症として含まれる ASD や ADHD，SLD，チック症，DCD などが想定されています．この対象に知的発達症は含まれていませんが，それは日本において 1960 年に成立した知的障害者福祉法という法律がすでに存在していたためです．

5　まとめ：発達障害とは

　ここまで，さまざまな診断基準における発達障害とされるグループや発達障害者支援法における発達障害について概観してきました．発達障害という用語は医学的な用語ではないかもしれませんが，その用語に含まれる共通の特性としていえることは，いずれの発達障害も親の子育ての仕方によるものではないということです．ASD にせよ，ADHD にせよ，多くの発達障害には何らかの脳機能の障害が背景に想定されており，その結果として実行機能（ある行動に自分で計画を立てて自分で終える力）や社会的な動機づけの機能（他者との関係で行う社会的行動を始動，維持するもの）の障害や認知機能の偏り（視覚的な情報を扱うほうが得意など）などがあり，それらが行動上の特性に影響を与えていることが示唆されています．言い換えれば，私たちが観察する行動上の特性（たとえば，ADHD であればゲームを終わることがなかなか難しいなど）の背景には実行機能の障害（現在の状況に合わせて段取り良く，柔軟に計画を立てること）や，報酬系の障害（待つことの難しさや，ゲームを終わる前にあれもこれもやらなきゃと気が散ってしまうことなど）などが想定されています．

　また，発達障害の支援で行われる心理アセスメントは，診断のためのツールではありません．それらの数値は子どもの認知機能のどんな側面を表しているか，認知的な特性を把握し，今後の発達の見通しや今できる支援を提案するために用いられます．例えば，よくアセスメントとして行われる知能検査などにおいては，そのアセスメントにおける「知能」がどんなものを想定しているのかを知っておいたほうが，アセスメントの説明がより意味あるものになるものと思われます．

　実際の発達障害の支援では薬が有効である場面もありますが，そうではない場面のほうがずっと多いです．ですので，私たち臨床医や支援者は，目の前の子どもがどんなことに困難を有していて，その背景としてどんなことが

考えられるかを検討しながら支援を行っていく必要があります．そして，継続的なフォローをしていると，子どもたちが大きくなるにつれてその行動特性が変化していく様子も目の当たりにします．例えば，幼少期には一人遊びを好んでいたASDの子どもが，大きくなるにつれて社会相互交流の問題は目立たなくなったものの，小学校の学習場面における注意集中の困難などが目立ってくることなどはよく経験します．この場合，目立ってくる行動上の特性の違いから，共通する支援アプローチ（環境の構造化や本人の認知特性への配慮，失敗からは学びにくいこと，そのため周囲が特性を理解してポジティブな関わり方を模索していくことなど）もあれば，少しずつ変わってくるアプローチ（座席の位置，気が散りにくい環境の配慮に加えて，学習面の課題への配慮，学習を好きになるような支援など）もあるでしょう．また，いずれの場合においても生活環境を支える支援者と連携し，適切な支援を模索していくことが必要になります．

　また，先ほどの子どもが思春期になれば友人関係を維持することの難しさに悩むかもしれませんし，学校という環境との関係に悩むかもしれません．このようなときには，本人も保護者も心が揺れ動きますから，私たちのような立場の者が子ども自身の悩みを相談できるような大人であることや，保護者の気持ちを支える心理的なアプローチを模索していくことがとても大切になります．そして，学校環境との連携やそのほかの「居場所」との連携も必要になるかもしれません．

　このように発達障害においては「切れ目のない支援」が必要であることはいうまでもありませんが，それぞれの場合において本人のニーズに合った，適切な支援をほかの領域の専門家と一緒に個別に考えていく必要があるといえそうです．

　以上をまとめると，発達障害の特性を有するお子さんへの支援の実際は

① 本人にわかりやすい環境を整えること（環境の構造化）

② 発達障害の特性を理解し，周囲の関わり方をポジティブなものにすること

③ 関係者が連携し，本人に対しポジティブな眼差しをもっていること

　という3点にまとめられます．

文　献

1) American Psychiatric Association：Diagnostic and statistical manual of mental disorders（DSM-5®）. Am Psychiatric Association Pub, 2013.

2) World Health Organization：International Classification of Diseases 11th Revision（ICD-11）. 〈https://icd.who.int/〉（2022 年 5 月アクセス）

3) 厚生労働省：発達障害者支援法の改正について. 〈https://www.mhlw.go.jp/file/05-Shingikai-12601000-Seisakutoukatsukan-Sanjikanshitsu_Shakaihoshoutantou/0000128829.pdf〉（2022 年 5 月アクセス）

4) Constantino JN, Todd RD：Autistic traits in the general population：a twin study. Arch Gen Psychiatry 60：524-530, 2003.

2 発達障害と ライフステージ
ー地域における療育や福祉制度についてー

1 発達障害と乳幼児健診

　発達障害の特性は乳幼児期に明らかになり，多くの場合，親御さんの子育てのしにくさにつながります．自閉スペクトラム症 autism spectrum disorder（ASD）であれば，睡眠障害の併存についてはよく知られていますので「赤ちゃんの頃，夜泣きをし出すとあやして泣き止ませるのがなかなか難しかった」と振り返る親御さんもおられます．また，偏食が著しいため「食べられないものより食べられるもののほうがずっと少なかった」と振り返られる親御さんもおられます．また，幼児期には，呼んでも反応が乏しい子どもも多く，「耳が聞こえないのではないかと思った」と心配される親御さんもおられますし，公園などに連れて行っても，「赤ちゃんの泣き声をいやがるだけでした．他の子どもは追いかけっこしているのに，まったく興味もなさそうで……」と語る親御さんもおられます．

　これらの行動上の特性はもちろん ASD によるものですが，この時期の親御さんは「自分の子育てがいけないのでは？」と自分を責めて悩んでしまうことが多くあります．また，「いつも近所の商店のエアコンの室外機を見ないと気が済まない」といった行動が見られると，「何時間でもエアコンの室外機の前でずっと座っていなければならなかった」ということもあります．子どもに帰るように言い聞かせても，うまく伝わらず，かんしゃくを起こしてしまうということもしばしばあるでしょう．そのような場合には，親御さんは「自分の叱り方が悪いかもしれない」と自分を責めてしまうことも多くありますし，なかなか言うことを聞かせることができず，思わず子どもを叩いてしまい，また自分を責めてしまうという悪循環にも陥ることもあります．

　このように発達障害の特性は，乳幼児期の子どもをもつ親御さんにとって「子育てのしにくさ」や「親としての自信のもちにくさ」として表れてきます．そのような親御さんが最初に地域の支援者と出会うのは，多くは乳幼児健診

の場です.

　乳幼児健診は親御さんと子どもの健康を守る重要なサービスの一つで,日本では1961年に3歳児健診,1977年に1歳6ヵ月児健診が制度化されています.また,発達障害者支援法においては,早期発見の場として重要な位置づけとなっており,多くの発達障害が疑われる子どもがこれらの乳幼児健診の場で発見されることも事実です.けれども,私たちのような立場の者が覚えておかなければならない最も大切な点は,健診は医療の延長ではないということでしょう.つまり,乳幼児健診は,発達障害やその他の疾病の早期のスクリーニングをするだけの場ではないということです.当たり前と言えば当たり前かもしれませんが,これはとても大切な姿勢だと思います.親御さんの中には「子育てのしにくさ」からすでに発達障害を疑っておられる方も多いのですが,そのような親御さんに対して,発達障害をアセスメントするような質問ばかりを投げかけ,子どものできない点(「ことばがありませんね」,「人に関心があまりないですね」,「指さしをしませんね」,「視線が合いにくいですね」など)を強調して,「発達障害の疑いがありますから,市の発達相談窓口をご紹介します」と伝えたとしても,おそらく親御さんの子育ての不安は小さくならないでしょう.

　親御さんが日々感じている「子育てのしにくさ」に対して,毎日の子育てに対するねぎらいの気持ちをもち,「健診の日の,この時間に,よく来てくださった」という姿勢で出迎え(実際に,多くの発達障害の子どもを育てる親御さんにとって時間通りに来ることはすごく大変なことなのです),子育てについて,少しだけでも明るくなることができる示唆があってはじめて,親御さんは自分のお子さんの特性を少しだけ冷静に振り返ることができ得るのではないでしょうか.そして,その上で継続的な相談や支援が受けられるような療育の場を紹介していくことの方が適切だろうと思われます.

2　1歳6ヵ月の乳幼児健診と自閉スペクトラム症

　さて,1歳6ヵ月の乳幼児健診において重要な観点は社会意識やコミュニケーションの基礎となる部分です.特に,
① 大人との対人関係の広がり
② 遊び方のバリエーションの広がり

という 2 点はとても大切になってきます.

　1 歳 6 ヵ月の乳幼児健診である程度特性が認められる発達障害は，中等度以上の知的発達症や言語発達遅滞，ASD などです．ASD に関してはその多くが 18〜24 ヵ月で早期徴候が認められるとされており，スクリーニングツールとしては乳幼児期自閉症チェックリスト修正版 Modified-Checklist for Autism in Toddlers（M-CHAT）が知られています．それに対して，注意欠如・多動症 attention-deficit/hyperactivity disorder（ADHD）の場合は，保育園や幼稚園などの集団場面でその特性が目立ってきますので，1 歳 6 ヵ月の乳幼児健診では，発見することは困難かもしれません．ましてや，限局性学習症 specific learning disorder（SLD）は学校での学習に関する事柄ですから，1 歳 6 ヵ月ではそもそも調べることが困難です.

　ただし，通常の乳幼児健診において行われるようなことばの面や運動発達の面のチェックだけでは ASD については見落としてしまう可能性も指摘されていますので，大人との対人関係の広がりを中心とした社会的な行動にも注意を払う必要があります.

　そこで，1 歳 6 ヵ月の乳幼児健診の頃までの子どもの社会性や共同注意（空間の中で，他の人と一緒にそこにある対象に注意を向けること）がどのように発達するのかについて，少し触れておこうと思います.

　定型発達の子どもは，比較的早い時期から物と人との区別がつき，人に興味をもち，人とアイコンタクトを取ったり，人に対して笑いかけたりする行動が見られます．また，微笑みかけると微笑み返すようなことも見られ，このような形で大人とのシンプルなコミュニケーションができるようになっていきます．しかし，この段階では彼らの世界には「わたし」と「あなた」がいるだけで，「それ以外」はまだありません．物との関係も「わたし」と「もの」があるだけです（これを二項関係といいます）.

　10 ヵ月前後になると，徐々に自分にとって大切な大人の興味と自分の興味を重ね合わせるような行動が見られるようになります．言い換えれば世界の中に「わたし」と「あなた」と「それ以外のもの」が成立し，それらを重ね合わせるようになってきます．例えば，大人の視線を追いかけたり，大人が指さしたものを見ようとしたり（応答的共同注意といいます），興味があるものを指さしで伝える（誘導的共同注意といいます）ようになってきます．これは世界の中に「わたし」と「あなた」しかなければ，成立し得ないことです．そし

て，15ヵ月を過ぎる頃からは，共同注意はますます成熟し，興味があるものを自分から見せに持って来たりして，その時の気持ち（見て見て！　すごいでしょ！　など）を共有しようとします．また，いつもと違うことがあると，不安になり大人の表情と感情を確認することや，それらを受けて行動を変えることができるといった，社会的参照も見られるようになってきます．そして，このような発達に伴い，大人の行動を操作するような指さしも発達していきます．

　一般に ASD の子どもでは，これらの乳児期の後半から始まってくる社会性や共同注意の発達の過程でその特性が目立ってくるといわれていますので，スクリーニングツールである M-CHAT でも，①共同注意（大人が指さしをすると，その方向を見るか，興味のあるものを指さしで伝えるか，興味のあるものを見せに持ってくるか，大人が見ているものを一緒に見るか），②対人的関心（他の子どもに興味があるか，大人の注意をひこうとするか），③対人情動的反応（名前を呼んだときに反応するか，目が合うか，微笑み返しをするかなど），④社会的参照，⑤コミュニケーション（言語，要求の指さし）などの項目から成り立っています[1]．

　また，ASD の子どもは1歳6ヵ月の乳幼児健診の際に，いくつかの子育ての困難について相談されることもあります．例えば偏食をはじめとする食事の問題（特定の銘柄のリンゴジュースしか飲めないなど）やこだわりが強いこと，かんしゃくなどです．ASD の偏食やこだわり，かんしゃくなどについては改めて各論で取り上げますが，これらの子育ての困難に関する相談には，育児支援として，診断探索的ではない態度で丁寧に応じる必要があります．

　例えば，食事の問題に関して，「一人で上手に食べられないけど大丈夫ですか？」といった相談がなされることもありますが，このような相談がなされる背景には「手伝ったら発達が遅れるのではないか？」と心配する親御さんの思いがあります．支援者からみれば些細なことかもしれませんが，親御さんにとっては大きな育児困難であることも多いので，できるだけ丁寧な態度で，「一人で食べられない場合は，手伝ってもよいこと」や「手伝っても発達を阻害しないこと」を伝えていく必要があります．

　偏食に関しても，偏食に関する支援と同時に，「多くの偏食は改善すること」や「食べられるものを一生懸命に増やそうとしすぎるあまり子育てに余裕

表 2-1 発達障害と乳幼児健診

	ASD	ADHD	知的発達症
1歳6ヵ月児健診での発達特性	・乳児期後半からの子どもの社会性の発達, 共同注意の発達, 遊びのバリエーションの広がりや遊び方などに注目	・把握することは困難	・運動発達, 言語発達に注目 ・軽度の知的発達症では1歳6ヵ月健診では把握することは困難
3歳児検診での発達特性	・言語の発達やその使用の仕方 ・社会性の広がりや他の子どもに対する興味・関心などに注目	・3歳児の多くは落ち着きがないが, 多動や衝動制御の困難が集団場面においても見られるかどうかに注目 ・ただし, 保育園や学校などで特性が目立ってくることも多い	・言語発達や大小や長短, 色などの認知発達に注目する

をもてなくなるのは望ましくないこと」などを丁寧に伝えていくことの方が大切だろうと思います.

3 3歳児健診と発達障害

　3歳児健診は, 5歳児健診がない場合には最後の乳幼児健診の場になります. 通常, この時期は発達の早い, 遅いなどの個人差がぐっと目立つ時期でもあり, 周囲の子どもと比べてしまうことで親御さんの不安も大きくなりやすい時期であると言えます. また, 3歳という時期は1歳6ヵ月ごろから続いている第一次反抗期(いわゆるイヤイヤ期)がまだ継続して見られる時期でもあります. 大人が何かをさせようとしても, 「イヤだ」, 「やらない」と言い, なかなか一筋縄ではいかず, 子どもが動いてくれないので, 親御さんにとっても, 子育ての困難が非常に大きくなりやすい時期であるともいえます. 以上のことから, 3歳児健診の時期は, 不安が高い親御さんに対して, 適切な育児相談を丁寧に行っていく必要がある時期であるといえます. また, この時期は食事の問題(食べない, 食べすぎる, 偏食)やおむつがとれないといった相談に加えて, ①母子分離が難しいといった分離不安や, ②ほかの子どもの中に入れない, ③落ち着きがない, ④集団活動に興味がないなど

の情緒面や行動面に関する相談が親御さんからなされることも多いため，その背景について検討しながら丁寧に子育ての相談に応じるとともに，適切かつ継続的な「子育て相談の場」につないでいく必要があります．

　実際に3歳児健診で気づかれやすい発達障害は，行動観察や対人関係の発達の様子，言語発達の様子から気づかれやすいASD，ADHD，知的発達症などです．発達性協調運動症 developmental coordination disorder（DCD）に関しては，健診の場での行動観察のみで気がつくのは難しいだろうと思われますが，ナイフやフォークの扱いが苦手であるという相談などから気づかれることもあります．ただし，一部のADHDの子どもやSLD，DCDの子どもは学校に通い始めてから困難が表れる事例も多いため，注意を要します．

4　乳幼児健診の場で自閉スペクトラム症特性など発達障害の特性が認められる場合

　健診の場でのやりとりや行動観察，親御さんの語る子育ての困難などから発達特性に気づかれる場合もあります．最近では親御さんのほうが早くASDの特性に気が付いていることも多く，1歳6ヵ月児や3歳児の乳幼児健診の場で発達障害の特性について直接相談されることもあるかと思います．このように乳幼児健診の場で発達障害の特性に気づかれた場合には，障害である／でないの確定診断を優先させることよりも，継続的な「子育て支援の場」や「発達相談の場」，療育につなげることが望ましいと思われます．

　発達障害の支援においては「早期発見・早期支援」が大切であるといわれています．それは，適切なアセスメントや見立てに基づいて環境調整がなされることは，その子どもにとって安全かつ安心な環境が整備されることを意味するからです．そして，子どもを取り巻く家族が，発達障害という特性そのものがなくなることにとらわれ過ぎることなく，「子育て支援の場」や「療育の場」でその子どもが安心できる環境や大好きな遊びを知り，子どもの発達特性を知ることは，自分の養育のせいだと思ってきた親御さんの自責の念からの解放につながるかもしれません．そうやって，少しずつ子どもと関わりやすくなることで，子育てのしにくさが少なくなり子育ての相談がしやすくなることは，親御さんのメンタルヘルスだけでなく，将来にわたる子どものメンタルヘルスにつながるものと思われます．

けれども,「早期発見・早期支援」が強調されすぎることには慎重であるべきです.特性が把握されたからといって,やみくもに,あるいは性急に継続的な「相談の場」や「療育の場」につなげばいいというものでもありません.発達障害を疑いつつも,そうでないと言われたいという気持ちを抱えながら健診の場に来られる親御さんも多いのです.そのような親御さんの気持ちを慮りつつ,「行動やコミュニケーションの仕方が定型的な発達の子どもとは少し異なっていること」,「また現在の発達の状態によって,その子どもに適した遊ぶ環境や遊びそのものが異なること」を伝えた上で,「子どもさんの状態にあった環境や遊び方を一緒に探していきたいこと」,「そのために継続的な子育ての相談の場や療育の場があること」を伝えていくことが必要であろうと思います.

　一方で,特性が把握された後にどのようにフォローしていくかは地域特性や子どものニーズによってもさまざまであることも忘れてはなりません.親御さんによっては,すぐに療育の場につながることには抵抗がある方もおられるかもしれませんが,私たち支援者はその気持ちを責めてしまうような態度を慎まなければなりません.なぜなら,その子育てを担う中心はその親御さんだからです.また,発達障害の特性のある子どもを育てるうえでは,これまでにも見てきたようにさまざまな困難があり,それを家庭だけで支えていくことはとても大きな困難を伴います.そのような親御さんや家族を孤立させてはならないからです.私たちの発言の一つひとつは,それが正しいことを言っているからといって,適切であるとは限りません.例えば,大人が生活のためにとても忙しく,経済的な余裕がない家庭に対して,「週に5日親子通園の形での療育に通う」ことを提案することは,生活を追い詰め,やがては大人のメンタルヘルスに影響を与えかねません.「そんなのできませんよ」と笑いとばしてしまう方は本当にわずかです.静かにうなずきながらも,自宅に帰ってから,「私のせいで支援に連れて行けないと思った」と自分を責め,静かに涙される親御さんとときどき外来でお会いすることもあります.私たちが親御さんに何かを伝える時には,それぞれの家庭の事情を慮り,謙虚であることも忘れてはならないのです.

5　発達障害の特性の把握から継続的なフォローへ

　発達障害の特性が把握された後の継続的なフォローにはいくつかの流れがありますが，自治体の人口規模や経済状況，専門家を育成する教育機関の有無などの地域特性などにより，そのシステムは異なります．例えば政令指定都市（人口 50 万人以上）や中核市（概ね人口 20 万人以上）は，「児童発達支援センター」という診療機能を集約した総合的なセンターを有していることも多く，そこに専門家が集約されることにより発達障害の特性に応じた専門的な早期療育を推進することができます．これに対して，小規模な自治体では，乳幼児健診や保育園・幼稚園などで発達障害の特性が把握された場合，診療所機能を有しない児童発達支援センターや児童発達支援事業所に通所しながら，保育所・幼稚園にも通うというインクルーシブな形での支援がなされることが多いと思われます[2]．保育所などでは，保育所等訪問支援や専門家による巡回相談などの支援を受けることもあるでしょう．また幼児期の支援では，発達障害の特性を広く把握し，支援が開始され，その後に医療的な診断がなされることも多いと思われます．

　このような自治体ごとの発達障害の支援システムをライフステージごとに視覚的に把握するために，「発達障害の地域支援システムの簡易構造評価 Quick Structural Assessment of Community Care System for neurodevelopmental disorders（Q-SACCS）」（図 2-1）というツールも開発されています[3]．Q-SACCS においては，乳幼児健診や保育園・幼稚園，小学校などの日常生活水準の支援（レベル 1），療育センターや放課後等デイサービス，特別支援学級など日常水準よりも専門性の高い心理・社会・教育的支援（レベル 2），発達障害の診断や治療などの医学的サービス（レベル 3）の階層構造とともに，それらをつなぐ（紹介や，スーパービジョンなどの連携をする）機関を具体的に記入することで，その地域の発達障害の支援システムの構造や流れが見えやすくなるという利点があります．

　図 2-1 は Q-SACCS に想定される自治体の機能を模式的にあてはめたものです．乳幼児健診などで把握された発達障害特性のある子どもの親御さんは，児童発達支援センターや発達支援事業所の職員，市町村の臨床心理士などもスタッフとして参加する健診後のフォローアップ事業などで，より専門的なアセスメントを受けるとともに，フォローアップを通して親御さんは少

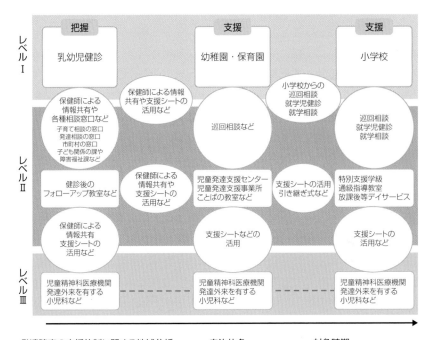

レベル I
把握 乳幼児健診
支援 幼稚園・保育園
支援 小学校

保健師による情報共有や各種相談窓口など
子育て相談の窓口
発達相談の窓口
市町村の窓口
子ども関係の課や
障害福祉課など

保健師による情報共有や支援シートの活用など

巡回相談など

小学校からの巡回相談
就学児健診
就学相談

巡回相談
就学児健診
就学相談

レベル II
健診後のフォローアップ教室など

保健師による情報共有や支援シートの活用など

児童発達支援センター
児童発達支援事業所
ことばの教室など

支援シートの活用
引き継ぎ式など

特別支援学級
通級指導教室
放課後等デイサービス

保健師による情報共有
支援シートの活用など

支援シートなどの活用

支援シートの活用など

レベル III
児童精神科医療機関
発達外来を有する
小児科など

児童精神科医療機関
発達外来を有する
小児科など

児童精神科医療機関
発達外来を有する
小児科など

発達障害の支援体制に関する地域分析　　　自治体名 ＿＿＿＿＿＿　対象時期 ＿＿＿＿＿＿

図 2-1　Q-SACCS

しずつ専門的な療育を受けていく気持ちになっていきます．その結果，早期療育の場である児童発達支援センターや児童発達支援事業所，ことばの教室への参加などにつながっていくことも多いと思われます．

　これらの機関の間をつなぐインターフェースとして機能するシステムは，小規模な自治体では地域のことをよく知っている保健師ですが，より大規模な自治体になればなるほど支援シートなどの情報共有システムが活用されることが多くなります．

　また，小〜中規模の自治体では，保育園・幼稚園に並行通園しながらより専門的な支援の場である児童発達支援センターや児童発達支援事業所に通うケースも多くみられます．日常の生活の場である保育園・幼稚園に対しては，専門家による巡回相談★1や圏域や県の発達障害者支援センターのス

★1　巡回相談：市町村の臨床心理士，作業療法士や理学療法士，言語聴覚士のほか，小児科医，児童精神科医などのスタッフが関与することも多い．

タッフの派遣事業など，自治体だけではカバーできない社会資源は連携を通じてカバーされていることも多いように思います．例えば，筆者が勤務する岐阜県では，簡単に支援にアクセスできない地域を対象に，地域療育支援システム事業や遠隔地訪問療育事業などが行われており，ここでは児童精神科医や作業療法士，言語聴覚士，理学療法士が保育園・幼稚園や地域の児童発達支援センターを訪問し，集団における子どもの発達特性を把握するとともに，個別の行動観察を通じて子育てに関する相談に応じるとともに，家庭でできる支援プログラムの提案などを行っています．

　そして，就学の前には，地域の小学校の特別支援コーディネーターの巡回相談，教育委員会や小学校による就学相談，就学時健診の場での相談などを経て，親御さんのニーズや子どものニーズを勘案し，入学先を決定していきます．地域の小学校においては通常学級での支援のほか，特別支援学級での支援，通級指導教室での支援などがなされています．また，特別支援学校の小学部においてもその子どもに応じた支援がなされています．そして，それぞれの放課後の療育の場として放課後等デイサービスなども活用されています．

　Q-SACCS に自身が診療で関わる市町村の発達障害の支援システムを記入することや，市町村の担当者とともに記入することは，その市町村に何が整備されていて何が不足しているかについて把握できるという利点がありますし，何よりも，市町村の担当者と意見の交換ができ，自身が担当する地域の実状を知ることにつながるものと思われます（Q-SACCS を使った「地域診断」マニュアル https://q-saccs.hp.peraichi.com/ 参照）.

6　乳幼児期の発達障害の診療においてかかりつけ医が知っておくと役に立つ用語や福祉サービス

A　障害者手帳について

　「障害者手帳」とは，身体の機能に一定以上の障害を有する場合に取得する身体障害者手帳，知的障害と判定された場合に取得する知的障害療育手帳，一定程度の精神障害の状態にある場合に取得する精神障害者保健福祉手帳の総称です．このうち，発達障害に関わる障害者手帳は療育手帳と精神障害者保健福祉手帳の 2 つです．

1）療育手帳

　療育手帳は知的障害がある方が取得の対象ですので，知的障害（知的発達症）を伴う発達障害を有する方もその対象となります．18歳未満であれば児童相談所で判定を受け，知能検査などに基づいて，一定程度の水準であれば取得できます．また，市町村などによっても異なりますが，IQがある一定水準以上の場合でも，発達障害を有している方には，医師の診断書や生活上の困難なども考慮され，総合的な判定がなされています．なお，療育手帳は法律によって定められたものではなく，都道府県などの自治体が判定基準などを定めて交付しています．そのため自治体によって手帳の名称や交付の基準が異なっています．

2）精神障害者保健福祉手帳

　精神障害者保健福祉手帳は，精神科を受診してから6ヵ月を経過すると申請ができる手帳です．この期間の設定に関しては，精神疾患は罹患しても寛解する可能性もあり，すぐに障害となるわけではないという考えが背景にあると思われます．本来であれば発達障害は生来のものですから，このような考えにはなじまないものですが，現行制度では発達障害に特化した障害者手帳はなく，知的障害のない発達障害の方は精神障害者保健福祉手帳を取得できることになっています．また，発達障害である場合には，主治医が小児科医である場合もあり，小児科の医師が記載することもあります．なお，現在では，知的障害（知的発達症）を併存する方は療育手帳と精神障害者保健福祉手帳の両方が取得できることとなっています．

3）障害者手帳を取得するメリットやデメリット

　日常の診察場面では，親御さんから障害者手帳を取得するメリットやデメリットについて尋ねられることも多くあります．障害者手帳は本人（または15歳未満であれば家族）が取得するものですから，必ず取得しなければならないものではありません．本人の生活状況などから取得のニーズがあり，その利点などが説明され，了解した上で取得されるものです．ですので，診断がついたというだけで，障害者手帳の取得をむやみやたらに勧めることは，慎むべきです．

　また，障害者手帳を取得したからといって，必ずしも福祉サービスを利用

しなければならないわけではありませんので，障害者手帳を利用しない場合もあるものと思われます．ですので，「利用しないのであれば必要ないでしょう」と断じてしまうことも慎むべきだろうと思います．

　精神障害者保健福祉手帳や療育手帳に関しても，本人(や15歳未満であれば家族)が自身のニーズと提供される福祉サービスを勘案し，申請するものですし，取得したからといって福祉サービスを必ず利用しなければならないということはありません．

　障害者手帳を取得するメリットはいくつかありますが，その一つは周囲から適切な配慮を受けやすくなることにあります．とはいえ，通常の配慮を受けるうえで必須のものではありません．

　学校や保育園などでは，支援員の配置や保育士の加配，教育や保育の環境の構造化など環境への配慮に関して，医師の診断書が求められることが時々あります．また，特別支援教育に関しては，本来は個別の教育ニーズに基づいてなされるため，医師の診断書は必要ありませんが，市町村によっては求めることもあります．そして当たり前ですが，そのような場合に障害者手帳の取得や提示を求められることはありません．

　また，公共交通機関を利用している際に，知的発達症の青年が行き先を見失ってしまうケースなど，他者にSOSを求める際には相手が事情を理解するうえで役に立つことがあります．実際に，私のところに通院している16歳の自閉症の青年が夜間に家を出てしまった際には，コンビニの店員さんが療育手帳と連絡先をカバンの中から見つけてくださって，家族に連絡し，家族が到着されるまでの間一緒に漫画雑誌などを読んで待っていてくださったそうです(その日は折しも週刊少年ジャンプの発売日で，うっかり家族が買い忘れてしまい，そのまま夜を迎えてしまったそうです．彼はいつものように週刊少年ジャンプが読みたかったのかもしれません)．

　また，そのほかにも，公共料金などの割引(NHK受信料の減免)や税金の控除や減免，遊園地やレジャー施設などでの配慮(待ち時間が短くなることもあります)や携帯各社の携帯料金の割引(docomoのハーティ割引，auのスマイルハート割引，Softbankのハートフレンド割引など)などが受けられます．公共料金などの割引や公共施設などの割引に関しては，手帳の種類とその等級，地域によって異なりますので，申請を考えている方には市区町村の窓口に問い合わせしていただくとよいかもしれません．

一方，支援者の方に覚えておいていただきたいことは，子どもの福祉サービスの利用に障害者手帳は必要不可欠なものではないということです．後述する療育機関（児童発達支援事業所や児童発達支援センター）や放課後等デイサービスの利用にも障害者手帳は必須ではありません．

　また，支援者がご本人やご家族に適切に障害者手帳の制度のことを説明しない場合，しばしばご本人やご家族のメンタルヘルスにネガティブな影響を及ぼします．私の外来に通院している6歳のASDの子どもの親御さんは，保育園の先生から「療育手帳を申請しないと福祉サービスの利用ができない」，「学校などの特別支援においてもいずれ必要になる」と言われたことで，療育手帳の取得を決められたそうです．親御さんの申請に基づいて手帳の判定がなされ，実際に手帳を受け取ってみると「我が子には本当に障害があるんだ」という思いが強くなり，「ひどく落ち込んで，保育園に行かせる気持ちもわかず，ただただ1週間くらい家で何もせずに過ごしていた」とのことでした．このケースからも分かるように，手帳取得を勧める際には，私たちは本人のニーズを本人や家族から丁寧に聞き取り，その制度の仕組みや，ニーズに応じたメリットについてできるだけ丁寧に説明する必要があるといえます．

Ⓑ　発達障害に関する相談ができる機関

1）保健センター

　市町村の保健センターは，地域での保健対策の拠点です．住民への健康相談や保健指導や健康診査，そのほか地域保健に関して必要な事業を行っています．そして子どもの福祉に関していえば，① 乳幼児に対する保健指導，② 乳幼児に対する訪問指導，③ 乳幼児健康診査などを行っています．また，各種の子育て相談や健康に関する相談，育児サークルなどの活動も行っています．

　保健センターには保健師や保育士が在籍していることが多いのですが，乳幼児健診やその後のアセスメントのために心理職が在籍している保健センターもあります．そして，保健センターは子どもが小さな頃からの情報が揃っている場所ですから，特に小さな市町村ですと，担当している保健師（すべての乳幼児家庭に担当者がいます）が家庭の様子をよく知っていることもあり，その家庭の状況に応じた子育てなどに関する相談にのってくれることが多いと思われます．

2）発達障害者支援センター

　発達障害者支援センターは，その地域における発達障害に対する取組を総合的に行う拠点として設置されています（発達障害者支援法第14条）．発達障害に関する相談の担当者は心理職，精神保健福祉士，社会福祉士などのバックボーンをもっていることが多いものと思われます．発達障害者支援センターの相談では，利用者の年齢は問われませんし，確定された診断が必ずしも必要ではありませんので，「療育を勧められたけど心配」という乳幼児期の保護者の相談から，「自分自身が発達障害ではないか？」という成人の相談まで対応しています．また，保護者向けの研修や地域の専門家向けの研修を企画，運営することや，専門的な発達支援のプログラム（ペアレントトレーニングなど）を実施していることもあります．発達障害者支援センターの主な役割は，以下の5つです．

① 発達障害児者およびその家族からの相談への対応
② 発達障害の子どもに対する専門的な発達支援
③ 発達障害の青年や成人への就労の支援
④ 発達障害についての情報提供や研修
⑤ 医療機関や学校などの関係機関との連絡調整など

　発達障害者支援センターは県内に1ヵ所のみの設置という地域もありますし，圏域ごとに1つずつ設置しているような地域もあります．私が勤務している病院がある岐阜県では，小規模な発達障害者支援センターにあたる「発達障がい支援センター」を各圏域に設置しており，それぞれの地域のニーズに応じて，圏域の「発達障がい支援センター」の担当者が各家族の相談に対応することや，医療や相談へのアクセスが悪い地域に出向いての相談，また，市町村や学校などの相談に対応しています．ただし，このような発達障害者支援センターが担っている機能は全国どこでも同じというわけではありません．自分が暮らしている地域の発達障害者支援センターはどんなことをしているのか，事前にホームページなどで知っておくとよいかもしれません．

3）児童相談所

　児童相談所は，児童福祉の機関として各都道府県や指定都市に設置が義務付けられており，ソーシャルワーカー（児童福祉司・相談員），児童心理司，医師（精神科医，小児科医），そのほか専門職員が在籍しています．読者の皆

さんは児童相談所というと「虐待の対応」というイメージもあるかもしれませんが，虐待だけでなく，児童に関するさまざまな相談に応じ，専門的な角度から調査，診断，判定を行い，それに基づいて児童や保護者に対して，必要な指導や児童福祉施設入所などの措置を行っています．

　また，児童相談所においては，自閉症，言語障害，知的障害，肢体不自由，重症心身障害，視覚障害，聴覚障害などの障害のある児童に関する相談も行われています．この相談に関しては確定された診断が必要というわけではなく，すべての子どもやその保護者を対象にしています．また，発達障害を有する子どもの子育てには困難を伴います．日常の子育てで疲弊しきっており，「このままではいつか叩いてしまう」と自分を責めておられる親御さんもおられますので，そのような方の相談先の一つとして利用できると思われます．親御さんの中には，「児童相談所に相談に行くと，虐待を疑われるのでは？」と構えてしまう方もおられるかもしれませんので，「児童相談所は虐待だけでなく，子どもの子育てに関しての専門的な支援機関の一つです」ということを私たちのような支援者が親御さんに伝えていくことも必要になります．

ⓒ 療育について

1）療育を行う機関

　療育ということばはとても不思議なことばです．このことばは，子どもの発達障害の支援領域でよく使われるわりには，実は使っている人によって文脈が大きく異なることばでもあります．例えば，「ことばを伸ばすために療育に通った方がいい」と語る支援者は療育を治療的なものとして捉えていますし，「ほかの保護者もいて，子育てが少し気楽にできるようになる」と語る支援者は子育ての支援という文脈で捉えていますよね．「有名な△△博士の開発した○○という療育メソッドがあるから，ちょっと高いけど絶対損しないから通うべき」，「絶対伸びるよ」と語る支援者はそもそも療育ということばをどう捉えているのか私には読み取れません．

　もともとの療育ということばは，「現代の科学を用いて不自由な肢体をできるだけ克服し，それによって復活した肢体の能力そのものをできるだけ有効に活用させ，以って自活の途の立つように育成させること」[4]と定義され

ており，肢体不自由児の社会的・経済的な自立を目指す治療教育的なアプローチを指していました．

　現代の法制度の中では療育ということばはあまり用いられておらず，「発達支援」という名称が用いられていますが[5]，この用語の変遷の背景には療育（発達支援）の対象が障害のある子どもだけでなく，障害が確定していない子どもも対象に含まれてきたことや，医療的な支援だけではなく育児支援，家族支援に加えて，その人がその人らしく生きられるあり方の模索などにもその裾野を広げてきたことによるものと思われます．

　このような背景によって，療育には歴史的にいくつかの視点が入っているといえます．一つは医療的な機能向上を図る視点です．もう一つは社会的な視点，すなわち，障害は個人と社会との間にあり，社会側からのアプローチも大事にすべきという視点です．そしてもう一つが，ありのままでも，その人がその人らしくその人として誇りをもって生きられるという文化的な視点です．

　ただの地域の児童精神科医である私などが語ることではありませんが，このうちのどの視点が欠けても本当の意味での療育とは言い難いのかもしれません．したがって，療育とはこれらの医療的な視点や社会的な視点を保ちつつ，その人が自分を大切に思う気持ちを損なうことなく，その人らしく誇りをもって生きられることを射程に入れた理念とそれを実現するアプローチであるといえます．そういった意味で，適切な教育や適切な社会福祉が個人によって異なるように，療育とはそもそも個人によって異なるものを指しているといえます．そして，療育ということばを私たちが使うときには，医療的な意味での機能の向上や社会的な意味での社会との間のバリアの解消だけに目を向けるのでなく，障害のある人もない人も，当事者の周りにいる家族もそうでない人も，「誰もが意識せずとも自分らしく誇りをもって過ごせるあり方であるか」ということを常に念頭におく必要があるように思います．たとえば，子育てに余力があり，子どもに対してポジティブに関わろうと思っている親御さんにとってペアレントトレーニングは療育となり得ますが，今まさに疲れ果てていて，子育てそのものがつらくなっている親御さんにとっては療育とはなり得ないかもしれません．「今すぐに療育機関に通うこと」よりも「3ヵ月に1回，子育ての相談に来ませんか？」と誘うほうが療育的である場合もあるでしょう．「今が伸びる時期ですから，○○プログラムを始め

ましょう」よりも「今すでに十分に療育的なことは行っておられますよ．少し休まれてください」と休むことを親御さんに伝えるほうが適切なこともあるのです．

　このように私たち支援者は目の前の親子にとって「何が療育となり得るのだろうか」という視点をもちながら，謙虚さをもって，子ども（と家族）の療育プログラムを考えていく必要があります．

　話が少し横にそれてしまいましたが，療育を行う機関に話を戻しましょう．療育を行う機関は，児童福祉法において，発達支援を行う機関に相当します．大きくは入所型（障害児入所支援）と通所型（障害児通所支援）の2つに分けられており，もっと昔は細かく分かれていたものが，平成24年の児童福祉法の改定に伴って，一元化されてきた歴史があります．障害児入所支援の中には，医療をあわせて提供する医療型と福祉サービスである福祉型の2種類があります（図2-2）．

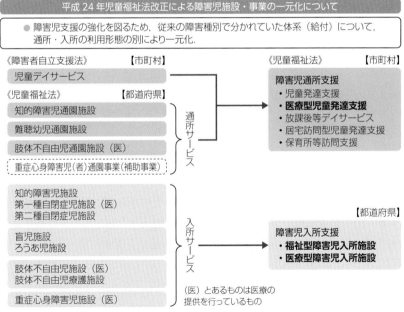

図2-2　療育を行う機関の種類

（厚生労働省：障害者自立支援法等の一部を改正する法律の概要．2016〈https://www.mhlw.go.jp/file/06-Seisakujouhou-12200000-Shakaiengokyokushougaihokenfukushibu/0000117930.pdf〉より）

児童発達支援センターと事業について

(法)　児童発達支援は，{①児童福祉施設と定義される「児童発達支援センター」 ②それ以外の「児童発達支援事業」} の２類型

(法)　児童発達支援センターその他の厚生労働省令で定める施設 → 「便宜を適切に供与することができる施設」と規定（予定）

● **センターと事業の違い**

● センター，事業どちらも，通所利用の障害児やその家族に対する支援を行うことは「共通」とし，
- 「センター」は，施設の有する専門機能を活かし，地域の障害児やその家族への相談，障害児を預かる施設への援助・助言を合わせて行うなど，地域の中核的な療育支援施設
- 「事業」は，専ら利用障害児やその家族に対する支援を行う身近な療育の場

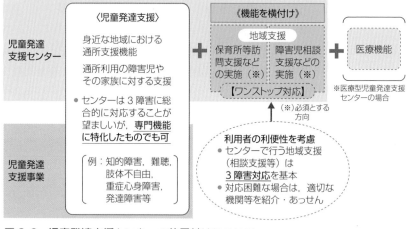

図2-3　児童発達支援センターの位置付けについて
（厚生労働省：児童発達支援センターの位置付けについて．2021
〈https://www.mhlw.go.jp/content/12401000/000791881.pdf〉より）

　私たちのような立場の者が日常診療で連携を行うことが多いのは，児童発達支援センター（図2-3）やその小規模なタイプである児童発達支援事業所です．どちらも通所している子どもや家族への支援を行うことは共通していますが，児童発達支援センターには地域の療育機関の中核として保育所等訪問支援[★2]や障害児相談支援の実施などが求められています．

★2　保育所等訪問支援：保育所等における集団生活の適応などのための専門的な支援を要する場合に，訪問支援をする制度．子どもに直接関わる直接支援と保育者などと情報交換しながらよりよい環境や保育を考えていく間接支援がある．その対象は保育所，幼稚園，小学校だけでなく，乳児院や児童養護施設まで拡大されている．

実際にどのような療育プログラムを提供しているかは，それぞれの療育施設によって異なることも多いため，親子で見学してからの利用が望まれます．また，利用にあたっては市区町村の窓口においての受給者証の申請が必要になりますが，療育手帳や精神障害者保健福祉手帳は必要ではありません．

　これに対して，放課後等デイサービスとは，就学以降，高校卒業まで利用できる通所サービスです．放課後や夏休みなどの長期休暇における継続的な療育的支援（機能訓練や作業的な活動，創作的な活動や余暇支援なども含む）や社会との交流の促進などを図るためのサービスです．放課後等デイサービスの事業所は地域による偏在も大きく，一市区町村に10ヵ所以上ある地域もあれば，0ヵ所という地域もあります[7]．また，その成立の経緯（詳しく知りたい方は旧児童デイサービスがⅠ型とⅡ型となり，Ⅱ型においては療育を担うものとされたものの，保護者の預かりニーズも大きく，その対応なども行っていく中で各事業所らしいカラーが生まれていった経緯などを調べてみてください）などから行っている療育サービスも非常に多様であり，各事業所により大きく異なりますので，利用をしたい場合には必ずいくつかの事業所を見学してから利用することが望ましいと思われます．

　これらの障害児通所支援（児童発達支援や放課後等デイサービスなど）の利用にあたっては，「相談支援事業所」において通所支援の利用に関する相談に相談支援専門員が応じてくれ，通所支援の利用までをサポートしてくれます．具体的には，子どもの心身の状況をアセスメントし，本人や保護者の意向から適切なサービスの組み合わせを検討し，「障害児支援利用計画案」を作成し，利用決定した際には「障害児支援利用計画」を作成し，事業所との連絡調整などを行ってくれます（障害児支援利用援助）．

　この「障害児支援利用計画」が，その子どもや保護者が地域の中でどのようなサービスを利用すれば生活しやすいのか，その組み合わせなどが記載された計画書です．また，利用を開始した障害児通所支援を一定期間毎に見直すモニタリングを行い，必要に応じて計画の変更などを行ってくれます（継続障害児支援利用援助）．

　これらの相談支援事業所で働く相談支援専門員は，障害のある子どもや保護者の意向を確認しながら，地域の中で暮らしやすくするためのコーディネーターと言えます．ですので，地域の相談支援事業所にはどのようなものがあり，どのような相談支援専門員がいるのかを知っておくことは臨床の助

表 2-1　発達障害の子どもと福祉サービス

	福祉サービス	特　徴
通所支援	児童発達支援	• 集団療育や個別療育を行う必要があると認められる，主に未就学児の子どもが対象 • 発達支援の必要性に医学的診断や障害者手帳は必ずしも必要がない • インテンシブな療育を行うとともに家族支援を行う
	医療型児童発達支援	• 日常生活における適切な習慣を確立するための基本的な動作の指導，社会生活への適応性を高めるような知識技能の付与，集団生活への適応訓練などを行う • 上記に加えて，理学療法などの訓練や医療的管理に基づいた支援を行う
	放課後等デイサービス	• 就学以降，高校卒業まで，学校と事業所間で送迎があるところも • 放課後や夏休みなどの長期休暇における継続的な療育（機能訓練や作業的な活動，創作的な活動や余暇支援なども含む）や社会との交流の促進などを図る
	居宅訪問型児童発達支援	• 重度の障害などの状態にある子どもが対象 • 通所支援を利用するために外出することが著しく困難である場合などに，居宅を訪問して発達支援を行う
	保育所等訪問支援	• 保育所などにおける集団生活の適応などのための専門的な支援を要する場合に，訪問支援を行う • 直接支援：子どもにインテンシブに直接関わる • 間接支援：保育者などと情報交換しながらよりよい環境や保育を考えていく • 対象：保育所，幼稚園，小学校だけでなく，乳児院や児童養護施設も
入所支援	福祉型障害児入所施設	• 施設に入所する障害のある児童に対して，保護，日常生活の指導および自活に必要な知識や技能の付与を行う
	医療型障害児入所施設	• 施設に入所する障害のある児童に対して，保護，日常生活の指導および自活に必要な知識や技能の付与を行うとともに治療を行う

けにもなります．

　また，居宅訪問型児童発達支援という事業もあります．これは重度の障害などの状態にある子どもで，通所支援を利用するために外出することが著しく困難である場合などに，居宅を訪問して発達支援を行う事業です．人工呼吸器を装着しているような場合，重い疾病のため感染症にかかる恐れがある場合などにスタッフが訪問し，絵カードや写真などを用いたコミュニケー

ション支援なども行われています.

2）療育機関における専門職

　それぞれの療育機関や発達障害の診療を行っている医療機関には，さまざまな専門職が在籍しています．それらの名前と得意な領域を知っておくことは，子どもの療育先について悩む親御さんといっしょに，適切な療育先を考えるヒントになるかもしれません.

① 臨床心理士や公認心理師などの心理職

　発達障害臨床における臨床心理士や公認心理師は，知能検査（WISC，田中ビネーなど）や発達検査（新版K式発達検査など），そのほかのテストバッテリーを用いた心理アセスメントや，子どもが遊ぶ様子や人との関わり方などの行動観察を通して，子どもの得意なこと，苦手なこと，つよみを発揮しやすい環境やつよみを発揮しにくい環境など発達障害のアセスメントを行います.

　また，発達障害の子どもに不安やうつ，不登校などが併存する場合には心理治療を担うこともあります．得意としているフィールドにもよりますが，医療機関や療育機関で行われるペアレントトレーニングや怒りのコントロールのプログラムなどの認知行動療法的なプログラムを担当していることもよくあります.

② 理学療法士（PT）

　理学療法士は，歩行練習や治療体操，そのほかの運動などの身体的な手段や電気的な刺激，マッサージ，温熱などの物理的な手段を用いた治療を行い，主に身体の基本的な機能回復や獲得などに働きかける専門職です．発達障害の分野では，乳幼児期に運動発達の遅れのある子どもも理学療法の対象となりますが，「よく転ぶから心配」などの主訴で外来を受診され理学療法を受ける子どももいます．また，DCDなどの場合には粗大運動やバランス感覚などに働きかける療育が行われることもあります.

③ 作業療法士（OT）

　作業療法における「作業」は，一般的な「作業」のイメージとは少し異なりま

す．作業療法における作業ということばには，非常に多くのものが含まれて
おり，ごはんを食べること，お風呂に入ること，料理をすること，買い物に
いくこと，レジャーを楽しむことなど人々が営むすべての活動を「作業」と言
います．作業療法士は，「何ができるようになりたいのか」，「何があったら
その人らしく過ごせるのかなど」を検討しながら，作業を通じてその人がそ
の人らしく日々の生活を営むことを考え作業プログラムを行います．発達障
害の領域においては，①子どもの食事の支援，②生活自立動作の支援（排尿，
排便，更衣の支援など），③「遊び」の支援，④医療機関での機能訓練として
の作業療法などの分野で活躍していることが多いです．作業療法士は，子ど
もが何を楽しいと思っているか，何が得意で，何が不得意かをアセスメント
したうえで，子どもが遊びを楽しめるように，おもちゃや遊具，遊びの手順
ややり方などを工夫することが得意ですので，「遊び」を通じて，運動が好き
になる子どもも多いです．また，療育機関や医療機関によっては作業療法士
が保護者への子育て支援などを行っていることもあります．そのような場合
には，「箸の持ちかた」，「音に敏感」など運動や感覚に関する子育ての相談に
のってくれることも多くあります．

④ 言語聴覚士（ST）

　言語聴覚士はコミュニケーションの障害や摂食・嚥下障害などの支援を行
う専門家です．発達障害の領域では，ことばの理解や表出，会話の力，発音
や文字の獲得やことばの発達全般や学習へのアプローチなどを行っている専
門家です．言語療法と聞くと，ことばを教える指導が行われていると思って
しまいがちですが，実際の言語聴覚士（ST）の関わりは，そのようなイメージ
とは少し異なります．ことばは，子どもが目の前の人に伝えたいという思い
があってこそ，コミュニケーションができることばとして獲得されます．で
すので，言語療法では遊びやゲームなどを通じて，子どもが他者に関心をも
つことやコミュニケーションをしたくなる気持ちに働きかけています．ま
た，言語聴覚士がことば以外のコミュニケーション手段（Augumenteative
and Alternative Communication〈AAC〉）の支援を行うこともありますし，
地域の「ことばの教室」，「ことばの相談」などで，ことばやコミュニケーショ
ン，食事に関する子育ての相談を担っていることも多いです．「ことばの相
談」においてはことばだけでなく，「あまりほかの子に関心がない」，「食事を

うまくかめない」などコミュニケーションや摂食に関するさまざまな心配事
を相談できることが多いと思います.

　臨床心理士や公認心理師などの心理職,理学療法士,作業療法士,言語聴
覚士はそれぞれの得意分野を活かしながら発達障害の子どもの療育を担うセ
ラピストであると同時に,子育ての支援者でもあります.小規模な自治体な
どにおいては公的な療育機関にこれらの専門職が在籍していないことや在籍
していても1名のみであることも多く,そのような場合,この1名の専門職
は,地域の療育のスーパーバイザーでもあります.そして,私のような児童
精神科医も含め,それぞれが得意な領域を活かしながら,子どものアセスメ
ントや,支援を行っていく必要があります.児童発達支援センターや児童発
達支援事業所に,どのような職種の人が在籍し,どのような療育プログラム
を行っているかは地域によって異なりますし,事業所の規模や療育理念に
よっても異なります.ですので,利用の際には事前に見学などを通じて確認
していく必要がありますし,私たちのような支援者は事前に地域の療育がど
のような理念でどのような支援を行っているかについて,ある程度知ってお
いた方がよいと思われます.

Ｄ　保育所における支援と加配保育士

　小規模な自治体では,児童発達支援事業所に週に一回程度通所し,療育を
受けながら保育園などに通うという,並行通園が行われている地域もありま
す.また,年少までは療育施設に通所し,年中からは保育園に通うという
ケースもありますが,そのようなケースでは親御さんから「みんなの中でう
まくやっていけるかどうか心配」という声が聞かれることもしばしばありま
す.時には,「保育士の数が少なくて対応ができないから,利用を遠慮して
ほしいと言われた」という声も診察室の中で聞かれます.
　多くの自治体では加配保育士の制度を設けており,障害のある／なしにか
かわらず,配慮や支援を要する子どもに対して担任の保育士と連携しながら
加配保育士が担当,保育を行っています.私が診療を担当する地域では,そ
の子どもに必要な配慮や支援に応じて1対1で対応するケースから,1対複
数で対応するケースまでさまざまで,年度ごとにその子どもに必要な加配保

育士の配慮や支援について見直しがなされています．ただし，加配保育士の配置に関しては，全国的に一定の基準があるわけではありませんので，入園する保育園が加配保育士による対応をしているか，そのために何が必要なのか，自治体の窓口や保育園で確認をしておくことが望ましいと思われます．

実際の保育園における支援では，加配保育士と担任となる保育士の役割は少し異なります．

加配保育士の役割は，

① 集団生活の場での直接支援

② 不適切な行動を強化せず，より適切な行動を促していく支援

③ 担当の子どもをよく観察し，適切な行動を見逃さないというポジティブな支援

④ 担当の子どもをよく観察し，不適切な行動のきっかけや直前の状況についての記録をとり，行動の分析を行うこと

⑤ 担当の子どもをよく観察し，好む活動やもの，嫌いな活動やもの，環境についての把握をすること

などです．

例えば，ASD の子どもで，まだあまり人に興味がない段階であれば，安全かつ子どもが好きな活動の場所を提供し，適切な行動を見逃さずに周囲に他者が存在することを教えていきます．そして少しずつ発達段階が進めば，加配保育士を軸として，周囲の同年齢の友達との関わりの支援を行っていくといった直接支援が加配保育士の役割になります．

これに対して，クラスの担任の保育士の役割は

① 加配保育士と連携し，子どもの支援が必要なところ，不要なところについて考えること

② 子どもにとって特性にマッチした環境的な配慮や，全体への課題の配慮を考え，行うこと

③ クラスの子どもたちへの心理教育（障害のある子どももみんなの中で楽しく過ごすためにどんな活動をしたらいいのか，どんな取り組みをしたらいいのか一緒に考えてもらうなど）

などです．

ただし，加配保育士の制度には課題もあります．それは，地域によっては保育士を募集しても集まりにくいこと，そして，加配保育士はもちろん保育

のプロなのですが，これまでに発達障害を担当したことがあるとは限らないことです．各自治体では，このような課題の解消に向けて取り組みがなされています．たとえば小規模な自治体が多い当地域では，加配保育士に向けた研修や，圏域の発達障がい支援センター職員や自治体の巡回相談員が保育園を巡回して支援する取り組みがなされています．

　ここで事例を提示しようと思います．事例については書面にて同意を得ていますが，事例の提示にあたっては，その匿名性に配慮して細部に若干の変更を加えてあります．

りくくん（6歳，男児）の事例

　知的障害を伴うASDを有するりくくんは6歳です．彼は走ることは嫌いではありませんが，速く走ることにはまだそれほど興味がありません．競争意識はなく，かけっこをするとゆっくりとニコニコしながら走ることも多い子どもでした．

　ところで，彼の保育園の運動会では年長になるとリレーがあり，クラスが2つのチームに分かれて競争することになっています．8月に入り，少しずつリレーの練習が始まりましたが，りくくんは自分の順番になってもなかなか走れず，加配の先生に手を引かれて走ります．またピストルの音もとても苦手です．

　親御さんはそのことを知り，「うちの子どものせいでチームのみんなが嫌な思いをしたら申し訳ない」と考え，先生に相談し，先生は「親御さんの心配はよくわかります．クラスのみんなと，みんなで楽しい運動会を作るためにできることを考えたいと思います」と返事をしたそうです．

　先生はある日，クラスのみんなを集めて，どうしたらみんなが楽しめるか一緒に考えて欲しいと，クラスに問いかけました．すると，「最初に先生とよーいどんでリレーすればいいよ」と第一走者を先生と走り，同着でスタートするという提案もありましたが，「一番最初のが走りやすいんじゃない？」，「負けても怒るわけないよ」，「負けてもりくくんのせいってわけじゃないから，決めつけちゃダメだよ」，「私，こないだ転んで泣いちゃった」，「僕，その分一生懸命走るよ」などの意見がたくさん出たそうです．そして，走る順番がわかりやすいように，りくくんが第一走者として走ること，チームはくじ引きで決めることなどが決まり，親御さんにも報告されました．

その後，運動会の練習も本格的に始まりました．練習の間に加配保育士の先生は，彼が一生懸命走ることを楽しめるような練習を提案しました．彼は先生のことが好きだったので，先生を追いかけることは得意でした．そこでリレーの個人練習として運動場のトラックを使って，スタートの合図であるホイッスルの音（その年は感覚過敏への配慮でピストルの音から変更されました）で先生を追いかける遊びをしました．スタートの合図で走り出すこともできるようになり，「速く走ることが少し楽しくなったみたいです」と連絡帳に書かれる日もあったそうです．

運動会当日，りくくんはじっとして応援席にいることは苦手だったので，お気に入りの砂場のあたりで加配の先生と過ごしています．それでも，リレーが始まると整列し，スタートの合図とともに笑顔で走り出しました．彼のチームは残念ながら接戦の末，負けてしまったそうですが，「りくくん前より速くなったよね」，「よかったよ」とクラスの仲間も言ってくれたくれたそうです．

● りくくんの事例から考えること ●

この事例においてりくくんのクラスでは，加配の先生は，クラスの中でりくくんが適応的な行動を取れるような援助をし，りくくんはそれを楽しみながら，少しずつ速く走ることを覚えていきました．そして，担任の先生は，どのようにしたらみんなで運動会を楽しめるかクラスに問いかけています．このように加配の先生は本人に，担任はクラスのみんなに働きかけることでりくくんの支援が成立しています．

担任の先生が加配保育士がついているりくくんも含めた全員が楽しめる参加の仕方についてクラスに問いかけたことは，このクラスでみんなが運動会を楽しむきっかけになったかもしれません．そして，そのことは彼らがりくくんの仲間になり，クラスが1つになるきっかけになったのかもしれません．

クラスの中には，運動会で負けたチームの子どももいますが，少なくとも，このクラスには誰もりくくんのことを嫌いな子はおらず，運動会以降は加配の保育士さんと遊んでいるりくくんに話しかける子どもも増えました．りくくんも含めたみんなが運動会を楽しみ，親御さんも運動会に参加できたことを喜びました．このことはゆるぎない事実なのです．

E 発達障害と就学に関する相談

1）就学先

　発達障害の子どもの子育ての相談を受けていると，就学に関する相談は非常に多くあります．親御さんは，我が子の就学先としてどのような就学先を選んだらよいのか，どのような基準で選んだらよいのか悩まれる方も多く，「就園する時期からずっと小学校をどうするか悩んでいる」と語る親御さんも少なくはありません．

　「特別支援教育」ということばをみなさんは聞いたことがあるでしょうか？

　特別支援教育は，「障害のある幼児児童生徒の自立や社会参加に向けた主体的な取組を支援するという視点に立ち，幼児児童生徒一人一人の教育的ニーズを把握し，その持てる力を高め，生活や学習上の困難を改善又は克服するため，適切な指導及び必要な支援を行うものである．また，特別支援教育は，これまでの特殊教育の対象の障害だけでなく，知的な遅れのない発達障害も含めて，特別な支援を必要とする幼児児童生徒が在籍する全ての学校において実施されるものである．さらに，特別支援教育は，障害のある幼児児童生徒への教育にとどまらず，障害の有無やその他の個々の違いを認識しつつ様々な人々が生き生きと活躍できる共生社会の形成の基礎となるものであり，我が国の現在及び将来の社会にとって重要な意味を持っている」と文部科学省により定義されています[8]．ここからも分かるように，その対象は何らかの支援を必要としているすべての子どもとなっており，特別支援学校や特別支援学級など場所を限定されるものではありません．

　そのような理念のもと，「障害の状態等に応じ，特別支援学校や小・中学校の特別支援学級，通級による指導等において，特別の教育課程，少人数の学級編制，特別な配慮の下に作成された教科書，専門的な知識・経験のある教職員，障害に配慮した施設・設備などを活用した指導や支援が行われている」[9]ものが特別支援教育であり，これは「必ずしも，医師による障害の診断がないと特別支援教育を行えないというものではなく，児童等の教育的ニーズを踏まえ，後述の校内委員会等により『障害による困難がある』と判断された児童等に対しては，適切な指導や必要な支援を行う必要があります」[10]とされています．

　つまり，特別支援教育は，本来医師の診断が必ずしも必要なものではあり

ません．ときどき，地域の通級指導教室や特別支援学級の利用に際して診断書を求められることがありますが，特別支援教育の理念や方向性から考えると，あまり適切なことではないように思います．

さて，小学校の就学にあたって，発達障害を有する子どもが選ぶことが多い特別支援教育における枠組みには，①通常学級，②通級指導教室，③特別支援学級，④特別支援学校の4種類があります（表2-2）．

① 通常学級

通常学級では多人数の子どもが机を並べて，一斉に授業を受けます．授業のカリキュラムは決まっており，基準に基づいて成績もつけられます．けれども，通常学級で学ぶことは，必ずしもまったく「何も配慮がなされない」ことと同じ意味ではありません．

例えば，ASDの子どもにおいて「指示は具体的に」とはよく言われることですが，そのような「わかりやすい指示の工夫」や，「予定変更は事前に丁寧に伝えていくこと」，「感覚過敏への配慮」などはできるだけ行われるべきことです．ADHDのお子さんと接するにあたっても，「叱ることの効果は乏しく，悪影響が大きいこと」や「先生からほめられることでやる気が上がりやすい」など，発達特性に応じた関わり方は配慮すべきだろうと思います．

またSLDやDCDのお子さんでは，学習しやすくするためのさまざまなツール（定規や鉛筆，コンパス，リコーダー，タブレット）などを利用することもあります．ときどき「みんなと同じリコーダーじゃないと」などと学校から言われることもありますが，音の出しにくいリコーダーを持たせるメリットは控えめに言ってそれほどありません．どの子どもも自分が使いやすいリコーダーで音楽を楽しむことができるほうがよいだろうと思います．

また，通常学級においては，特別支援教育支援員を活用した支援が行われています．その役割は文部科学省の「『特別支援教育支援員』を活用するために」[11]によると，次のようなものだといわれています．

　① 基本的生活習慣確立のための日常生活上の介助
　② 発達障害の児童生徒に対する学習支援
　③ 学習活動，教室間移動等における介助
　④ 児童生徒の健康・安全確保関係
　⑤ 運動会（体育大会），学習発表会，修学旅行等の学校行事における介助

表2-2　通常学級，通級指導教室，特別支援学級，特別支援学校の特徴

	どんなところ	メリット	デメリット
通常学級	・多数の子どもが机を並べて一斉に授業を受ける ・カリキュラムは決まっている ・特別支援教育支援員による支援がなされることもある	・他の子どもと何かをするのが「好き」である場合には，学習や生活においてそれらのモチベーションが上がることもある ・休み時間などを友達と過ごすことができる ・交流に比べて教室移動が少ない	・苦手なことが可視化されやすい→友達関係や学習成績，運動の苦手さなどにより子ども自身が悩むこともある ・学習上の配慮や生活面における配慮はあるが，限定的 ・先生は必ずしも特別支援教育に明るいわけではない
通級指導教室	・発達障害を有する子どもが，通常学級に在籍しながら通う ・コミュニケーションやソーシャルスキルに関する支援や運動療育などが取り入れられている ・苦手な学習の補習の場ではない	・通常学級に在籍したまま通うことができるため，友達が好きである場合には友達関係は保たれやすい ・少人数指導が行われている ・SST，コミュニケーション支援，感情のコントロールの支援など内容はその子もの状態像にあわせて考えられている	・通学している学校に設置されていない場合に親の送迎が必要なことも ・年間280単位時間までと規定されているが，実際は週に1回から多くても2回くらいの利用になる
特別支援学級	・1クラス最大8人 ・知的障害特別支援学級，自閉症・情緒障害特別支援学級など在籍している子どもによって種別が異なる ・通常学級との交流をもちながら，障害の状況や特性に応じた支援を受けられる	・授業などにおいても環境的な配慮やICTなどを用いた工夫をしやすい ・交流学級を利用して，通常学級の子どもたちと給食を食べたり，好きな教科を学習したりできる ・通常学級に移行していく子どもも増えている	・必ずしも特別支援教育に明るい先生でないこともある ・先生との関係が密になる分，先生と子ども，家庭の相性が出やすい
特別支援学校	・1クラス最大6人 ・特別支援教育に明るい先生が担当 ・日常生活に必要なスキルや社会コミュニケーションなどを学ぶこともできる ・高等部では，就労にむけた支援が行われている	・個別の教育支援計画はきちんと作られている ・学校内が構造化されているなど，環境の配慮が得られやすい ・また人員的にも，最も手厚い配置であり，個別支援も得られやすい	・地域の学校への転籍は可能ではあるが，カリキュラム上困難を伴うことがある ・高卒資格が得られない（ただし，大学を受験することは可能） ・遠いため，歩いては通えないことも多い

⑥（担任と協力しながら）周囲の児童生徒の障害理解促進

　発達障害の子どもに関しては，教室を飛び出してしまう場合などの安全確保や居場所の確認を行ったり，読み取りが苦手な子どもに黒板の読み上げを行ったり，書くことが苦手な子どもの代筆などを行っています．本人が使いやすい教材を作ったり，持ち物の整理などを手伝ったり，感情のクールダウンの手伝いをすることもあるなど，その支援の範囲は多岐にわたります．

　このような支援が通常学級では行われていますが，特別支援教育支援員の配置は潤沢ではなく，できる環境的配慮なども限定的です．また通常学級の担任の先生の中には，特別支援教育に明るい先生もおられれば，そうでない先生もおられます．特別支援教育支援員と担任の連携や特別支援教育に対する温度差は今後も課題になるところだろうと思います．

　さて，通常学級の最大のメリットは，同学年の子どもたちと一緒に学習できることでしょう．そして，それがデメリットとつながるところでもあります．例えば「他の多くの子どもと同じ活動をすることを好む」子どもである場合，周囲からよい影響を受けることも多くあります．そのような子どもですと，休み時間や，家に帰ってから友達と遊ぶこともでき，楽しく過ごせるかもしれません．反対に「他の子どもと同じ活動をすることを好まない場合」や「一人で何かをすることを好む場合」には，通常学級の教室はとても苦手な場所になるかもしれません．

　また，通常学級では，子どもの苦手さが周囲から見えやすいこともデメリットとして挙げられます．小学校に入学すると，発達障害を有する子ども自身が友達関係を維持することの難しさ（ASDやADHDなど）や学習に関する困難（SLDやADHD，知的発達症や境界知能など），運動の苦手さ（DCDなど）が明らかになることがあります．その結果，子どもが自信をなくし，次第に学校の中に居場所をなくすなどして悩むこともしばしばあります．また，このような苦手さに周囲から心ないことばを投げかけられる経験をしてしまうこともときどきあります．子どもたちがこのような経験をしないためにも，通常学級の担任の先生には，発達障害に関する理解や，通常学級における配慮が求められるとともに，通級指導教室，交流学級の利用などについて，周囲の子どもに心理社会的に働きかける役割も求められているといえます．

② 通級指導教室

　通級指導教室は，発達障害を有する子どもが，通常学級に在籍しながら通うことができる特別支援のための教室です．小学校に設置されていることが多いのですが，中学校，最近では高等学校にも設置されてきています．また，学校内に通級指導教室を設置している「通級指導教室設置校」もあれば，設置していない学校もあります．設置されていない場合は他校の通級に通うことになり，親御さんの送迎も必要になります．ただし最近では，巡回指導も行われており，通級指導教室の担当者が本務校以外に他校の特別支援教室に出向き巡回指導するシステムを採用する自治体も増えてきています．巡回指導は，対象児童にとって自分が在籍している学校で指導が受けられるため，保護者の送迎がいらず移動に時間が掛からないというメリットがあります．

　通級指導教室の先生の配置としては，13人に1人の教員を配置するとされていますから，以前と比べてその配置は手厚くなっているといえます．

　通級の対象は，「小学校・中学校に通い特別支援学級に在籍していない児童・生徒で，障害に応じた特別の指導を行う必要がある場合」であり，「視覚障害，聴覚障害，肢体不自由，言語障害，自閉症，情緒障害，学習障害，ADHD（注意欠如・多動性障害），病弱および身体虚弱」を対象としています．令和元年度の通級による指導実施状況調査結果では，国公私立の小・中・高等学校において通級による指導を受けている児童生徒数は134,185名となっており，その数は年々増加しています．そのうち116,633名が小学校の通級を利用していますが，日本の小学生の人数はおよそ630万人ですから，およそ1.9%程度の子どもが通級指導教室を利用していることになります．また通級を利用している子どもの内訳としては，29.4%が言語障害，18.2%が自閉症，17.7%がADHD，15.1%が学習障害とされています．

　通級指導教室では，障害に応じた特別の指導，すなわち自立活動の指導が行われており，必要があるときは，障害の状態に応じて各教科の内容を補充するための特別の指導を行うことができるとされていますが，これは単なる教科の遅れを補充するものではなく，発達特性に応じた学び方を念頭に置いた学習支援が行われています．

　したがって，通級指導教室における指導内容は，個々の子どもやその発達特性，本人のニーズによって異なります．ASDの子どもの場合には，円滑なコミュニケーションをとるための個別のソーシャルスキルトレーニング

social skill training（SST）が行われていたり，それをさまざまな場面で実際に使えるように小集団グループが組まれていたりします．また，グループ活動では音楽や運動，ゲームや製作活動などを通じて SST が行われることもあります．ADHD の子どもの場合には，自分の感情を知り，扱い方が上手になるような支援が行われることもあります．SLD の場合は，その苦手な領域に応じて，タブレットや学習アプリなども活用した支援も行われています．

このように通級指導の先生には，幼少期の療育プログラムを組んでいくような繊細かつ膨大な専門性が求められているといえますが，その点においては課題もあるといわれています．

③ 特別支援学級

特別支援学級は 1 クラス最大 8 人で運営されていますが，知的障害特別支援学級，自閉症・情緒障害特別支援学級などのように，在籍している子どもによりその種別が異なります．

令和元年度の「日本の特別支援教育の状況について」[9]によると，特別支援学級の対象となる知的障害の子どもは 113,000 人，自閉症・情緒障害の子どもは 110,500 人であり，これらが全体の大半を占めています．小学生では167,300 人が特別支援学級を利用するとされていますから，小学生のおよそ2.6％が特別支援学級に在籍していることになりますし，その対象人数は年々増えています．

特別支援学級の最も大きな特徴は，通常学級との交流をもちながら，障害の状況や発達特性に応じた支援を受けられることにあります．感覚過敏を有する子どもや，構造化されたわかりやすい環境を必要とする ASD の子どもにおいては，環境的な配慮や ICT などを用いた学習の工夫が実施しやすく，本人が学ぶことを「好きになる」ケースも多くあります．そして，交流学級を利用して，通常学級の子どもたちと給食を食べたり，好きな教科を学習したりできます．特に好きな教科では，周囲が驚くほどの力を発揮し，周囲から感心されることもしばしばあります．

また，ASD の子どもの中には，学年が上がるにつれて「友達と同じことをする」ことが好きになり，特別支援学級で学んだことで学習に自信をつけ，通常学級に移行したいと思う子どももいます．特別支援学級で学ぶことを継続するのか，通常学級で学ぶのかという選択は，一年ごとに見直しがなされ

ますので，そのような子どもの場合，通常学級に移行していく子どもも増えています．

　一方で，特別支援学級においては，必ずしも特別支援教育に明るくない先生が担当になることがあるという点は大きな課題の一つです．また，先生との関係が密になる分，先生と子ども，家庭の相性が良くも悪くも出やすいと思われます．

④ 特別支援学校

　特別支援学校は，1クラス最大6人で運営されています．実際には複数担任で見ている学校もあり，人員配置は非常に手厚い学校といえます．そして，特別支援学校に在籍している先生は，特別支援教育に明るい先生が多く，発達障害に関する知識や経験を有する先生も多くなります．特別支援学校の対象は視覚障害，聴覚障害，知的障害，肢体不自由，または病弱（身体虚弱者を含む）で，知的発達症の併存がないASDなどのケースでは，それだけでは対象とならないことがあり，注意が必要です．特別支援学校では，幼稚園，小学校，中学校，高等学校に準じた教育が行われています．また，環境的な配慮も得られやすく，障害による学習上または生活上の困難を改善していくために，「個別の指導計画」に基づいて子ども一人ひとりにあった指導目標が設定され，その目標を達成するような指導が行われます．これを自立活動と言いますが，その具体的な内容は子ども一人ひとりに合わせたものになっています．

　高等部では，就労に向けた支援も行われており，卒業後を見据えた支援がなされています．最近では，卒業後に障害者雇用枠での一般就労を目指しているような子どももいます．そのような卒業後の社会参加や自立に向けた多様なニーズを受けて，全国的には高等特別支援学校も設置されてきています．知的障害特別支援学校の場合ですと，高等特別支援学校の場合多くの専門学科（家政，流通，サービス，福祉など）を有し，職業教育に重点を置いたカリキュラムとなっています．

　一方で，特別支援学校に入学した場合，地域の学校への転籍は可能ではありますが，カリキュラム上の相違などから苦労することも多いようです．また，特別支援学校の高等部修了者も大学受験はできますが，高卒の資格が得られないことにも注意を要します．

2）何を基準に選んでいくか

　発達障害に関する書籍や記事などを見ると，ときどき，通常学級に進学するために必要なスキルなどについて書かれたものや，それを達成するためにこんなトレーニングを積むと良いというアドバイスに主眼を置いた本もあります．

　例えば「小学校では45分座っていられることが必要」だから「座ることをトレーニングする」という場合がこのような状況にあたります．けれども，このようなアドバイスには，子どもが小学校で学ぶ授業の内容に興味がありそうか，子どもはそこで学ぶことが楽しそうかという視点が欠けてしまっています．

　また，座っていられればそれでいいのだろうか，という問題もあります．例えば，軽度の知的発達症を有する子どもの場合，みんなに合わせることを好んでいる子どもも多い一方で，課題と自分のわかることがうまくマッチしていないために授業がわからなくても，授業中座っていることはできます．この場合，子どもはおとなしく座っていたとしても，学んでいるとはいえません．

　また，ADHDの中でも，不注意の特性だけが目立つような子どもの場合，座ってはいますが，ずっとぼんやりして，先生の話がなかなかはいってきません．けれども，このような子どもの場合ですと先生から見れば「少しぼーっとしていますが，落ち着いていますし，問題はありません」と語られてしまうこともあります．このような子どもたちが，大きくなるにつれて学ぶことが好きになりそうでしょうか？

　どのような就学先を選ぶかに基準があるとすれば，まず考えるべきことは「その子が，どんな環境だったら小学校に楽しく通い，楽しく学ぶことができるか」ということです．

　座っていることができる知的発達症を有する子どもや，ADHDを有する子どもは，座ってクラスにいることはできていますが，「楽しく学ぶことができる」とは言い難い状態にあります．

　また，知的発達症の併存のないASDを有する子どもで，「一人で学ぶことを好んでいる」もしくは「大人と学ぶことを好んでいる」子どもの場合にも，通常学級では座り，学ぶことはできるかもしれませんが，通学や勉強を「楽しんで」いるという視点は欠けているかもしれません．

それを踏まえた上で，親御さんが「大事にしたいこと」，「小学校就学にあたって願っていること」についても考えなければなりません．例えば，「小学5年生の姉はこの子と学校に行くことを楽しみにしている．だから地域の学校に1年間だけでも通わせてあげたい」と考えている親御さんもいるかもしれません．このような思いをまったく無視してしまうと，親御さんが安心して子どもの進路を選択していくことは難しいものと思われます．

　就学先の判定は，子どもが年長（5歳）となる年度の11月に開かれる教育支援委員会や就学支援委員会で総合的な判断がなされ，本人や保護者の意見を尊重しながら教育委員会が決定します．学校見学や就学に関する事前の教育相談などを行っている自治体もありますので，親御さんが就学先を決定する際には，そのような機会を活用するのも大切かと思います．

　教育相談としては，相談の場が教育委員会や教育センターなどに常設されているケースもありますし，就学に関する説明会・研修会や健康診断（3歳児健康診査，5歳児健康診査，就学時健康診断など）で相談の機会が設けられる場合もあります．また，教育委員会の就学担当者が，障害のある子供が通園・通所する保育所などを訪問し，必要に応じて保護者面談をする場合もあります．詳細については，自治体の教育委員会や保育所，療育施設に問い合わせると教えてくれるかと思います．

　「その子が，どんな環境だったら小学校に楽しく通い，楽しく学ぶことができるか」を検討していくためには，就学先の情報を知っておく必要があります．そのためには親子で就学先である学校や学級の見学をしておいたほうがよいでしょう．もし，読者の皆さんの中に学校の先生がおられましたら，学校見学は，学校が見学者である子どもを大切に考え，本人や親御さんを温かい雰囲気で迎えることが必要であること，本人も親御さんも緊張している場合が多いことを知っておいていただければと思います．学校見学はその後の就学先の決定に大きく影響を与えますので，見学に来た親子にとって温かく迎えられる雰囲気を感じられるものであってほしいと思います．

　親御さんは学校見学に際して，見学をした場面における学習のねらいやその子その子に応じた指導の在り方，その学級でどんな教育上の合理的配慮が行われているかなどについて確認するとともに，自分の子どもが，どのような指導や支援を受けられそうかについても聞いておくとよいでしょう．学校の特別支援教育の中心である特別支援教育コーディネーターと会っておくの

もよいと思います．特別支援教育コーディネーターは特別支援学級の担任であることも多く，学校の特別支援に関してよく知っていることが多いからです．

　最後に，私たちのような専門職やかかりつけ医，そのほかの支援者が就学に関する相談を受ける際に注意しておかなければならないことがあります．それは，本来であれば入学は喜ばしいことであるはずなのに，そのことが親御さんの頭を悩ませてしまっているということです．そのことを忘れて就学に関する相談に臨むと，適切なことを言っているつもりでも，親御さんの立場からは不遜に見えてしまうことがあります．せっかく時間を割いて，不安もある中で，わざわざ相談に来てくれているということを忘れずに，丁寧な口調を心がけ，就学への不安な気持ちに共感しながら，一つひとつのケースに向き合う必要があるのです．

3）特別支援教育と合理的配慮

　「合理的配慮」とは「障害者が他の者との平等を基礎として全ての人権及び基本的自由を享有し，又は行使することを確保するための必要かつ適当な変更及び調整であって，特定の場面において必要とされるものであり，かつ，均衡を失した又は過度の負担を課さないものをいう」と「障害者の権利に関する条約」で定義されています．SLD を例に挙げるならば，特別支援教育の枠組みにおいては，SLD があるから「配慮」をするのではなく，SLD によって，学ぶことが損なわれているから，ICT の利用や環境調整などを行い，学ぶことを損なわない適切な調整を行っていくことを指しています．

　さて，この合理的配慮には，いくつかの視点が重要になります．一つは，（まだ，日本の社会においてはそうなっていませんが）これらの配慮は本来当たり前に成されるべきという視点です．「配慮」があることが可視化されていることは，誰にとっても気持ちいいものではありません．実際には多数派である定型発達の人や子どもも，多数派に合わせた社会からの「配慮」は受けています．ただ，あたり前であるためそれが見えないだけなのです．したがって，今のところこれらの配慮は，本人や親御さんからの申し出により行われているところがありますが，本来あたり前になされるべきという視点は忘れてはならないでしょう．

　もう一つは，「周りの子がずるいと言うから特別扱いできない」という問題

です．この点に関しては，周りの子どもたちへの教育が大切であることは言うまでもありません．例えば，背が少し低い子どもが黒板に文字を書く際に，踏み台を用いることには誰も違和感を抱かないものと思います．でも，この子も少し背伸びをすれば黒板は届きます．その際に「背伸びをしなさい」，「踏み台なんて甘えです」とはあまり言われないでしょう．それは，おそらく背が少し低いことによって，本来はできる「黒板に文字を書く」ことに苦労していることは容易に想像できるからだと思います．メガネなどの視力を補うツールの使用も，黒板が見えにくいことによって板書ができないなど，その苦労が想像がしやすいため，誰もずるいとは言いません．

それに対して，ASD の子どもの聴覚過敏などは，周りから想像がしにくいものの一つです．ですので，「実はみんなが一斉にわーっとしゃべると，黒板をチョークでキーキーならしたように聞こえているかもしれない」ことをクラスのみんなに伝えることや，「それってみんなにとって心地いいかな？」と問いかけることなどが必要になることもあります．ひょっとするとその子どもは静かな環境だったら，本来の力を発揮して「学ぶ」ことができるかもしれませんよね．

また，「ずるい」という感情が「自分はあまり認められていないのに」，「あいつばっかり褒められている」という考えからもたらされている場合もあります．これはその子の問題ではありますが，学校の先生がその点に気づいたときには，「あいつばっかり」にならないように，その子どももクラスで活躍できる方法を模索していく必要があるように思います

また，配慮を提供する側が「無理矢理」，「やらされて」配慮を提供していると思っているような場合には，共生社会の実現からは程遠くなります．そのような意味では，クラスへの心理教育を行っていく際には，みんなが自発的にそうしたくなる，ということに働きかけていく必要があります．

文　献

1)　国立精神・神経医療研究センター児童・思春期精神保健研究部：日本語版 M-CHAT.〈https://www.ncnp.go.jp/nimh/jidou/aboutus/mchat-j.pdf〉(2022 年 5 月アクセス)

2)　本田秀夫（編著）：早期発見から早期支援へ．発達障害の早期発見・早期療育・親支援．pp11-17．金子書房，2016.

3)　本田秀夫，篠山大明，樋端佑樹：発達障害児者等の支援体制を評価するための「地域評価ツール」の作成と試行．厚生労働科学研究費補助金障害者政策総合研究事業（身体・知的等障害分野）：発達障害児者等の地域特性に応じた支援ニーズとサービス利

　　用の実態の把握と支援内容に関する研究—平成28年度総括・分担研究報告書(H28-身体・知的－一般-001)，249-258，2017

4)　高木憲次：療育の基本理念．療育，1(1)，1951.

5)　全国児童発達支援協議会(監修)，宮田広善，光真坊浩史(編著)：新版　障害児通所支援ハンドブック．エンパワメント研究所，2020.

6)　厚生労働省：障害児入所支援の概要．2019.〈https://www.mhlw.go.jp/content/12204500/000547331.pdf〉(2022年5月アクセス)

7)　厚生労働省：令和元年度障害者総合福祉推進事業　放課後等デイサービスの実態把握及び質に関する調査研究報告書．2020.〈https://www.mhlw.go.jp/content/12200000/000654183.pdf〉(2022年5月アクセス)

8)　文部科学省：特別支援教育の推進について(通知)．2007.〈https://www.mext.go.jp/b_menu/hakusho/nc/07050101/001.pdf〉(2022年5月アクセス)

9)　文部科学省：日本の特別支援教育の状況について．2019.〈https://www.mext.go.jp/kaigisiryo/2019/09/__icsFiles/afieldfile/2019/09/24/1421554_3_1.pdf〉(2022年5月アクセス)

10)　文部科学省：発達障害を含む障害のある幼児児童生徒に対する教育支援体制整備ガイドライン～発達障害等の可能性の段階から，教育的ニーズに気付き，支え，つなぐために～．2017.〈https://www.mext.go.jp/component/a_menu/education/micro_detail/__icsFiles/afieldfile/2017/10/13/1383809_1.pdf〉(2022年5月アクセス)

11)　文部科学省初等中等教育局特別支援教育課：「特別支援教育支援員」を活用するために．2007.〈https://www.mext.go.jp/a_menu/shotou/tokubetu/material/002.pdf〉(2022年5月アクセス)

12)　厚生労働省：児童発達支援センターの位置付けについて．2021.〈https://www.mhlw.go.jp/content/12401000/000791881.pdf〉(2022年5月アクセス)

3 発達障害とその周辺

1 発達障害と子どもの心身症や身体的愁訴

Ⓐ 発達障害と心身症

1）心身症の成り立ち

　子どもの心身症は日本小児心身医学会によれば，「子どもの身体症状を示す病態のうち，その発症や経過に心理社会的因子が関与するすべてのものをいう．それには発達・行動上の問題や精神症状を伴うことがある」[1]とされています．大切なことは，心身症における身体の症状は，その発症や経過に心理社会的因子が関与するとはいえ，実際に起きている身体の症状であり，決して「気のせい」でも「心のもちよう」でもないということです．

　人間には心があり，心のありようは身体のありように影響を与えることはよく知られています．誰しも，「明日は大事なテストがある」と思うと，「失敗したらどうしよう」といった考えが頭の中に思い浮かび，不安や緊張が高まり，お腹が痛くなったり息苦しくなったりすることは経験があると思います．また，子どもによっては「学校に行っても，友達もいないし，いつも一人だし」と考えることで，学校に行くことの不安や忌避感が生じ，めまいや起きづらさ，頭痛などが生じることもあるかもしれません．

　これらの心理社会的なストレスから身体症状があらわれてくるプロセスにはいくつかの経路があります．そのうちの一つは，心理社会的なストレスが直接誘因となるプロセスです．先ほどの例であれば，「テスト」や「学校における居場所のなさ」などはそのような心理社会的な因子といえます．けれども，同じようにテストがあっても，身体症状が出る人もいれば，出ない人もいます．「失敗したらどうしよう」と思っても，すぐに「まーいっか」，「随分勉強したからきっとなんとかなる」とすぐに思える人は身体症状が出にくそうな感じがしますし，「もっとやらなくちゃ」，「ぜったい，いい点数なんか

とれない」と考えてしまう傾向があれば身体症状は強く出るかもしれません.また,「失敗したらどうしよう」と思っても,「なんとかなると思って寝る」ことができたり,「考えても仕方ないから休憩しよう」という行動を取れる人のほうが身体症状は出にくそうな感じがしますよね.このような考え方のくせやストレスに対処する考えや行動の仕方(ストレスコーピングの方法)なども身体症状には影響を与えます.

自閉スペクトラム症 autism spectrum disorder (ASD)の子どもは,その場の状況に応じて臨機応変に振る舞うことが苦手であるといわれています.また,他者のアドバイスに従って自分の考えや行動のスタイルを変えることが苦手な子どもも多く,同じような心理社会的なストレスの影響をより身体症状として受けやすいといえます.そのほかにも家庭環境などの生育環境や,学校や社会における生活環境も身体症状に影響を与えることが知られています.

心身症の発症のプロセスにおいて,前述の「テスト」などの発症のきっかけになるものを直接因子,考えた方のくせやストレスに対処する行動の仕方,背景にある発達障害や知的障害などを背景因子といいます.心身症は直接因子によるストレスがその子どものストレス耐性を超えることにより発症するといわれていますが,このストレス耐性の強さに背景因子は関わっているといわれています.

また,身体症状を意識することでさらに身体症状が強くなる,という悪循環も考えられます.登校前の頭痛などが長く続けば,当然多くの子どもは自分の症状に対して不安になります.まだ明日になっていないのに,「明日も痛かったらどうしよう」,「きっと,毎日ずっと痛いに違いない」と思ってしまう子どももいます.このように身体症状(頭痛や腹痛)について,ぐるぐると考えれば考えるほど,不安や緊張は強くなり,身体症状(頭痛や腹痛)はさらに強くなります.このように,私たちが受ける心理社会的なストレスと身体の症状は連動しているのです.

2) 発達障害の子どもと心身症

さて,子どもの心身症においてはその背景に ASD や知的発達症がみられることはしばしばあります.では,これらの発達障害の子どもたちはなぜ心理社会的なストレスの影響を受けやすいのでしょうか?

ASD について考えてみましょう．ASD には大きくいえば二つの発達特性があります．一つは，社会的なコミュニケーションや相互交流の苦手さであり，もう一つはいつも同じ行動や活動のパターン，繰り返すことを好むことやその子どもらしい特別な興味をもっていることです．それらに加えて，聴覚過敏をはじめとする感覚過敏を有している子どももいます．そして，質問紙を用いた調査から ASD の傾向とストレス反応の間には有意な相関があることが知られています[21]．ASD の子どもはこのような発達特性があるために，新しい状況や予期しない予定変更，何が起こるかわかりにくい状況などが苦手であると考えられています．けれども，保育園や学校などの集団活動場面では，しばしば予定の変更が起こりますし，毎日が新しい学習でもあります．ほかにも，ざわざわした教室の雰囲気が苦手な子どももいるかもしれません．ASD の子どもたちにとって，そのような苦手な状況は大きなストレスであり，「教室から出ていく」などといった自分なりのコーピング行動を駆使して，なんとか対処しようとします．一見するとこれらのコーピング行動は「集団に適応できない」と周囲から思われることも多いのですが，「ざわざわした音が苦手」な子どもが「教室から出ていく」のは本人なりになんとか対処しようとした行動の結果でもあります．そのような背景に気づかれないと，先生から叱責を受け，さらにストレスが強くなり，次第にストレス耐性が低下することは容易に考えられます．

また，過剰適応という方法で対処する ASD の子どももいます．その背景には「学校ではしっかり勉強しなければならない」，「真面目にしなければならない」などといった考えがあることもしばしばあり，これらの考えを「まーいっか」と切り替えたり，新たなコーピング行動に切り替えたりすることが苦手であることも多いと考えられています．このようなストレス状況に対して過剰適応で対処する子どもたちは，少しずつ気持ちをすり減らしながら学校生活を耐えています．一見何も問題がないように見えますが，本人のストレス耐性は少しずつ削られているのです．そして，学校ではおとなしく見えており，先生から叱られることはありませんが，家に帰ってから情動が不安定になることはしばしばみられます．このように生来有している発達特性によるストレス耐性の低さに加えて，その対処行動を叱責されることや，過剰適応が積み重なることにより彼らのストレス耐性はより低くなっていくといわれてます．

　また，別の観点からみると自分自身の価値や能力について自己評価が低い人ほど経験されるストレスは多くなり[22]，積極的なコーピング行動を数多く選択した人ほどストレスは低くなる[23]といわれています．注意欠如・多動症 attention-deficit/hyperactivity disorder（ADHD）の子どもたちはその多動や衝動性からくるトラブルや学校での不適応から叱責されることも多くなり，自己評価が低くなる子どもも多くいます．また，限局性学習症 specific learning disorder（SLD）や知的発達症，境界知能の子どもでは学業がうまくいかないことから，発達性協調運動症 developmental coordination disorder（DCD）の子どもは，学校で容易に可視化される運動の苦手さから自己評価が低くなることも多くあります．

　前述の ASD の子どものようにコーピング行動を切り替えることや周囲へ相談することが苦手であったり，ADHD の子どもたちのようにストレスがイライラにつながりやすく，暴言や暴力などの不器用なコーピング行動につながりやすかったり，知的発達症の子どもたちのように多くのコーピングスタイルをもちにくい発達障害をもつ子どもたちは，心理社会的ストレスの影響を大きく受けるものと考えられます．

　学童期から思春期にかけてみられる代表的な心身症のうち，小児科医や児童

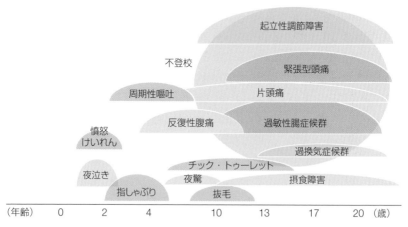

図 3-1　年齢段階からみた代表的な小児の心身症やストレス関連病態
（田中英高：不登校を伴う起立性調節障害に対する日本小児心身医学会ガイドライン集を用いた新しい診療．心身医学 53：212-222，2013 より）

精神科医が出会うことが多いものは，反復性腹痛や心因性頻尿，周期性嘔吐症，起立性調節障害，緊張型頭痛や片頭痛，過敏性腸症候群などです（図3-1）．その診断と治療の詳細に関しては，「小児心身医学会ガイドライン集」などの成書にあたっていただいたほうがよいかと思われますので，ここでは不登校と関連が深い心身症や身体的愁訴について児童精神科医の視点から触れたいと思います．

B　不登校の子どもと身体症状

　子どもは，自分の気持ちを言語化することが大人に比べて苦手であるといわれています．そのため，大人に比べて心理社会的なストレス因と関連する身体症状を呈しやすいことも知られています．

　少し古いレビューですが，子どもの身体症状を文献的に検討した研究によると，子どもたちにみられた身体症状としては，頭痛が10〜30％で最も多く，反復性腹痛も10〜25％にみられたといいます．また，そのほかにも，全身倦怠感，医学的に説明がつかない胸痛，めまい，頻繁な嘔吐などの胃腸症状なども子どもの訴える身体症状としてよくみられるとされています[31]．

　不登校は誰にでも起こり得る状態像であるため，単純な類型化はすべきではないかもしれませんが，その経過においてはいくつかの共通項があることが知られており，身体症状もその一つです．

　不登校は学校内での何らかのうまくいかなさや居場所のなさなどを背景に，腹痛や嘔気，頭痛などの身体症状を訴えることで始まることが多いといわれています．その際にはかかりつけの小児科などを受診しますが，はっきりとした身体的な所見が得られず，「ストレスがあるのでは？」と簡単な説明がなされることもあります．これらの身体症状には，心理社会的なストレス因が関与していますので，登校時間帯に体調を崩すことが多くなり，ますます学校には行きづらくなります．

　けれども一方で，その原因やはっきりとした理由が学校の内外に見つからないことも多くあります．そのような場合には，保護者の焦りも大きくなり，「やる気が足りないだけなのでは」と子どもを責めてしまう気持ちも大きくなります．子どもも「自分はダメだ」と学校に行けない自分を責めます．このような心理社会的な背景から，身体症状はますます強くなり，朝が来るのも怖くなり，親御さんが無理に学校に連れて行こうとすると暴れてしまうこ

ともあります.

　さらに不登校の状況が続くと,寝る時間は遅くなり,昼夜逆転の状態になります.けれども,学校のことを持ち出さない限りは,身体症状の訴えや激しい攻撃性は少なくなり,比較的穏やかな日常が流れるようになります.このような時期を経て,やがて多くの不登校の子どもたちは家庭内で家族と日常的な会話などをするようになり,家庭内に居場所を見つけ,オンラインであれオフライン(適応指導教室やフリースクール)であれ,自分自身を肯定的に認めてくれる他者と出会い,その影響を受けながら,少しずつ心理的な居場所を広げ,社会と再会していきます.

　このような経過は古典的な不登校の経過ではありますが,不登校においてはその経過中,特に初期に身体症状が出やすいことは臨床家であればよく知っているところです.鈴木らの調査によれば,不登校を主訴に受診したケースにおいて,初診時に91％の子どもに身体愁訴が認められ,その内訳は睡眠障害(60％),頭痛(43％),腹痛(38％),めまい(19％)であり,起立性調節障害と診断されたものが24％であったといいます.また,不登校の背景に何らかの発達障害が認められたものは57％とされています[10].これらの結果からは,「発達障害」が心身症,そのほかの身体症状や不登校と関連していることが推測されます.

　もちろん,頭痛や腹痛をはじめとする身体愁訴については,緊急を要する身体疾患が背景に潜んでいないか,最初に身体医学的検査などの諸検査による鑑別が必要になります.最初に受診するのはかかりつけの小児科の先生であることが多いため,このような鑑別は小児科の先生の役割になります.そのうえで,「ストレスがあるのでは？」で終わらせずに,心理社会的な因子の影響する心身症について同定したり,不登校に伴う身体症状の治療をしていくにあたっては,心身症や不登校の初期に認められる身体症状について疑うことが最初の第一歩となると思われます.そこで,以下に代表的な心身症についても簡単にふれておきます.

1) 反復性腹痛

　幼児期から小学校低学年までの子どもに多い,繰り返す腹痛を主訴とする病態です.嘔吐や下痢などは通常みられません.腹痛が軽減すれば食欲も回復することが多く,自律神経機能の過敏性が背景に考えられています.対症

的な治療のほかに，家庭や学校環境における環境調整が重視されます．

2）過敏性腸症候群

　下痢や便秘，腹痛を繰り返す機能的な腸の疾患です．腹痛を伴う下痢や便秘は登校前などによくみられるため，遅刻や登校しぶり，不登校との関連が認められやすい病態といえます．わが国における小児の有病率は小学生1.4％，中学1〜2年生2.5％，中学3年生〜高校1年生5.7％，高校2〜3年生は9.2％といわれています[32]．腹痛などに対して，対症療法としての薬物治療も行われますが，過敏性腸症候群についての病態の説明を家族と子ども本人にわかりやすく行うことも大切になります．身体症状はストレスと関連していますが，決して気のせいではありません．また，学校や通学中におけるトイレへの配慮などもとても大切になります．ときどき，学校などで「授業中にトイレに行くのは絶対ダメ．休み時間に行きなさい」と先生から指導されてしまった結果，学校での心理社会的ストレスをより強く感じてしまうこともありますが，このようなケースでは学校とも連携し，過敏性腸症候群の病態について説明し，環境調整の必要性を伝えていく必要があります．また，過敏性腸症候群は不登校の経過中に認められることも多いため，学校への行きづらさや生きづらさなどについても診療の中で取り扱い，本人の苦しさを慮りながら，今できる日常生活について考えていくなどして支持的な関わりを継続していくことで改善していく子どもも多く認められます．

　過敏性腸症候群は，不登校のほかにも，不安症やうつ症状の併存が認められることも多いといわれていますから，その際には児童精神科を紹介していただくのもよいと思います．

3）慢性頭痛

　子どもの繰り返す頭痛は小学生以降増加し，中高生の10〜20％に認められる[27]といわれています．片頭痛や緊張型頭痛はその代表的なものですが，同じ頭痛といっても片頭痛と緊張型頭痛はその成因が大きく異なります．片頭痛に関しては，何らかの影響で血管内に大量にセロトニンが放出されて血管が収縮しますが，そのため前兆としてキラキラする光が見えることがあります．このセロトニンが枯渇した後に血管が拡張し，それに伴って拍動性の痛みが生じます．頭痛発作は数時間続くことも多く，発作時には光過敏や音

過敏なども認められます．これに対して緊張型頭痛では頭が重くしめつけられた感じが続き，片頭痛のように頭痛の始まりと終わりがはっきりと分かるものではありません．

慢性頭痛がある子どもの多くは，痛みに悩まされながらも頑張って学校に通ったり，勉強したりしていることがほとんどです．しかし，このような痛みは学校の先生には見えないため，「やる気がない」と否定的にみられてしまうこともしばしばあります．したがって，片頭痛や緊張型頭痛などの慢性頭痛と診断した場合には，子ども本人や親御さんにも説明したうえで，学校にも頭痛に対しての配慮を求める必要があります．運動時に頭痛が誘発されやすい場合には体育の見学などが必要となることもあります．周囲に頭痛の病態が適切に理解されないことは，本人にとってさらなるストレスや傷つきとなり，次第に学校という環境を避けることにつながりやすいのです．

頭痛は慢性的な経過をたどることが多く，頭痛の強さを最大にしないこと，頭痛の頻度を減らすこと，そして頭痛が起きてもできる限り早く症状を落ち着かせることが大切になります．薬物治療としては，イブプロフェンやアセトアミノフェンなどの鎮痛薬を早めに使用し，片頭痛であれば，頭痛発作が始まった直後に片頭痛治療薬などが使用されます．起立性調節障害にもよく頭痛が伴いますが，その場合は起立性調節障害の治療で頭痛が軽減されることが多いとされています．また，頭痛が起こりにくいように日常生活などの生活指導も行われます．

けれども，何よりも大切なのは，慢性頭痛の子どもの診療にあたる私たち医療者の姿勢です．なぜなら，医療機関を受診するまでに，多くの子どもは周りから「気のせい」と言われたり，「本当は痛くないのでは？」と言われたりすることによって，傷つきを抱えていることが多いからです．私たちは，その傷つきを慮り，「頭が痛いのに学校行かなきゃって思うと毎日苦しくなるね」，「そして，そんな状況なのによく病院にまで来てくれたね」と頭痛の苦しさを理解し，「頭痛があって苦しい状況だけど，どうやったら頭痛が少なくなるか一緒に考えたい」という姿勢で子どもたちを診察室に迎える必要があるのです．

4）起立性調節障害

起立性調節障害とは，自律神経系による起立時の循環制御の機能がうまく

働かないためにさまざまな症状が起こる病態です．自律神経系は，起立時などに血管を収縮させ血圧を調節する機能をもっていますが，起立性調節障害ではこのような機能がうまく働かなくなります．多くの人は7時間くらい（もちろんもっと少ない方もおられます）は眠っていますから，その姿勢から起き上がるときにこのような調節機能不全が認められやすくなり，朝起きられないといった症状もみられます．そのほかに，頭痛，立ちくらみ，めまい，全身の倦怠感などの症状もしばしば認められます．

　起立性調節障害は思春期によくみられ，軽症例を含めると小中学生の5〜10%に認められるとされています[27]ので，多くの学校で1クラスに1〜数人の子どもが起立性調節障害に苦しんでいることになります．

　起立性調節障害の診断については，成書に詳しいのでそちらをご参照いただきたいのですが，問診や身体的な診察，および検査を行って，同じような症状が認められる身体疾患（鉄欠乏性貧血や甲状腺機能障害，心疾患や副腎機能低下症など）との鑑別を行い，その後に，新起立試験と呼ばれる検査を行います．これは横になった状態と起立時の血圧を一定の手順で測定する検査であり，血圧と脈拍の推移と回復にかかる時間，そして子どもさん自身の様子を観察し，起立性調節障害のサブタイプや重症度を診断します．

　治療としては，子どもだけでなく親御さんも含めた心理社会的な教育を行うことや，塩分と水分の摂取を促すこと，ゆっくり起立するなどの安全な立ち上がり方の指導，ウォーキングなどの軽い運動を促すことや弾性ストッキングの使用などの日常生活指導を含めた非薬物治療がまず行われます．薬物治療としては，サブタイプに合わせて方針を決めていきます．

　特に心理社会的教育においては，日内変動についてもよく伝えておく必要があります．起立性調節障害では，横になった状態から起きあがろうとする朝に症状が強く，昼くらいから少しずつ回復することがよくあるからです．これを本人のやる気の問題にしてしまうと，子どもが自分を大切に思う気持ちは大きく損なわれてしまいます．親御さんや学校にも，そのような背景から，日内変動が起こっていることを伝えておかないと，「やる気があれば起きられるはず」と子どもを追い詰めてしまいかねません．

　また，実際にはこの起立性調節障害の8割に心理社会的なストレスが関与しているといわれています．起立性調節障害は確かに身体症状がありますから，身体症状への対応はもちろん大切なのですが，心身症である，もしくは

さまざまな心理社会的ストレスを抱えているかもしれないという視点を欠いてしまうと，治療的にはうまくいかなくなる可能性があります．そして，ほかの心身症と同様に，身体症状に対する不安がさらに身体症状を強くすることも忘れてはならないところです．多くの子どもは，「朝起きられるか」，「また症状が出るんじゃないか」，「休んだらまた何か言われるのでは」などと不安に思い，このような不安がさらに身体症状を強くします．そのような場合には「不安が症状を強くする」ことを子どもさんや親御さんにわかりやすく説明し，「不安は身体の症状のことを考えれば考えるほど大きくなっていく」ことを伝え，「不安は自分の考えを食べて大きくなるから，実は自分でコントロールできるようにもなるんだよ」，「だから，立ちくらみや頭痛などの症状について考えない時間をもてるような日常生活の工夫はないかなって一緒に考えたいんだ」と子どもと一緒にコーピング行動を模索していくことも大切になってきます．

　また，起立性調節障害と不登校は併存することも多いこともよく知られています．けれども，立ちくらみや頭痛，全身倦怠感があり，遅刻しながらも頑張って学校に通っている子どもにも臨床ではよく出会います．そのような子どもに対して「登校しぶりの傾向がある」，「夜遅くまで起きているのでは？」と考える前に，子どもたちが学校で過ごしやすい環境を考えていただくことも大切だと思います．具体的には，保健室などの休憩場所を利用することや，長時間の集会などの立った姿勢を求められる場面への配慮などです．そのような配慮があるだけで，学校が過ごしやすい場所になる子どももいるのです．私たちのような児童精神科医やかかりつけの小児科医は，比較的よく起立性調節障害の症状を訴える子どもと出会います．そのような子どもと出会ったとき，私たちが学校や親御さんと連携し，子どもにとってよりよい環境を考えることが，身体症状や不安などの心理的な治療と同様に大切なことになります．

　最後に，私たちのような子どもの心を扱う職種の者は起立性調節障害と思われる症状を「不登校に伴う身体愁訴であり，不登校支援が先決」と決めてかかってしまうことがあります．けれども，「学校を休んでも一向に身体症状がなくならない」というケースはないでしょうか？　身体症状は心理社会的なストレスの影響を受けますが，気のせいではありません．本当に身体症状はあるのです．ですので，不登校支援と同時に，身体症状に対する治療的対

応はしなければなりません．このような子どもたちに出会うとき，私たちは自身の専門領域にとらわれ過ぎない，バランスのよい視点をもつことが大切だろうと思われます．

2 発達障害と不登校

A 不登校とは

　不登校とは，児童生徒が学校を長期に休み，それらをめぐって何らかの悩みや葛藤が生じている状況の総称[8]です．文部科学省の調査では，「不登校児童生徒」とは「何らかの心理的，情緒的，身体的あるいは社会的要因・背景により，登校しないあるいはしたくてもできない状況にあるために年間30日以上欠席した者のうち，病気や経済的な理由による者を除いたもの」と定義されています．

　令和元年度の「児童生徒の問題行動・不登校等生徒指導上の諸課題に関する調査結果の概要」[9]をみてみると，小中学校における不登校の児童生徒数は181,272人で，1,000人あたり18.8人となっています（図3-2）．また，その推移を見てみますと，ここ数年は増加の傾向にあるといえます．この調査では要因についての調査もなされていますが，そのうちの39.9%は無気力・不安といった本人に係る状況がその要因と報告されています．学校に係る状況に関しては，いじめを除く友人関係をめぐる問題(15.1%)，学業の不振(7.2%)，入学，転編入学，進級時の不適応(3.4%)とされていますが，すべてを合計しても30.4%にしかなりません．不登校という状態像の要因を一つに特定すること自体がとても困難なことですので，ひとくくりにすべきことではないかもしれませんが，この結果は，多くの学校が不登校という状態像を本人に係る状況と捉えている表れなのかもしれません．

　不登校という状態像には，その定義からさまざまな要素が含まれています．私たちのような医療者は，不登校を個人の問題として捉えるのではなく，学校環境や家庭など本人を取り巻くさまざまな環境との間で起きてくるものだという視点を忘れずに，子どもたちや親御さんたちの相談に向き合う必要があります．不登校の初期には子どもたちが身体の症状を訴えることが多くあります．頭痛，めまい，全身の倦怠感，朝起きられないといった起立

> 小・中学校における不登校児童生徒数は 181,272 人（前年度 164,528 人）であり，
> 1,000 人当たりの不登校児童生徒数は 18.8 人（前年度 16.9 人）.
> 1,000 人当たりの不登校児童生徒数は，平成 10 年度以降，最多となっている.

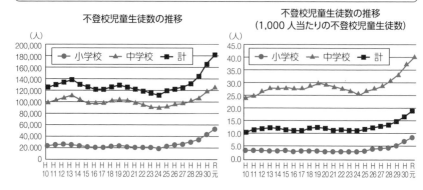

不登校児童生徒数の推移

不登校児童生徒数の推移（1,000 人当たりの不登校児童生徒数）

不登校児童生徒数（上段）と 1,000 人当たりの不登校児童生徒数（下段）

	H10	H11	H12	H13	H14	H15	H16	H17	H18	H19	H20	H21	H22	H23	H24	H25	H26	H27	H28	H29	H30	R元
小学校	26,017	26,047	26,373	26,511	25,869	24,077	23,318	22,709	23,825	23,927	22,652	22,327	22,463	22,622	21,243	24,175	25,864	27,583	30,448	35,032	44,841	53,350
	3.4	3.5	3.6	3.6	3.5	3.3	3.2	3.2	3.3	3.4	3.2	3.2	3.2	3.3	3.1	3.6	3.9	4.2	4.7	5.4	7.0	8.3
中学校	101,675	104,180	107,913	112,211	105,383	102,149	100,040	99,578	103,069	105,328	104,153	100,105	97,428	94,836	91,446	95,442	97,033	98,408	103,235	108,999	119,687	127,922
	23.2	24.5	26.3	28.1	27.3	27.3	27.3	27.5	28.6	29.1	28.9	27.7	27.3	26.4	25.6	26.9	27.6	28.3	30.1	32.5	36.5	39.4
計	127,692	130,227	134,286	138,722	131,252	126,226	123,358	122,287	126,894	129,255	126,805	122,432	119,891	117,458	112,689	119,617	122,897	125,991	133,683	144,031	164,528	181,272
	10.6	11.1	11.7	12.3	11.8	11.5	11.4	11.3	11.8	12.0	11.8	11.3	11.2	10.9	10.5	11.2	12.1	12.6	13.5	14.7	16.9	18.8

図 3-2　小中学校における不登校の状況について

（文部科学省：令和元年度　児童生徒の問題行動・不登校等生徒指導上の諸課題に関する調査結果の概要. 2020〈https://www.mext.go.jp/kaigisiryo/content/20201204-mxt_syoto02-000011235_2-1.pdf〉より）

性調節障害を疑わせる症状や，下痢を伴う腹痛や嘔気，発熱などが生じることもあります．子どもたちがその症状で苦しんでいることは確かで，身体的な治療は必要になります．同時に，それらの状態像をもたらすに至った心理社会的な因子などについてもよく検討しなければなりません．子どもたちがどのような環境ならこのような症状を出さずに済んだのかという点を検討せずに，身体的な治療のみを続けていくことは，「朝起きられるようになったから学校に参加する」ようになったとしても，本人が学校や家庭を楽しいと思い，自分自身を卑下することなく大切に思い，誇りに思う気持ちをもちながら生活できているという本人の QOL にはつながらないかもしれません．

　不登校支援においては，子どもの症状や特性に対する視点はもちろんのこと，本人を取り巻く環境との間に不適応が起こっているのかもしれないとい

う社会的な視点をバランスよく保ちつつ，子どもが自分を大切に思う気持ちを損なうことなく，その子らしく誇りをもって生きられることを視野にいれることが必要です．ですので，不登校の支援にたった一つの解決策はありません．けれども，不登校やそれに伴う身体症状を子ども個人の症状と捉えてしまったりすることや，背景にある発達障害の特性にだけ目を向けてしまったり（例えば「ADHD があるから薬物治療を進めていく」という方針しか立てないなど）するのは，本人を取り巻く社会的な環境を無視してしまっているといえます．適応の問題が起こる環境側の因子はとても重要なのです．

　けれども反対に，まだ学校に行けなくなったばかりの段階で，そのことを「うしろめたい」と思っている子どもの気持ちに寄り添うことなく，「学校なんて行っても行かなくてもどっちでもいい」，「キミ自身が選べばいいんだ」と語ったところで，それは本人の「うしろめたさ」を強くしてしまうことにしかつながらないこともあります．ですので，学校に行っていようといまいと，子ども自身が自分を大切に思う気持ちを損なうことなく，その子らしく誇りをもって生きられるアプローチは何だろうかということを，私たちは常に考えておく必要があります．

　さて，不登校の研究は 1932 年に Broadwin が「怠学 truancy」という用語で症例を提示した[4] ことに始まります．そして，1941 年には Johnson らによって「学校恐怖症」という概念が提示され[5]，その背景には母子間の分離不安があるとされていました．

　その後，その概念は「学校恐怖症」として日本に紹介され，次第に「登校拒否」ということばが一般的になっていきます．日本では当初，不登校という状態像を分離不安や対人恐怖症といった子どもの神経症という個人の病理として扱っており，学校などの子どもを取り巻く環境については，あまり考えられていなかったといえます．

　しかし，1970 年代に入り，個人病理のみならず，学校側の要因も無視できないという視点がもたらされます．1980 年代以降には高度経済成長やそれに伴う産業構造の変化，学校の聖性の低下を背景に，社会現象として捉える必要性が認識されました[6]．そこから現在に至る過程で，次第に「拒否」という強い語調を嫌う向きが強くなり，どの子にも起こり得るという観点から，不登校ということばが使われるようになってきたといわれています．

表 3-1　不登校の多軸評価

不登校の多軸評価	
第1軸	背景にある精神科的な疾患のアセスメント
第2軸	背景にある発達障害のアセスメント
第3軸	不登校の出現過程による下位分類の評価
第4軸	不登校の経過に関する評価
第5軸	環境要因の評価

(齊藤万比古：不登校の多軸評価について. 不登校対応ガイ
ドブック. p.38-40, 中山書店, 2007 より一部改変)

B　不登校と精神疾患，心身症や発達障害

　不登校は児童，思春期を通じて誰にでも起こりうる状態像であり，ひとく
くりの精神病理や精神疾患として捉えることは非常に難しいものです．その
ため，不登校を呈した子どもの支援のための多軸診断(表 3-1)も提唱されて
います[7]．

　実際に不登校の子どもが診察室に来られた際に，私たち児童精神科医は
①不登校の子どもの背景にみられる何らかの精神科的な疾患について，ま
た②何らかの発達障害についてアセスメントを行い，③不登校に至る過程
や④不登校の経過の中で現在がどの時期にあるかについて検討するととも
に，⑤環境的な要因の評価を行っています．

　不登校の子どもの背景にみられる精神科的な疾患としては，現代でいう適
応障害や社交不安症，分離不安症，全般性不安症，強迫症などがあり[8]，国
府台病院の調査における 106 名の内訳では 43％が適応障害，33％が不安障
害，身体表現性障害が 12％であったとしています[9]．子どもの心身症という
観点からみてみますと，鈴木らの調査によれば，不登校の子ども 80 例のう
ち，初診時に 91％の子どもに身体愁訴を認め，その内訳は睡眠障害が 60％，
頭痛が 48％，腹痛が 38％，めまいが 19％であり，24％は起立性調節症と診
断されたとしています[10]．これらの身体的愁訴で最初に児童精神科や精神科
を受診するとは考えにくく，不登校の子どもは何らかの身体的愁訴を訴え
て，最初に小児科の外来を受診することが多いと思われます．

また，背景にある発達障害のアセスメントも大切になります．特に自閉スペクトラム症においては，不登校に至る場合が多いとかねてより指摘されています．不登校の36％に自閉スペクトラム症，7％にADHDが併存するという報告16)や，11％にADHDが併存するという報告11)，23％にASDやADHDが併存するという報告があります12)．ADHDというと，よく動いておしゃべりも多いため，元気なイメージがあるかと思いますが，中には活動性に乏しい事例もあり，不登校と睡眠障害のために来院して初めて，不注意優勢型のADHDと診断された中高生例の報告もあります13)．最近ではADHDと過眠の関係が注目されていますが，このような「授業中にぼんやりしてしまって，頑張って起きていようとしても眠くなってしまう」，「学校に行きたくないわけではないけど，起きられない」など，教師などからみれば行動特性が目立たず，本来は発達特性として理解されるべき特性が本人の「なまけ」や「やる気の問題」にされやすいタイプのADHDの子どもにも注意が必要になります．

　最近では，これまで研究されてきたASDやADHDのほかにもSLDやDCDや境界知能の子どもにおいても，学校で苦労をしやすいことが分かってきており，実際に不登校の背景にこれらの発達障害が認められることもしばしばあります．

　では，なぜこのような発達障害のアセスメントが必要なのでしょうか？それは，もちろん診断というラベルをつけるためではありません．発達障害の特性を考慮した支援や環境の調整が大切なのは，学校環境において苦労している子どもが自分を大切に思う気持ちを損なうことなく，その子らしく学校の中で生活できることにつながるからです．例えば，聴覚過敏を有するASDの子どもが不快感を感じることなく学ぶことができる環境を整備すること，聴覚的な短期記憶が苦手な子どもや言語的な手がかりへの関心が乏しい子どもにスケジュールや情報の提示の仕方などを工夫すること，これらの環境の工夫がなされることで，子どもたちが学校環境との間に支障をきたすことなく生活できることにつながることもあるからです．

　発達障害といえばすぐに特別支援学級と考えてしまいがちですが，このような配慮は何も特別支援に限った話ではなく，発達障害のあるなしにかかわらず，通常の学級における授業でも当たり前になされるべき支援なのです．多数派である子どもたちは知らず知らずにたくさんの支援を受けています．

例えば書いて覚える漢字ドリル．これは頭の中で運筆を再構成でき，それを紙面に再現できる子どもにとって有効な支援です．そして，多くの子どもにとって，比較的有効だから目立たないだけで，これも配慮です．それがあたりまえだから配慮であることに気がつきにくくなっているだけなのです．そして，ドリルにつまずく子どもたちは，ICT を用いた支援など何らかのほかの配慮が有効で，周囲からその配慮が見えるようになっているだけなのです．

　漢字ドリルにつまずく子どもの中には視覚的な短期記憶が弱く書き順を覚えられない子どもや，協調運動の問題で頭の中の書き順を再現できない子ども，何回も書くことが苦手な子どもなどがいます．書いて覚えることにそれほど苦労をしなかった人は，子どもたちのこのような苦労に気が付きにくいものです．私たちは，子どもたちがやる気を損なわずに学習目標を達成するため，どのように環境整備や学習の仕方を工夫すればよいかを考えていく必要があります．そして，アセスメントに基づいて学校に環境の整備や工夫の配慮が有効であることを子どもや親御さんに説明し，同意を得た上で学校側とも連携し，学校環境で行うことができる支援を一緒に考えることも大切になります．

発達障害の子どもと学校環境

1）ASD と学校環境

　どうして，発達障害の子どもは学校環境や友達関係において苦労をしやすいのでしょうか？　ASD の子どもの場合ですと，
① 友達関係の維持が難しいこと
② 明文化されていない友達関係のルールがわかりにくいこと
③ 選好性の問題（学校などで流行していることといった，他人が好きなものやことに関してあまり興味をもてず，自分自身がとても好きなものやことがあること）
④ 感覚過敏の問題
⑤ 考え方があまり柔軟でなく，他者からのアドバイスを活かして行動することが難しいこと
⑥ 嫌な記憶をなかなか忘れられないこと
などが挙げられます．それぞれについて詳しくみていきます．

① 友達関係の維持が難しい

　ASD の子どもは「友達を作ることが苦手である」と理解されがちですが，実際には多くの ASD の子どもが友達はつくります．ただ，その関係を維持することは難しいのです．もう少し詳しくみてみましょう．例えば，幼い頃はあまり他者に興味をもつことが少なかった子どもも，思春期に至り友達関係をもちたいと思うようになります．そのため，クラスメイトに話しかけ，友達関係を作るのですが，うっかり場に関係のないことを話しすぎてしまったり，相手からの誘いをうまく断れずに疲れてしまったり，相手を自分の好きなことに誘った際に断られてしまった場合に「なぜ？」と尋ねすぎてしまったりして，友達との距離が開いてしまうことがしばしばあります．このように ASD の子どもにとって友達関係の維持は難しく，傷ついてしまうことも多いのですが，このような場合には，自分のことを大切に思い，気にかけてくれる他者の存在が必要になります．私たちのような児童精神科医やかかりつけの小児科医，スクールカウンセラーなどの心理職や相談員などの支援者もこのような他者になり得ます．一方で，自分から相談することが上手な子どもは，相談してうまくいった経験が人生の中で得られた子どもです．ですので，私たちは ASD の子どもや若者が相談してきた際に，彼らの悩みに丁寧に耳を傾け，彼らの傷つきに共感しながら，どんな振る舞いをしていくとよいのかということを一緒に考えていく必要があります．

② 明文化されていない友達関係のルールがわかりにくい

　友達関係の中では明文化されていないルールがたくさんあります．例えば対面のコミュニケーションにおいては，「昨日何してた？」などといった他愛もない質問にも，場の流れを壊さないように，どのくらいの反応速度でどのくらいの詳しさの内容を伝えるかといったことを意識せずに返事をします．相手もものすごく詳しい内容を求めているわけではなく，「いや，ダラダラしてたよ」とか「ちょっと出かけてた」くらいの内容を求めている場合もたくさんあります．ましてや，「昨日何してた？」という質問は，「何してた？」と尋ねながらも，その内容を相手が求めていないこともたくさんあります．間をもたせるための会話，自分が何していたか話したい際の最初のきっかけの会話などがそのような例にあたります．「何してた？」と聞かれたから，すごく真面目に「昨日は，朝からハンバーグ作りをしようと思って，スーパーに

10時に出かけて……」と答えたとことろ，しばらくすると相手がつまらなさそうな表情になっているという場面もあります．

　そして，最近ではコミュニケーションがLINEなどのテキストやスタンプを通じたものにも広がってきています．これらのコミュニケーションは相手の表情の認識や非言語的なコミュニケーションを必要としないため，ASDの子どもや若者にとっては有利に働くように思われがちです．しかし，LINEというSNSはリアルでの人間関係が反映されやすいSNSの一つです．そして，それに加えて，場合によってはリアルのコミュニケーションよりもスタンプの方が速いかもしれないほど，同時性や即応性が求められることがあります．また，コミュニケーションの手がかりが少ないにもかかわらず，チャットの話題に外れた話題を出すと顰蹙を買ってしまうこともあり，グループ内の会話の空気への忖度が求められることも多いでしょう．

　私の外来に通ってきてくれているあるASDの高校生は「クラスのLINEは疲れる」，「だから，見ているだけ」と教えてくれましたが，彼にとっては，発言をしないことがその場にとどまることができる方法なのでしょう．けれども，過剰適応気味になりやすく，疲れやすい場の一つになっているともいえます．

③ 選好性（特別な興味）

　多くの定型発達の子どもは社会の流行に敏感です．クラスでフォートナイト★1が流行すれば，フォートナイトを自分もプレイしたくなることも多いでしょう．一方でASDの子どもや若者の選好性は，あまり流行に影響を受けませんので，流行の影響を受けて好きなものが変わっていったり，増えていくということはあまりありません．本田はASDの典型を「何を選び好むか」という選好性の観点から論じており，選好性の偏り，すなわち選好性に関してマイノリティであることを挙げています[41]が，このような選好性の偏りが友達関係に影響を与えることもあります．

★1　フォートナイト：各種プラットフォームでプレイすることのできるオンラインゲーム．シューティングを基本とし，バトルロイヤルやサンドボックスなど複数のジャンルのゲームがプレイできる．

友達関係は思春期になるにつれて変化していきます．小学校高学年から中学生くらいの友達関係においては，友達集団のメンバーに同調性が強く求められます．一緒にフォートナイトや Apex★2 をプレイするのは「友達」ですが，みんながフォートナイトの話をしているのに，一人だけぷよぷよ★3 の話をする子どもは友達集団から離れることを余儀なくされることもあり，選好性が友達関係の維持に影響を及ぼすこともあります．

　ASD の子どもは学校の友達関係で苦労を抱えることとなり，自分自身が学校でうまくいっていないことに傷つき，悩むことも多くなります．このような子どもに対して，自分の大好きなことを否定されることのない環境で共通の趣味を通じた仲間づくりや居場所づくりができる余暇支援のプログラムも行われています．

　また，コミュニケーションを円滑にするために，ソーシャルスキルトレーニング social skill training（SST）などが実施されることもあります．SST におけるソーシャルスキルとは，自分にとって役に立つ，社会の中で生きていくためのスキルのことです．本来はコミュニケーションに限らずさまざまな場面で用いられることばですが，ASD の支援においては，「話の始め方」，「話を聴く」，「遊びに誘う」，「上手に断る」などのソーシャルスキルを，ゲームなど子どもの興味があり，楽しく参加できそうな「行動リハーサル」を通じて学習することを SST と呼ぶことが多く，全体的な社会的能力の向上や友人関係の質の向上に寄与するとされています[14]．一方で，SST に関しては子どもにだけ働きかけてもあまり効果はなく，クラスの仲間に働きかけることのほうが仲間との社会的つながりに寄与するという報告もありますので，SST を行う際にはその子どもが所属するコミュニティへの働きかけも重要になります[15]．SST は児童発達支援センターや児童発達事業所，放課後等デイサービスなどの療育の場だけでなく，学校場面において特別支援学級や通級指導教室，医療機関などで実施されています．どのようなプログラムを実施しているのかは，施設によって異なることが多いため，一度見学をして

★2　Apex Legends™：バトルロイヤル型のシューティングゲーム．
★3　ぷよぷよ：落下してくる「ぷよ」と呼ばれるブロックを4個以上隣接させることで消す，落ち物パズルゲーム．

から子どもに合っていそうな施設を利用することが望ましいです.

ですが，ここで一つ考えておかなければならないことがあります．それは，居場所づくりやと友達づくりの支援が①子どもの幸せにつながっているかという点と，②子どもが自分から友達作りをしたいと思っているのか，それとも，しなければいけないと思っているのかという点です．確かに，SSTの実践などを通じて「好きなことばかり話しすぎる」ことは少なくなり，クラス内での友達関係の維持は上手になっていくかもしれませんが，その取り組みを続けていく中で，子どもが自分を大切に思う気持ちや，自分への誇りを失ってしまっては意味がありません．また，SST を通じて，「友達付き合いができないとダメ」と思い込んでしまうことがあれば，それもあまりよいこととはいえません．「できないとダメ」という思いでは，自分を大切に思う気持ちを損なってしまいがちです．友達づきあいが「できる」ことよりも，そこに楽しさがあり，子ども自身が自分の心の底から友達と楽しく遊びたい，会話したいと思っていることのほうが大切なのです.

居場所も同様でしょう．居場所とは本来，自分らしくいられる場所であるとともに，自分だけではなく，自分を認めてくれる他者もそこに存在することを必要とします．お互いに認め認められることを通じて，ポジティブに影響しあい，その結果自分という存在が自分らしく，未来へとつながっていくような場所が居場所と言えます．居場所づくりとは名前ばかりで，そこにあるプログラムに ASD の子どもを集めて，何となくゲームや集団活動をして，そのプログラムに参加したくない子どもにも「参加しなければならない」と思わせているプログラムであれば，参加しないほうがよいことはいうまでもありません.

ですので，友達との付き合いが「疲れる」と語る子どもには，無理な友達づきあいはすすめないほうがよいでしょう．ASD の子どもにとって，誰にも邪魔されずに自分の大好きなことに没頭できる時間もとても大切なものです.

④ 感覚過敏の問題

ASD では感覚過敏や感覚鈍麻，感覚探求行動などの感覚に関する特性がみられることも知られています．感覚過敏が認められる子どもでは特定の感覚刺激に対して苦痛を感じ，しばしばその感覚刺激を避ける行動（回避行動）を伴います．感覚過敏があると不安が大きくなりやすく，情動も不安定にな

りやすいため，学校や家庭で大きな困難を伴うことも多いです．反対に感覚
鈍麻があると，しばしば痛みや熱さなどに鈍感であるため，大きな怪我をし
ても気づかれないことや，知らず知らずに火傷を負ってしまうこともありま
す．また，感覚探求行動では特定の感覚刺激を求め，没頭することがみられ
ます．たとえば，口腔内で紙を噛みつづけることに没頭したり，髪の毛の匂
いを繰り返しかいだりすることなどがそのような行動にあたります．ASD
の感覚過敏や感覚鈍麻などの問題は聴覚，味覚，嗅覚，触覚において乳幼児
から少なくとも 8 歳頃までは顕著であるとされています[21]ので，多くの子ど
もたちは保育園や小学校などの環境で苦労します．また，成人になってもそ
れらの症状が目立つ事例も認めます．

　このうち感覚過敏は苦痛から不安や情動の不安定さにつながりやすいため，
学校や家庭などの日常生活において特に注意を要します．例えば聴覚過敏が
ある子どもでは周囲のざわざわする音が苦手になり，集会などやスピーカー
を通した音，チャイムの音が苦手なことはしばしばあります．触覚過敏があれ
ば，セーターなどのチクチクする衣類や衣服のタグが苦手なこともありますし，
他者から触れられることに苦手さを感じる子どもは，クラスメイトに後ろか
ら肩をトントンと叩かれるだけでも情動が不安定になってしまうこともあり
ます．学校生活ではクラスメイトが近くにおり，不意に手や物が触れてしまう
ことはしばしば経験されます．感覚過敏のある子どもにとっては大きな問題で
すが，感覚過敏のことを知らないクラスメイトにしてみると「大したことして
いないのに」と思われてしまうことも少なくなく，クラスメイトとの間に溝が
できてしまうようなこともあります．味覚の過敏さは偏食につながることもあ
りますが，感覚過敏のことを知らない学校の先生が「バランスよく食べなけれ
ばいけない」と給食を強要することによって，給食への不安が増加し，結果的に
給食ではない時間にも情動が不安定になってしまうこともしばしばあります．

　このように感覚過敏には不安が伴うことも多く，その不安がさらに感覚過
敏の症状を強くするという悪循環がしばしばみられます．ですので，感覚過
敏に関しては，環境調整だけでなく子どもの不安の軽減も大切になります．

　環境調整としては，それぞれの感覚過敏の症状により対応は異なります
が，聴覚過敏に関しては，本人にとって好ましい静かな環境の整備などを周
囲の子どもたちや大人たちと一緒に行っていく必要があります．特に感覚過
敏がある ASD の子どもでは，定型発達の子どもでは問題にならないような

音でも反応してしまうことがあります．本人にとって好ましい環境を達成していくためには，周囲が感覚過敏に関して適切に理解していることが必要になりますし，そのような理解が進むことで学校や友達関係のつまずきが軽減されるように思います．

また，イヤーマフやノイズキャンセリングイヤホンなどの聴覚過敏に伴う不快感を軽減するツールを用いることもできますが，触覚過敏が併存している場合では使用すると不快感が増してしまう子どももいるので，注意を要します．イヤーマフにはしめつけのゆるいものから強めの圧迫感のものまでさまざまですので，子どもの特性にあったイヤーマフやノイズキャンセリングイヤホンを見つけていく必要があります．

また，集会に参加したいけどできないような，ざわざわした音が苦手である子どもの場合，

1) いつ始まり，いつ終わるのかという見通しをあらかじめ子どもにわかりやすく伝えること
2) 子どもと一緒にリモートでの参加，体育館の外から見学といった通常の参加に比べて本人の不安が少なく参加できる形を模索してみること，そしてそのようなチャレンジを周囲からも称賛されること
3) 休憩スペースの利用など，つらくなったときの本人にとって適切な対処行動をあらかじめ子どもと一緒に考えておくこと

などは有効かもしれません．

⑤ 思考があまり柔軟でなく，他者からのアドバイスを活かして行動を修正することが難しい

ASD の子どもの中には急な予定変更が苦手な子どももいます．例えば，あらかじめ1日1ページ進めると計画を立てた夏休みの宿題に，「月末に海に1週間出かけよう」，「だから，今日からは夏休みの宿題を2ページずつにしておこう」と修正がなされた場合に，なかなかそれをうまく切り替えられず，1ページを進め終わると，机の前には座っていても何をしてよいかわからなくなり，時間だけがすぎてしまい，課題が終わらないことなどはよくある話です．このような事例でなくとも，大学における卒業論文の計画，新型コロナウイルス感染症に伴う講義の予定変更などに合わせてうまく切り替えることができず，苦労している学生も多いと思われます．

認知的柔軟性とは，状況に合わせて2つの異なる概念について思考を切替える能力のことをいいますが，ASDの子どもの一部には，状況に合わせて計画やルール，やり方を変更することが苦手な子どもがおり，その背景にはこの認知的柔軟性の障害との関連が指摘されています．

また，このようなもともとの特性に加え，先程の宿題の例でいえば「あらかじめ2ページにしろといったじゃないか!?」と叱責をされることや，大学の課題が提出できずに単位が取れないこと，周囲から「なんでできないだ!?」と責められることといったネガティブな経験が積み重なっていくことがあります．その結果，もともと苦手な事柄にさらに嫌な気持ちが塗り重ねられていきます．

支援者は本人に必要な社会スキルとして「相談できるようになりましょう」，「アドバイスは受け入れよう」と簡単に言いますが，ASDの子どもや若者にとって，それはずいぶん難しいことなのです．

上手に相談できたり，アドバイスを受け入れたりできる人は，相談したりアドバイスを受け入れたりした結果，うまくいった人だけです．私たちのような周りの大人は，子どもたちの心に「嫌だ」という気持ちを塗り重ねないようにせねばなりません．

⑥ 嫌な記憶をなかなか忘れられない

ASDの子どもや若者が「嫌な記憶を忘れられない」，「嫌なことばかり思い出して，ストーカーのように襲いかかってくる」と語ることもあります．中には「お母さんがドラえもんのおもちゃを捨てた」など，日常的にありそうであまり外傷的とは思えない出来事でも，長年経ってから生々しく思い出され，とても大きな情動的な負荷がかかることもあります．昔のことを突然思い出し，あたかもつい先ほどのことのように扱うことはタイムスリップ現象とも呼ばれています[17]．そのような背景から，ASDの子どもや若者は，比較的ささいな出来事でもトラウマになりやすいという指摘もあります[17]．

嫌な記憶の忘れがたさは，前述のような認知的柔軟性の困難とも容易に結びつき，うまくいかなかったことに嫌な記憶の上塗りをしてしまいます．また，小さな対人関係のつまずきや相談のつまずき，学校での勉強のつまずきなども忘れがたい記憶になりやすいと思われます．そして，ASDの子どもにはときどき絶対に言われたくないと思っている言葉（いわゆるNGワード）

があることがありますが，その背景にも，このような嫌な記憶の忘れがたさが関与していると思われます．

　そのような ASD 特有の認知特性を周囲の大人が知らないと，「そんなの昔のことじゃないか」と本人の混乱を軽々しく扱うことにつながってしまいかねません．そのような傷つきの体験があること，そして，それを忘れられずに苦しんでいることを理解し，それでもこうやって目の前に来てくれた苦労を慮ることは，支援の第一歩としてとても大切になってきます．

　これまで ASD の子どもの学校環境における苦労について概観してきました．ここで一つ事例を提示しようと思います．

こゆきくん（初診時 10 歳，男性）の事例

● 生 活 ●

　初診時，両親は離婚しており，初診時は母親と兄との 3 人暮らし

● 発達歴 ●

　乳児期には運動発達のマイルストーンに遅れはありませんでした．少し視線が合いにくいことや，遊びのバリエーションが少ないことを母親は心配していました．喃語が少なく，発語は遅れ，始語は 2 歳 1 ヵ月でした．その後，少しずつ単語は出るようになりましたが，言語でやりとりをすることは難しく，3 歳を過ぎた頃からオウム返しが出始めましたが，その時期も長かったと言います．2 語文のようなものを話し出したのは，「4 歳を過ぎて，年中さんになる頃だった」と語ります．

　母親が働いていたこともあり，保育園には 1 歳過ぎごろから通園し始めました．保育園ではひとり遊びも多かったのですが，おとなしい子どもだったので，先生から特段の指摘を受けることもありませんでした．乳幼児健診では，「少しことばがおそいようですが様子をみましょう」と言われたそうです．同じ保育園で年少に上がった頃から，子ども同士で遊ばない様子が母親にも気づかれるようになりました．ただ，受け身的な子どもであり，少しずつ言語理解も進んでいたためか，集団活動などは促されながらこなしていたそうです．

　年中さんに上がる頃からは，言葉は伸びましたが，ちょっと堅苦しい衒学

的な言い回しなどが目立っていたそうです.

　小学校は通常学級に入級し,勉強はあまり好きではありませんでしたが,がんばっていました.彼は「学習のことは詳しくは分かりませんが,しなければならないことです」と言います.低学年のうちは友人らしい友人はおらず,一人で黙々と過ごすことも多かったといいますが,田舎の小さな町であり,周りの友達もずっと同じ保育園からあがってきた子どもたちでしたので,こゆきくんはこゆきくんらしくすくすく成長していきました.

　小学2年生に上がった頃に両親が離婚しました.そして小学校3年時に,母親の転職に伴い別の町の小学校に転入しました.学校では程なくして「話が通じない」,「つまらない」と同級生から無視されるようになります.朝,学校に行こうとすると腹痛を生じるようになりました.頑張ってなんとか学校には行っていました.ある日の朝,母親が起きると,こゆきくんがはさみで自分の髪の毛をバサバサに切ってしまっていることに気づきました.こゆきくんは泣きながら「学校に行けない」と話したそうです.そんなこともあり,母親もこゆきくんを無理に学校に行かせることはできないと思うようになりました.こゆきくんが私の外来を訪れたのは,その秋のことでした.

● 初診時の様子 ●

　『こゆきくん,こんにちは.先生は関先生って言います.(中略)今日はこゆきくんのお話を少し聞きたいと思って,来てもらったんだけど話をきいてもいいかな?』

　「はい,おねがいします」

　『こゆきくんは,学校に行くのがつらいってさっきお母さんから聞いたんだけど,いつ頃からつらくなってきたのかな?』

　「はい,今年の5月くらいからです.でも,学校は義務教育です.学校は行かなければなりません」と語りますが,一方で「でも,毎日朝になるとおなかが痛くなってしまいます,僕はこれでは頑張れません」と語ります.

　『お腹が痛いのはとってもつらいね.おなかが痛いのはお腹が「助けて」,「少しお休みさせて」って言ってることもあるんだよ』と伝え,心のストレスと体の症状の関係について伝えました.そして,『おなかも「頑張らないで」って言っているのかもしれないから,少し学校はお休みした方がいいと先生は思うよ』と伝えました.腹痛に対する治療として『おなかの痛みにはお薬を使ってみようと思うけど,どうかな?』伝えると,彼は「先生,僕のお腹は一応薬

を出したほうがいいと思いますよ」と答えました．親御さんには，こゆきくんの発達歴や行動観察などから，ASD（当時は広汎性発達障害とお伝えしました）であることをお伝えし，ASDの子どもが学校という環境で苦労しやすいこと，特に友達関係などで苦労をすることが多いこと，そして，こゆきくんが自分が学校に行けないことを責める様子もうかがえるため，「学校は休んでもよい」ということを伝えてほしいことをお願いしました．

● その後の経過 ●

　その後，こゆきくんと親御さんの同意を得て，学校と連絡をとり，いじめへの対応をお願いしました．先生は「どうしてもああいう子だから孤立してしまうんです」と話をされましたので，こゆきくんにはASDという発達障害があること，友人との相互交流の中で苦労をしやすいことなどを伝えました．親御さんはその後，「サッカーなら集団スポーツだから友達ができるのでは」と考え，サッカーチームにこゆきくんを入団させました．こゆきくんはあまり運動は得意ではありませんでしたので，レギュラーにはなれませんでしたが，「監督が言っていましたけど，僕にもやれることがあるんです」，「チームが勝つために，一生懸命応援することも大切なことなんです．それが仲間です」と語りました．

　『こゆき君はすばらしい気持ちを持っているね，先生はそんな気持ちをもっているこゆきくんが大好きだよ』と伝えると，「はい．本当は試合も出たいのですけど，頑張ります」と本音をのぞかせます．今，思えばこゆきくんはこの当時サッカーチームに適応しようと頑張りすぎていたのかもしれません．

　程なくして，サッカーチームの中でもいじめが始まりました．彼はあまり上手ではありませんでしたので，「こゆきとパス練習したくない」，「（紅白戦の）チームに入ってほしくない，負けるから」と言われるようになってしまいました．そんな中，居場所を失ったこゆきくんは，親御さんに相談し，サッカーをやめることにしました．その後，親御さんの転職に伴って，こゆきくんは別の町の小学校に転校することになりました．

　こゆきくんは診察の中で「僕は引越ししたら，学校頑張ろうと思います」こゆきくんはしばらく黙った後，「先生」『なになに？』「僕，今度は一人友達が作れるようになりたいんです」と言います．私はこのときのこゆきくんのことばを一生忘れることはないでしょう．それくらい，衝撃的なことばでした．自分自身の不甲斐なさや，自分の診療している子どもにそんなことばを言わせ

てしまったやるせなさでいっぱいになりながら，『こゆきくん．こゆきくんが頑張り屋さんなことは，この数年，先生よく見てきたから知っているよ．そして，頑張りすぎちゃうこともあるんじゃないかと思うんだ』，『嫌なことやつらいことは，嫌だとかつらいって言っていいんだよ．学校の先生に言いにくければ，お母さんでも関先生でも話していいんだよ．そんなときに大人は頑張るからね』とこんな陳腐なことばをかけるのが精一杯でした．それでもこゆきくんは「はい，先生お願いします」と笑顔で答えます．こゆきくんはそんな素直でピュアな子どもでした．

　けれども，転校先でも「うざい」「空気が読めない」と言われ，いじめられることが多くなりました．その頃からこゆきくんは「爪噛み」をするようになり，それを見たほかの子どもが「きたない」，「ばい菌うつる」と言うようになったそうです．

　ある日の診察でこゆきくんは，「先生，僕のこと汚いってみんなが言うんです．でもちゃんと毎日お風呂も入ってますし，言われる理由がありません」，「せっかく学校に行き始めましたけど，心がボロボロです．また嫌がられます．僕を避けない人がすごく少ないのが一番嫌です」と泣きながら語りました．同意を得て，学校にも連絡をとりましたが，担任の先生は「うちのクラスに限っていじめは絶対にありません．みんないい子たちです．でも，彼は少しずれていてそれで馴染めないのかもしれません」と話しました．

　先生には，彼がASDを有していること，そして友達との相互交流が得意ではなく，孤立しやすいこと，これまでもたくさん傷ついてきたことなどを伝え，改めていじめについて対応をお願いしました．先生が，クラスで子どもたちに聞いてみたところ，8割くらいの子どもがいじめに加わっていたことが明らかになったそうです．

　先生は学校でのいじめについてこゆきくんと親御さんに謝り，学校に行けなくなっていたこゆきくんにクラスからの手紙を届けてくれました．

　その手紙には「いじめてごめんなさい」という言葉も見られましたが，中には「いじめを知らなかったから，ごめん．今度からは僕に言ってほしい」というものもあったそうです．こゆきくんは診察で「中には僕の味方になってくれる人もいました．それがうれしかったっです」と話していました．これほどまでに彼は純粋でした．

　また，ある日の診察では「中学校に行ったら，僕，また学校に行こうと思い

ます」,「僕は水泳だけは得意なんです. だから, 水泳部に入ってみようと思うんです」と語りました.

『先生はいつも君の前向きな気持ちに感心してしまうよ. でも, こゆきくんはいつも頑張りすぎてしまうときがあるから心配もしているよ. ここはつらいことをつらいって言って大丈夫な場所だから, つらいとき必ず先生に相談してね』と伝えました.

中学校に入り, 水泳部に入部したこゆきくんは, さすが「水泳だけは得意なんです」と言うだけあって, 水泳部で活躍するようになりました. 水泳部では同じく水泳に打ち込む友達ができ, 中学校は楽しく卒業できました. 高校を卒業後, 彼は都会の会社に就職が決まり, 当院でのフォローも終了となりました. こゆきくんは律儀にもときどき手紙をくれます. 手紙にはあまり悩み事は書かれておらず, 頑張っていることが綴られています.

こゆきくんはきっと今も毎日頑張っているのだろうと思います. そして, それと同時に彼は本音を私に書けていないのではないか, あの苦しかった頃に私が児童精神科医としてもっとやれることがあったんじゃないだろうかと胸が苦しくなります.

● こゆきくんの事例から考えること ●

ASD の子どもが学校環境で苦労をすることは本当によくあります. けれども, それは彼らの特性のせいではもちろんありません. 彼らと学校という環境の間に困難が横たわっているからです. 今思い出してみても, こゆきくんは明らかに過剰適応の状態にあったでしょう. そのような事例においては, だんだん抑うつ的になったりすることも珍しくありません, そして「自分はダメだ」と漠然と死を考えても不思議でもありません. 当時の未熟な私は, 陳腐なことばしか届けられませんでしたが, そんな陳腐な言葉でも好意的に受け取ってくれたこゆきくんに救われています.

こゆきくんの事例では明らかないじめが見られました. ときどき,「ああいう態度だからいじめられるのも仕方がない」といじめられる側を悪くいう大人もいますが, いじめに関してはいじめられる側に非はありません. それは定型発達であっても, ASD であっても, 大人であっても, 子どもであってもです. いじめは, いじめる側の問題ではありますが, それと同時に, それをからかいとして軽んじてしまう周囲の(大人の)問題でもあります.

学校に行きづらいということは, 子どもにとって居場所がなくなってしま

うことを意味します．そう考えると，私たちのような立場の者ができること
は家庭での居場所を回復していくことや，「好きなもの」や「好きなこと」を介
して居場所が広がっていくのをそっと支えていくことでしょう．そして，そ
こはこゆきくんのような子どもにとって，大好きな人がいて，大好きなポケ
モンのことも，頭の中でぐるぐるするネガティブな気持ちも安全に安心して
語れる場所であってほしいと思います．

2）ADHD と学校環境

　ADHD といえば元気な子どもで，学校環境における不適応とは無関係だ
と思われる方もおられるかもしれません．ですが，ADHD の子どもも学校
環境でたくさんの苦労をしています．例えば，ADHD の子どもは多動や衝
動的な行動が目立ちます．授業中についつい歩き回ってしまったり，当てら
れる前に質問に答えてしまったり，話に割り込んでしまったりします．ま
た，注意集中の問題もあり，学習などにはなかなか集中できなかったり，授
業中にぼんやりしていたりします．先生が注意するといったんは前を向きま
すが，またすぐにぼんやりしてしまうということもあります．中学生くらい
になると，忘れ物が多いことや学習の準備ができていないことで注意を受け
ることもしばしばあります．

　そのような特性は，しばしば周囲から「わがまま」だとか，「なまけている」
とみなされてしまうことがあります．けれども，学校の先生が「わがまま」と
してみてしまうと，その評価は，言わなくてもクラスの子どもたちに伝わっ
てしまいます．また，忘れ物をクラスの全員の前で注意されるばかりか，所
属する班全体が何らかのペナルティを負うといった時代錯誤な対応をされて
いる場合もあります．このような先生のまなざしがある場合，この子はクラ
スの中でどのようなポジションになっていくでしょう？　だんだん孤立して
いってしまうことは想像に難くありません．

　友達関係の発達を考えれば，思春期になるにつれて友達集団に同調性が求
められる中で，友達関係に苦労することもあります．ADHD の子どもの多
くは我慢が苦手なのですが，それが友達関係のトラブルにつながることも多
くあります．例えば，友達同士で一緒にフォートナイトなどのゲームをして
遊んでいるときに，自分が勝てないことで機嫌が悪くなってしまうこともし
ばしばあります．低学年であれば，翌日には仲直りして一緒に遊べるでしょ

うが，高学年になってくるとそうもいかなくなります．低学年の友達関係である「みんなともだち」が崩れ，中学年から高学年の友達関係である「自分と同じことする子が友達」になってくると，なんとなく和を乱すクラスメイトと遊びたくないと思う子どもたちも増えてきます．そういった背景から，ADHDの子どもたちが学校環境の中で孤立してしまうこともしばしばあります．

　また，ADHDの子どもたちは学習に支障をきたしやすいことも知られています．これは併存するSLDの問題もありますが，SLDが併存していなくても，注意集中の困難からなかなか学習に集中できず，学力の問題が生じやすいこともあります．学校という環境はADHDの子どもにとって，決して学習に適した環境ではありません．周りにはたくさんのクラスメイトがいて，黒板の周囲には掲示物がたくさん貼られています．先生の話に耳を傾けようとすると，早口でなんだか頭に入ってきません．ぼんやりしていると，外では大好きなサッカーをしているほかのクラスの子どもたちの姿が目に入ってきます．このように学校環境には，定型発達の子どもであれば気にならない程度の気が散る要素がたくさんあります．学習に集中できない結果としての学習成績の低下は，小学校の高学年や中学生になるにつれて問題になることが多くなります．周囲が受験などに向けて成績を気にするようになるにつれて，本人もそのような外からの圧力を受け，自身の成績を気にするようになり，「どうせ勉強やってもできないし」と自信をなくしてしまうこともあります．このような経過で，だんだん自信をなくしていった結果，学校をつまらなく感じ，身体症状を訴え，不登校に至ることもしばしば認められます．

　このような，ADHDにおける学校環境の不適応を少なくするためには，周囲がADHDの特性を理解することに加えて，学校環境における環境調整が必要になります．座席の配置の工夫，掲示物をシンプルにする工夫，ことばはできるだけはっきりと短く伝えるなどの工夫がこれにあたります．座席に関しては，一概に前がよい，後ろがよいというわけではありませんが，本人が集中しやすく，先生も本人の頑張りを見つけやすい位置が望ましいでしょう．「忘れ物をしない工夫」としては，学校と親御さんが連絡を取り合うこと，いつも忘れてしまう忘れ物をリストにして，忘れ物チェックシートを作ることなどが挙げられます．このようなチェックシートには市販のものもあるので，活用してもよいかもしれませんね．ただし，このような目標を立てた場合，学校の先生は，本人が明日の持ち物を書いたこと（もしくはプリ

ントにして持たせたこと）を確認すること，親御さんは明日の持ち物を
チェックして，カバンに入れたことを確認する必要があります．「明日持っ
てくるように」，「ちゃんと言った」と周囲が思っても，うっかり忘れてしま
うのが ADHD の特性なのです．

　さて，忘れ物など不注意の特性がある場合に周囲の大人が本人に教えなく
てはいけない大切なことは，「忘れ物をしない工夫」ではなく，「忘れ物して
も意外となんとかなることのほうが多い」ことだと思います．そして，「忘れ
物をした場合にどうすればよいのか」を具体的に教えていくことでしょう．
具体的には「教科書を忘れたら，先生に伝え，教科書を借りる」など，ただこ
れだけのことです．「そんなことをしたら，本人が反省しない」と思う方もい
るかもしれませんが，不注意の特性は本人の反省では改善しません．「反省
を促しすぎること」，「本人の自分を大切に思う気持ちを損なうペナルティを
与えること」は，嘘をついて忘れ物を隠すといった行動を増やす結果につな
がりやすいものです．

　忘れ物の多い ADHD の子どもたちは，リカバリー手段を得ることで，自
分を大切に思う気持ちを損なうことなく大人になっていけます．うっかりミ
スをしやすいことを自分が知っていて，すぐにリカバリーの手段を取れる素
直さをもったまま大人になった ADHD の若者に対しては，周りも自然と何
気ないフォローをする体制ができやすくなるものです．

　多動や衝動制御の困難を背景にした落ち着きのなさに対しても，先生が気
になることをひとつひとつ注意していればきりがありません．気になる行動
のうち，本当に気になる行動一つに焦点をしぼって，本人と一緒に本人がで
きそうな目標を設定し，それができたら，褒められる，表彰されるなど本人
にとって嬉しくなる出来事があるように課題を設定していくことが大切に
なってきます．そうやって，学校環境や学校の課題を本人にとって楽しい場
所や少しは楽しいと思えるものになるように調整する必要があるのです．

　けれども，ADHD の子どもたちに伝えなければならない最も大切なこと
は，「動いても意外と大丈夫！」ということではないでしょうか？　ADHD
の子どもたちは，動いているときの方が自分らしくリラックスしています．
つまり，学校でじっと座っている状態は，非常に緊張し，疲れるものなので
す．ときには動くことで適度に集中できるようになることもあります．少し
だけ事例で紹介します．

そらくん（小学生，男児）の事例

　私のところに通ってきてくれている小学生の ADHD のそらくんは，授業中に座ってはいるのですが，いつも身体のどこかが動いてしまう子どもでした．ときには前の椅子を蹴ることもありますので，2 年生の頃の先生はいつも「ちゃんと座りなさい」と怒ってばかりでした．3 年生になり，先生が変わったある日のこと，ちょっとムズムズして動きたくなってきたら，先生が「お，動きたくなってきたね！　そこで一回先生と体操しよう！」と元気な声で，1，2 と体操を始めました．

　そらくんは最初驚きましたが，確かに動いてみるとなんだか気分が落ち着いてきました．そしてこの先生のことも好きになりました．体操をした後は少し落ち着いて勉強して先生にも褒められました．

　体操は時間にしてみれば，20 秒程度の屈伸運動や背筋を伸ばす運動です．けれども，そらくんがこの先生を好きになり，学校を好きになるには十分すぎる 20 秒でした．その後のそらくんは，ちょくちょく動きたくなりますが，その都度静かに屈伸や背筋の運動をして，席に戻り学習に集中することができています．周りの子どももそんなそらくんの努力はよくわかっていて，「最近そらくん一生懸命やってるね」と言ってくれています．そらくんは学校が大好きです．

　この先生は ADHD のことをすごくよく知っていたわけではありません．そらくんが動きたがっていること，気持ちいい体操はリラックスにつながることを知っていただけなのです．ADHD の支援において，発達障害の特性を理解することは大事だとよく言われますが，それは ADHD という名前を知っていればいいというわけではありません．ときどき，「ADHD のことはよく知っている．薬に効果があるから薬を処方してもらいなさい」と勧める先生もいますが，薬物治療にはメリットもデメリットもあります．そして，その前にできることはたくさんあります．ADHD の理解においては，ADHD の名前そのものよりも，「子どもがどのような背景で動きたいと思っているのか」，「どのような環境にすると子どもは落ち着けるか」，などについて周囲が慮ることが大切なのです．そらくんと先生の関係はそのことをよく表しているように思います．

3）SLD と学校環境

　SLD は，知能が正常範囲であり，視力や聴力に問題がなく，家庭や学校などの学習環境や意欲にも問題がないにもかかわらず，「文字や文章を読むこと」，「文字・文章を書くこと」，「計算すること」など特定の領域だけに困難がある状態のことをいいます．文字や文章を読むことは国語のみならずほかの教科の学習にも必要になりますので，学年があがるにつれて国語以外の教科の学習にも苦労することもしばしばみられます．ADHD を併存することもありますが，SLD の子どもたちは，基本的には学習面以外の行動上の特性は認められないことが多いため，努力をしているにもかかわらず「努力が足りない」，「やればできる」と思われてしまうことが多くなります．

　ADHD と同様に，学習成績の低下は，小学校の高学年や中学生になるにつれて問題とされ，本人が悩むことが多くなります．周囲が受験などに向けて成績を気にするようになるにつれて，本人もそのような外からの圧力を受け，自身の成績を気にするようになり，「どうせ勉強やってもできないし」と自信をなくしてしまうこともあります．その結果，学校をつまらなく感じて，身体症状を訴え，不登校に至ることも臨床ではしばしば認められます．

　SLD の臨床的なアセスメントにおいては，学習の困難の要因を環境的な要因も含めてアセスメントします．学校での不適応感を大きくしないためにも，保護者やかかりつけの医師と学校との連携が必要になることも多くなります．

　SLD の子どもの学習の困難に対して，先生や親御さんが「やればできる」と思ってしまうことも多く見られます．そのため，支援者から家庭でできるような学習に関する支援が提案されることも多いのですが，学習に時間がかけられるあまり，本人にリラックスできる時間が家庭の中でなくなってしまうこともしばしばありますので注意が必要です．学校環境において，ユニバーサルデザイン（UD）フォントなど本人が読みやすいフォントの文字を使うことや，タブレット端末を用いた学習，学習量への配慮などの環境調整や支援ツールの使用が必要となることもありますが，先生が「やればできる」と思ってしまっていると，このような支援はなされません．ですので，SLD について親御さんや周囲に説明する際には「本人のやる気の問題ではないこと」，「さまざまな支援ツールを用いることや環境調整により，本人の自分を大切にする気持ちが損なわれずにすむこと」，「学校でも学習以外で本人が好きなことを見つけることを手伝って欲しいこと」などをお伝えしておくとよ

いと思います.

　また，SLD の子どもたちに関して，周りの大人が最も考えなくてはいけないことは，子ども自身が「頑張らなくちゃ」と思っていないかということです．「頑張らなくちゃ」と思っている子どもに，「頑張っていてえらいね」と伝えてしまうと，本人は「勉強はできないから，せめて内申点のために頑張らないと」，「頑張っていない私には価値がないから……」と思ってしまうこともあるでしょう．私たちはどんなときも，本人が自分を大切に思う気持ちを損なうことなく，自分に誇りをもって過ごすことができているのだろうかという点を忘れてはならないのです.

4）DCD と学校環境

　協調運動とは，手と足，目と足，目と手などの連動しながら別々に動く機能をひとまとめに調節しながら行う運動のことをいいます．幼児や小学生が行う縄跳びなども協調運動ですし，絵を描くことや，書き取りを行うことも目と手の協調運動といえます．DCD とは，視力や運動機能に影響を与える脳性麻痺や筋ジストロフィーなどの神経疾患などがないにもかかわらず，これらの協調運動機能の獲得や遂行が，生活年齢に応じて期待されるよりも明らかに障害されているものをいいます．通常は運動遂行の遅さや不正確さで明らかになることが多く，字がうまく書けない，書き写しができない，はさみをうまく扱えない，縄跳びが跳べない，ボール遊びが苦手，などの特性がみられます．DCD は，ASD や ADHD に比べて，それ自体を疑って受診することはあまりありません．これはもちろん ASD や ADHD の併存例が多いこともあるのですが，その協調運動の困難が「ただ不器用なだけ」，「やる気がない」とみなされてしまうことも多いからです．このような周囲の目は，本人を深く傷つけることも多いことから，私たちはさまざまなアセスメントから協調運動機能の困難が考えられ得る際には，積極的に DCD を疑う必要があります.

　もう少し詳しく学校環境における困難をみていきましょう．学童期のDCD の子どもは，日常生活における運動機能の苦手さが目立ってきます．例えば，体育がとても苦手であったり，はさみや折り紙を扱うような図画工作が苦手であったり，鍵盤ハーモニカやリコーダーといった楽器を扱うような音楽が苦手であったりします．国語においては，書き写しがとても苦手で

あったり，算数においてもコンパスや定規，分度器などの扱いに苦労したりすることも多いといえます．そして，余暇活動の時間も苦手になりやすいです．小学校の休み時間やクラス単位のレクリエーションでは，しばしばボール遊びであるドッジボールが行われますが，このような球技はとても苦手です．「球技の苦手さ」なんて大したことないと思われるかもしれませんが，小学校における球技を侮ってはいけません．私が勤務しているのがのどかな田舎の地域だからかもしれませんが，ドッジボールが強い子どもはそれだけでかっこいいという空気が小学校の子どもたちの中にはあります．そして，ドッジボールがすごく苦手な子どもは，休み時間に遊びに入りづらくなることもあります．中にはドッジボールが下手ということで，いじめを受けることもあります．それくらい運動の苦手さは友達集団の中で可視化されやすいのです．そして，いじめや集団への参加しづらさは，しばしば学校への行きづらさにつながることがあります．

　実際に，DCDの子どもが定型発達の子どもと比べて，運動活動に参加することやそれを楽しむことが少なく，自分を大切に思う気持ちが低いこと[19]や，DCDの可能性のある子どもは精神的な健康が障害されるリスクが高く，そのリスクは関連する発達障害や自分を大切に思う気持ちが低いこと，いじめによって部分的に媒介されていたとする研究もあります[20]．そのようなことを考えると，DCDの子どもに対して，何らかの運動的な介入をする前に，まずその子どもが傷ついていないか，学校でいじめなどの苦労をしていないかなどを考えていく必要があります．そして，親御さんや支援者も含めて周囲の大人が運動だけにとらわれることなく，本人が好きな活動に向かえるように支援をしていく必要があります．

5）知的発達症や境界知能と学校環境

　知的障害（知的発達症）は，教育の領域においても福祉の領域においても支援を必要とする状態像の一つです．幼児期にはことばの遅れや運動発達の遅れとして気づかれることが多く，就学してからは学業成績が振るわないことで気づかれることもあります．精神医学の世界では，従来は精神遅滞とされていましたが，DSM-5では，知的能力障害（知的発達症／知的発達障害）intellectual disability（intellectual developmental disorder）とその名称が変更されました．

　知的発達症は発達期に発症する，①読字，書字，算数，知識や論理的思考などといった概念的領域，②言語や会話を含む社会的なコミュニケーション行動や社会的判断能力などといった社会的領域，③身の回りのことを行うことや家事，計画を立てることや金銭管理などといった実用的な領域における知的機能と適応機能の障害のことをいいます．ここでいう適応機能とは，家庭や学校や職場などのさまざまな場面に適応していく機能を指しています．つまり，知的発達症は全般的な知的機能の障害があり，日常の適応機能が障害されている状態像を指します．

　知的発達症の診断においては，従来は知能指数 intelligence quotient（IQ）が重視されており，標準化された知能検査により評価される IQ が平均から2標準偏差より低い（IQ 得点では 65～75）ことが一つの目安となっていました．しかし，DSM-5 では必要とされる支援のレベルは適応機能により決まるとの考えから，重症度は IQ ではなく適応機能により決めるとされています．このうち軽度の知的発達症の子どもは，学校環境において通常学級で学ぶこともあり，学業や友達関係において相当な心理的負荷がかかることが知られています．

　これに対して，境界知能とは正常と知的発達症の境界領域に相当するものです．境界知能の子どもは，DSM-Ⅳ TR に倣えば IQ 71～84 くらいの知能指数を有しており，理論上は人口のおおよそ 10% 強が境界知能を有しているといえます．軽度知的発達症よりも知的機能の水準が高く，見過ごされやすく，周囲の支援が届きにくいこともあり，境界知能の子どもは学校環境においてさまざまな苦労をすることがよく知られています．例えば，オーストラリアにおける知的発達症群，境界知能群と定型発達の子どもの心の健康上の問題を調査した研究では，6～7歳の知的発達症の子どもも境界知能の子どもも心の健康上の問題（全体の問題，情緒的な問題，行動上の問題，仲間関係の問題や多動など）を抱えていることが多かったとしています[20]．

　軽度の知的発達症や境界知能の子どもにとって，学校は苦しくなりやすい環境の一つです．なぜなら，学校で過ごす時間の大半は学習の時間だからです．彼らの多くは真面目に授業も受けますし，授業中におしゃべりすることもありません．ですから，先生やまわりの大人の多くは発達上の困難があるとは最初は考えません．特に，小学校の低学年のうちは学習上の遅れもそれほど目立ちませんから，「繰り返しが足りない」とか「ちょっと家では怠けて

いるのかもしれない」,「あと少しやればみんなに追いつくのに」と思われがちです. そして,「学校でも頑張っていますが, 家でももう少し算数をみてあげてください」などと言われたりします. そして, 多くの軽度の知的発達症や境界知能の子どもは, すごく真面目にこの言いつけを守ろうとします. 少し事例を提示します.

ららさん（初診時9歳, 女性）の事例

● 生 活 ●

両親との3人暮らし.

● 発達歴 ●

　幼児期は健診での指摘や, 保育所の先生からの指摘を受けることもなく過ごしていました. お遊戯会のダンスは「好きな割に覚えるのが遅かった」そうですが, 好きなこともあり, 楽しく参加していました. そんなららさんも, 小学1年生になりました. 入学当初は親御さんが教えられたこともあり, ひらがなはなんとか読めましたが, 書き取りは非常に苦手で,「ら」という文字をはじめとしていくつかの文字がなんとか模倣して書ける程度でした. 勉強はあまり得意ではなく, 授業についていくのがやっとの状態でしたが, 友達関係もよく, 頑張っている勉強も褒められるので学校は大好きでした. 帰宅後は, 1つの宿題を1時間かけてこなしていました. 2年生になり, 勉強は少しずつ難しくなってきました. 算数も難しいのですが, とりわけ漢字を覚えるのはとても苦手でした. 次第に漢字のテストなどでは, あまり結果が伴わなくなってきました. ららさんは真面目だったので, 先生は「もう少しやれば点数が取れると思う」,「少し家でも漢字の練習を毎日してみたらどう？」と親御さんとららさんに勧めました. 2年生の間は, 毎日1時間ほど漢字に取り組み, 少し点数が上がってららさんも少し喜んでいました. 3年生になると, 算数が難しくなったこともあり, 宿題にかかる時間が長くなるようになってきました. 学校から16時に帰り, すぐに宿題に取り掛かりますが, 計算ドリルや漢字ドリルが自分一人ではなかなか終わらず, 親御さんが付き添って19時までかかります. そこから, ご飯を食べたりお風呂に入ったりしているうちにすぐに21時になってしまいます. 当然ながら自主勉強する時間はありません.

　両親は「そろそろ寝る時間だから，自主勉強はしなくてもいいよ」と言います が，ららさんは「これをやらないとダメだから」，「点数さがっちゃう」と言い泣きながら勉強するようになりました．学校には毎日通っていますが，最近では朝起きづらそうで，腹痛も訴えます．このような状態を心配した親御さんに連れられてららさんは児童精神科を受診しました．

● 初診時のようす ●

　初診の際にららさんはとても元気に自分の名前を言い，友達のこと，家族のことなどには明るく答えます．『家では何をして遊ぶのが好き？』と聞くと「うーん，絵を描くのが好き」と言います．女の子やかわいいファンタジーのキャラクターを描くのが好きだそうです．そんな話をしているときはとても楽しそうですが，ふと「最近はあまり時間がないです」とも言います．

　『どうして時間がないのかな？』と尋ねると，「毎日宿題に時間がかかる」こと，そして，「漢字の書き取りも余分にあるから遊ぶ時間がないこと」を話します．「でも，やらないともっと点数悪くなっちゃうから，やらないと」とも語ります．そんなことを語るときの表情は一見明るそうにも見えますが，ちょっと無理をしているようにも見えます．

　『ららさんは勉強がしたいのかな？　それともしなくちゃって思っているのかな？　どっちが大きそうかな？』と聞くと，

　「…….　しなくちゃ……のが大きいかな」と語ります．

　親御さんに，ずっと勉強しなくちゃって思いながら生活するのは疲れること，それが心理的負荷になって体の症状も出てきていることから，少し勉強は休養したほうがいいと伝えると，「私たちもそう思っているんですが，頑なであんまり言うことを聞いてくれなくて……」と言います．

　ららさんには，

『大好きなことややりたいことをやると，ちょっと元気になるよ』

『やらなきゃってことは，できるけどちょっとずつ疲れるよ』

ということを絵を描きながら伝えた上で，

　　今のららさんについて

『やらなきゃがいっぱいでいっぱい疲れちゃってるね』

『疲れたときは誰でもおやすみするよね』

『変な話なんだけどね，実はね，やらなきゃいけないことをおやすみすると元気になるんだよ』とお話ししました．

ららさんは真面目に聞いています.

『ららさんにとって「やらなきゃ」って思うことは何かな?』と尋ねると,「宿題と漢字」と語ったので,『どっちかだけおやすみできそう?』,『そうするときっとちょっと元気になると思うんだ』と提案し,話し合ったうえで,次回の来院まで漢字の書き取りはおやすみすることにしました.

親御さんには,知能検査のアセスメントや行動観察,発達歴などからららさんが境界知能を有する子どもであることをお伝えし,学習には人一倍苦労をしやすいことと,その学習に適応しようと彼女がなんとか頑張ろうとしていることを伝えたうえで,『やらなくても,「意外となんとかなる」って本人が学習できることが大事だと思います』,『やらなくて結果が芳しくなくても,親もあんまり気にしない姿を見せるのも,難しいけど大事ですよ』と伝えました.

● その後の経過 ●

その後のららさんは,やらないことに少し抵抗はあったそうですが,漢字をおやすみすることはできました.親御さんの勧めもあり,寝る前に絵を描いたり,漫画を読む時間を少しだけ作ったりするようにしたそうです.

数ヵ月後には,漢字は学校の宿題以外にはテスト前にもまったくやろうともしなくなりましたが,体の症状などもなく学校には元気に通えるようになりました.

親御さんは,
「私たちも「意外となんとかなる」って最初は半信半疑でしたけど,意外となんとかなるんですね」
『「意外となんとかなる」ってことを学習できてよかったですね』
「はい,今度は宿題を減らす取り組みを少しずつ始めていく予定です」
と語っています.

● ららさんの事例から考えること ●

ららさんのケースからは,境界知能のお子さんの真面目さと真面目さゆえに周囲の期待を受けて苦手なことを「やらなきゃ」と思ってしまう様子が伝わってきます.子どもに限らず,大人でも「やらなきゃ」と思うことを続けることは疲れてしまいますよね.大人であれば,自分たち自身でどこかで気づくことができるかもしれませんが,子どもは自分が頑張りすぎてしまってい

るほことに気がつくのはとても難しいものです．そして，真面目なお子さんは一度「やらなきゃ」と思ってしまうと，やめようとすると心配も出てくるので，やめられなくなりがちです．

　真面目な子であればこそ，結果を出させてあげたいという周りの気持ちは十分に理解できますが，子どもの「やらなきゃ」という気持ちを育てすぎないように，周りの大人が気をつけたいところです．

3　発達障害と児童虐待

A　児童虐待の現状

　18歳未満の子どもへの児童虐待の相談対応件数は，30年連続で増え続けています．2020年度は過去最多の20万5029件となっており，前年度より5.8％（1万1249件）多くなっています（図3-3）[29]．

　児童虐待には以下の4種類があります[30]．

① 身体的虐待：殴る，蹴る，叩く，投げ落とす，激しく揺さぶる，やけどを負わせる，溺れさせる，首を絞める，縄などにより一室に拘束するなど

② 性的虐待：子どもへの性的行為，性的行為を見せる，性器を触るまたは

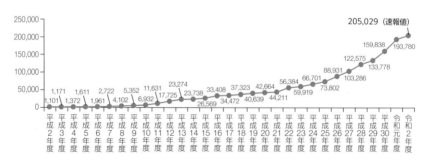

図 3-3　児童虐待相談対応件数

（厚生労働省：令和2年度児童虐待相談対応件数．〈https://www.mhlw.go.jp/content/000824359.pdf〉より）

触らせる，ポルノグラフィの被写体にするなど

③ ネグレクト：家に閉じ込める，食事を与えない，ひどく不潔にする，自動車の中に放置する，重い病気になっても病院に連れて行かないなど

④ 心理的虐待：言葉による脅し，無視，きょうだい間での差別的扱い，子どもの目の前で家族に対して暴力をふるう（ドメスティック・バイオレンス domestic violence〈DV〉），きょうだいに虐待行為を行うなど

　このうち，心理的虐待（59.2％）が最も多く，次いで身体的虐待（24.4％）となっています．

Ⓑ 発達障害と虐待の関連性

　一般的に，障害をもった子どもが児童虐待に遭遇するリスクが高いことはよく知られています．海外のシステマティックレビューでは障害のある子どもは，身体的な暴力や性的な暴力の被害者となりやすいことが明らかにされており，その内訳は身体的暴力 20.4％，性的暴力 13.7％とされています[31]．

　地域でのコホートデータベースを用いた研究においては，障害のある子どもの31％に虐待歴があり，この割合は障害のない子どもの3.4倍であったといいます[32]．

　また，虐待で保護を受けた子どもの調査からは，ASD と診断された子どもは，ほかの障害と診断された子どもに比べて，虐待で保護を受ける割合が高く，身体的虐待を受けることが多いとされています[33]．また，この調査では親のメンタルヘルスについても調べられており，ASD の親のメンタルヘルスにおける問題が多いことも明らかになっています．

　ADHD と虐待については議論がもう少し複雑になります．ADHD 特性そのものによる症状と児童虐待の影響による症状は，よく似ているどころか，両者が重なっていることもありますので，診断上の混乱を招くこともしばしばあります．また，虐待と感情調整や実行機能における神経心理学的な障害とは関連していることが多く，これらの機能障害は，集中力や注意力の調整の困難さ，感情の調節の困難さ，落ち着きのなさ，多動性，興奮した遊びなどの ADHD の症状と関連しているともいわれています[34,35]．

　海外の研究では，児童虐待（ネグレクト含む）を受けた子どもは受けていない子どもに比べて ADHD の診断基準を満たす割合が高く，中程度の児童虐

(a) ADHD の存在と幼少期の虐待

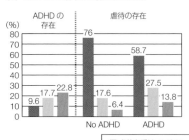

(b) 若年成人期の ADHD の存在と思春期の虐待

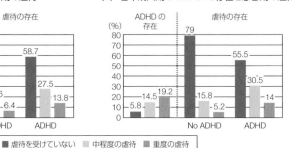

■ 虐待を受けていない　■ 中程度の虐待　■ 重度の虐待

図 3-4　幼少期，若年成人期における ADHD と虐待の有病率

中程度，重度の虐待を受けた子どもの ADHD の有病率はそれぞれ 17.7%，22.8% で虐待を受けていない子どもの ADHD の有病率より高い．ADHD を有する場合には，ない場合に比べて中程度，重度の虐待を経験する割合が高い．

(Stern A, Agnew-Blais J, Danese A, et al.：Associations between abuse/neglect and ADHD from childhood to young adulthood：A prospective nationally-representative twin study. Child Abuse Negl 81：274-285, 2018 より作成)

待(ネグレクト含む)を受けた子どもは，受けていない子どもに比べて ADHD の診断基準を満たすオッズ比が 2.02 と高かったと報告されています．

　また，ADHD を有する場合は中程度から重度の虐待歴を有することが多く，それは行動障害が併存するとより顕著になります(**図 3-4**)[36]．

　また，**図 3-5** で示すように，この研究では縦断的な検討もなされており，幼少期の虐待(ネグレクト含む)は，性別を考慮した若年成人期の ADHD とは関連しませんでした．一方で，幼少期の ADHD は若年成人期の虐待(ネグレクト含む)と関連しており，この関係は幼少期に行動障害が存在する ADHD の子どもに顕著であったといいます[36]．

　ADHD と虐待に関連して現在わかっていることは，①虐待の影響として ADHD 様の行動特性が現れやすいこと，② ADHD であり，特に行動障害を伴う事例は長期的に虐待に遭遇するリスクが高く，両者は密接に絡み合っている，といえそうです．

　日本の国内においては，あいち小児保健医療総合センターで診療の児童虐待の報告(N＝1,110)があります．この報告では虐待の種別として，身体的虐待が 44.68%，心理的虐待が 20.99% であり，性的虐待が 16.94%，ネグレクトが 16.76%，代理によるミュンヒハウゼン症候群が 0.63% であること，そ

(a) 性別で調整

(b) 性別，5 歳児の IQ と社会経済的背景で調整

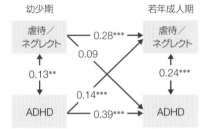

(c) 性別，5 歳児の IQ，社会経済的背景および幼少期の行動障害で調整

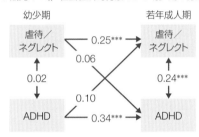

図 3-5　幼少期から若年成人期にかけての虐待と ADHD の縦断的関連性

(Stern A, Agnew-Blais J, Danese A, et al.：Associations between abuse/neglect and ADHD from childhood to young adulthood：A prospective nationally-representative twin study. Child Abuse Negl 81：274-285, 2018 より作成)

して背景に ASD があるものが 29.1％，ADHD があるものが 15.7％，そのほかの発達障害があるものが 8.6％であったとしています[37]．これらの数字が一般集団における有病率よりもずっと高いことはいうまでもありません．

　以上から，海外での調査研究と同様に，日本においても ASD や ADHD と虐待とは密接に関連があるといえそうです．

○c　児童虐待と発達障害

　これまで見てきたように，ASD や ADHD の子どもは児童虐待に遭遇するリスクが高いといえます．それはもちろん ASD を有する子どもや，ADHD の子どもが悪いわけではありません．確かに児童虐待が疑われる事例に出会

うとき，背景に ASD や ADHD が認められることは，臨床的な実感として
も多く，虐待をしてしまうのは家族であることもしばしばあります．しか
し，ここで短絡的に ASD と ADHD では虐待が併存しやすいから要注意だ
と考えて，親御さんへの指導的な関わりを強めることや，子どもの特性がな
くなれば虐待リスクもなくなるからと，過度に治療的に関わることが，本当
に虐待を防ぎ得るのでしょうか？

　実際に，私たちは虐待事例に出会った後に振り返ることで，背景にある発
達障害に気づいているに過ぎず，顕在化していない虐待事例も世の中にはた
くさんあります．そして，臨床的には子どもが ASD や ADHD を有してい
ても，家庭の中で虐待に至ることなく生活できている事例のほうが多いこと
を忘れてはならないのです．そういった意味で，私たちは何が虐待を防ぎ得
るのかという視点をもっている必要があります．

　少し古い文献からの引用になりますが，田中（2003）は，児童虐待の発生や
慢性化のモデルとして「生物学的見地に立った児童虐待の発生・慢性化モデ
ル」を唱えています（図 3-6）[38]．このモデルは，リスク因子と補償因子それ
ぞれのバランスの一時的な乱れにより虐待が引き起こされ，悪循環に取り込
まれるというモデルであり，現代の発達障害の子どもとその家族を取り巻く
状況を考えるにあたって，今でも有用なモデルの 1 つ思われます．

　田中はこのモデルを用いて，子ども自身にあるリスク因子と補償因子だけ
でなく，子どもを取り巻く環境（ミクロシステム＝家族，エクソシステム＝
地域・コミュニティ，マクロシステム＝社会や文化などの各層）にもリスク
因子，補償因子があるということ，そしてリスク因子と補償因子には一時的
なものと永続的なものがあり，その一時的なバランスの乱れが，虐待へとつ
ながると説明しています．

　最初にリスク因子から考えてみましょう．発達障害を有する子どもには発
達特性があります．ASD の子どもであれば，「やたらなんでもものを落とし
たがる」，「スイッチを点けたり消したりしたがる」など，一見すると不適切
な行動をします．これらは子どものリスク因子といえるかもしれません．他
者の反応を得て遊ぶ子どもの場合ですと，家族が「やめなさい」と言うと喜ぶ
ばかりでなかなか手がつけられません．このような場合親御さんがなかなか
言うことを聞かせられないといった子育ての困難を感じることもあるでしょ
う．ADHD の子どもであれば，叱られることばかりしてしまい親との良好

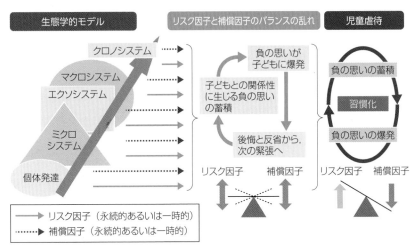

図 3-6 生物学的見地に立った児童虐待の発生・慢性化モデル

子ども自身にあるリスク因子，補償因子だけでなく，子どもを取り巻く環境としてのミクロシステム（家族），エクソシステム（地域・コミュニティ），マクロシステム（社会・文化）という多層の各層にリスク因子，補償因子があり，それぞれのバランスの一時的な乱れにより虐待が引き起こされ，悪循環に取り込まれるというモデル．

（田中康雄：発達障害と児童虐待（Maltreatment）．臨床精神医学，32（2）：153-159，2003 より作成）

な関係が維持しにくいかもしれません．このように家族という観点でみると，家族との関係性の中で課題になることもあります（ミクロシステム：家族）．また発達特性から友人関係のうまくいきにくさ，いじめを受けてしまいやすいこと，いじめをする側になってしまうこともあること，学校で孤立しやすいこと（エクソシステム：地域・コミュニティ）といった課題もあります．だんだん学校に行きづらくなる子どもや，ADHDの子どものごく一部には素行が悪くなってしまう子どももいますが，「学校には行くべき」，「非行するやつはもともと悪いやつだ」のような風潮が社会（マクロシステム：社会文化）にあれば，本人の社会との間の障害はますます大きなものになるでしょう．

　補償因子の面を考えてみると，好きなことがあること（個人）や，家族と好きなことを共有できたり家族が好きなことをする時間を認めてくれたりすること（家族），学校に大好きな友達が一人いる，学校に大好きな居場所がある，図書館が好き，物理の先生だけは好き，地域に好きな余暇活動ができる

スペースがあることや，SNSにはたくさん友達がいる，オンラインで余暇コミュニティ作っている（地域・コミュニティ），「多数派に合わせることが暗に強要されない」（社会）ということは補償因子になり得ます．考えてみると，「好きなものがある」ということは，それだけで本人にとって，自分を大切にする気持ちにつながりそうですよね．私たちは，子どもの「好き」を見つけ，それが家族，学校などの地域にどのように落とし込めるかを常に考える必要があるのかもしれませんね．

親御さんの側からも考えてみましょう．発達障害を有する子どもの子育ては，育てにくさを伴います．例えばASDの子どもであれば，行き帰りの道順の変更や，毎日着ているお気に入りの洋服がまだ乾いていないので着られないといった，周囲からみればささいなことも本人にとっては大きなことになりやすく，気持ちが崩れやすいことは子育てのしにくさにつながるかもしれません．ADHDの子どもであれば，言いつけられたことを最後までやりきれないことや，叱られても同じ行動を繰り返してしまうことに子育てのしにくさを感じてしまうかもしれません．このような子育てにおける困難さに影響を与える因子はたくさんあります．例えば，パートナーからの協力が得られなかったり（ミクロシステム：家族），地域に相談できるところや少し休養できるサービスがなかったり，子どもの福祉サービスの案内が適切にされていないため自分で情報を集めなくてはいけなかったり，親御さんに友人がいなかったり（エクソシステム：地域・コミュニティ），世の中に「発達障害の子は愛情をかけて親が丁寧に面倒を見るべき」という風潮がある（マクロシステム：社会文化）などがそれにあたります．

親御さんの側の補償因子についても考えてみましょう．自分にも大好きなことがある（個人），パートナーが協力してくれる，祖父母が子どもの発達特性の有無にかかわらず子育てを手伝ってくれる（ミクロシステム：家族），信頼できる相談相手が発達支援センターや，保育所にも，児童精神科やかかりつけの小児科など複数あり，適切なサービス利用を地域の専門性のある人に相談しながらできていて（エクソシステム：地域），「発達障害の子は愛情をかけて親が丁寧に面倒を見るべき」という風潮を感じない（マクロシステム：社会文化）ことなどは，親御さんの補償因子にあたるのではないでしょうか？

そして，発達障害を有する子どもや親御さんにとって，個人，家族，地域，

社会というそれぞれの段階にあるリスク因子や補償因子はお互いに影響し合うものです．あまり学術的でない言い方をすれば，そのネガティブな影響は本来支援を最も必要とする個人やその周りの家族に出やすいといえます．

　例えば，社会に「発達障害の子どもは，大人がしっかり愛情をかけて面倒を見るべきだ」という空気を変えるためには，多くの人が「大人にも休養は必要」だと思っていなければならないでしょうし，そのためのサービスが充実している必要があります．そして，そのサービスの充実を多くの人が重要だと認識している必要がありますが，それには数年以上の長い時間がかかります．けれども，社会の「発達障害の子どもは，大人がしっかり愛情をかけて面倒を見るべき」論の影響や，地域の支援者からの「お母さんが愛情をもって頑張って」という何気ない声かけの影響は，わりとすぐに（ときには数時間や数日という単位で）子どもや家族に影響を及ぼします．

　おそらく，虐待のリスクである子育ての困難に最も早く気づく場の一つは乳幼児健診の場でしょう．そして，そこには保健師や小児科医が関わることも多いだろうと思います．繰り返しになりますが，最近の健診は「早期発見の場」としての意義が以前より強い傾向にあるかもしれません．けれども，健診は医療の延長ではありません．親御さんに対して，発達障害をアセスメントするような質問ばかりを投げかけて子どものできない点ばかりを強調してしまい，「発達障害の疑いがありますから，市の発達相談窓口をご紹介します」と伝えたとしても，おそらく親御さんの子育ての不安や困難は少なくはならないでしょう．むしろ，「子育てのしにくさ」に対して，毎日の子育てに対する労いの気持ちをもち，「健診の日の，この時間に，よく来てくださった」という姿勢で出迎え，その子育ての負担を軽減できるようなサービスの紹介や機関の紹介をすることの方が，療育サービスを紹介するよりも意味があることもあります．

　「机の上のものを落として大人の反応を見て遊ぶ」ような ASD の子どもの場合を例にとって考えてみます．親御さんはすでに疲れ果てており，「日常生活もままならない」，「家事をしようとしても子どもに呼ばれて，行くとものを落とされる」，「ダメでしょって叱るけど，笑っている」，「私はもうどうしたらいいかわかりません」と語っています．

　この場合，家庭でできる療育的な支援としては，子どもの不適切な行動を適切な行動に変えていくことですから，「不適切な行動は『無視をする』，そ

して，適切な行動に関与し，強化していく」という方法を使っていくことになります．けれども，これにはすごく大きなコストが伴います．それは時間と労力というコストです．それだけの余力が家庭にない状況で，この方法を紹介し，具体的に指導したとしても，その子どもの子育ての困難は少なくなりません．むしろ，「相談してもダメだった」と補償因子を弱めることにつながりかねません．

ですのでこのような場合ですと，家族の休養が担保できるサービスや支援機関はないか？　ということを考えることが適切だと思います．健診の場でなく，診察室でこのような親御さんに出会った場合も同様です．福祉サービスに関しては，もちろん行政の相談窓口の方のほうがよく知っていますので，親御さんや子どもが年長である場合には子どもの同意を得たうえで，①このような家族に紹介できるサービスはないか，②ただし，今は家族の休養のほうが大切であると考えている旨を行政と連携することも大切になってくると思われます．

Ｄ　実際に虐待があるもしくは疑われるとき

発達障害を有する子どもの子育ての相談を受けていると，虐待が疑われる事例に出会うことがあります．また，通常の身体的な診療場面においても，虐待が疑われる事例に出会うことはあります．

① 症状や状態像に対して医学的な説明がつかないような場合

② 子どもの発達に過度な退行がみられる場合

③ 成長や発達，情緒などに違和感を感じる場合

④ 子どもの過度な馴れ馴れしさや過度な攻撃性など，虐待の影響と思われるような行動特性が見られる場合

などに，小児科医やそのほかのかかりつけ医，救急医などは虐待の存在を疑うかもしれません[39]．その際には，市町村には必ず虐待対応の窓口がありますし，気になる点があればその情報をつなげていく必要があります．行政につなぐうえでは，次の2つの形式が考えられます．

市町村の窓口や児童相談所への「通告」：医療機関において虐待の可能性が強く疑われる事例を診た際は，児童相談所や行政の相談窓口に「通告」をする必要があります．

市町村の窓口や児童相談所への「情報提供」：明らかな虐待案件ではないものの，支援が必要と思われる家族や子どもがいれば，児童福祉法で努力義務とされる「情報提供」を行うこともできます．もし，この情報提供に基づいて，虐待案件と行政が判断すれば，児童相談所をはじめとする関係機関が対応に当たります．

　これらの，医療機関からの「通告」や「情報提供」は個人情報保護法違反や守秘義務違反に問われません[40]．

　もちろん，子育ての相談を継続的に受けている小児科医がこのような通告や情報提供を行っていく際には，その「通告」や「情報提供」をする旨を親御さんに伝えていくほうがよい場合もあります．定期受診に来ている子どもの虐待に関しては，「これまでの信頼関係が崩れてしまうのでは？」と心配される方もおられますが，「決まりで決まっていることである」ことを伝えると同時に，「これまで見てきたところ，親御さん自身も子育ての中で困難を感じ，悩んでいること」，だからこそ，「子どもや家族のみなさんが孤立することなく，子育ての支援をしていきたいので，『通告』や『情報提供』をする」ということも伝えていく必要もあります．私自身も外来を受診してくれている子どもに関する通告や情報提供をしたことはありますが，事前に親御さんにこのように伝えていくことで，「信頼関係が崩れて」しまいその後来なくなってしまったというような事例はありません．また，通告にあたっては，場合によっては複数でその対応を行うことや，所属機関としてその対応を行うことがあります．特に主治医が若手であるような場合などは，主治医を矢面に立たせないために，あえてそのような対応をとることもあります．いずれにせよ，虐待が疑われる事例に出会った際には一人で抱えこみすぎず，所属機関の中で相談できる体制があることが大切になります．

文　献
1) 日本小児心身医学会：小児心身医学会ガイドライン集改訂第2版 日常診療に活かす5つのガイドライン．南江堂，2015.
2) 滝川一廣：子どものための精神医学．医学書院，2017.
3) 文部科学省：令和元年度　児童生徒の問題行動・不登校等生徒指導上の諸課題に関する調査結果の概要．2020.〈https://www.mext.go.jp/kaigisiryo/content/20201204-mxt_syoto02-000011235_2-1.pdf〉(2022年5月アクセス)
4) Broadwin IT：A contribution to the study of truancy. American Journal of Orthopsychiatry, 2(3)：253-259, 1932.

5) Johnson AM, Falstein EI, Szurek SA, et al：School Phobia. American Journal of Orthopsychiatry, 11(4)：702-711, 1941.

6) 滝川一廣：「なぜ?」を考える(成因論). 不登校を解く—三人の精神科医からの提案. pp.1-52. ミネルヴァ書房, 1998.

7) 齊藤万比古：不登校の多軸評価について. 不登校対応ガイドブック, pp.38-40. 中山書店, 2007.

8) 大高一則：不登校とひきこもり. 本城秀次, 野邑健二, 岡田俊(編), 臨床児童青年精神医学ハンドブック, pp.375-383. 西村書店, 2016.

9) 齊藤万比古：不登校の病院内学級中学校卒業後10年間の追跡研究. 児童青年精神医学とその近接領域, 41(4)：377-399, 2000.

10) 鈴木菜生, 岡山亜貴恵, 大日向純子, 他：不登校と発達障害：不登校児の背景と転帰に関する検討. 脳と発達, 49(4)：255-259, 2017.

11) 前多治雄：Q10.「学校に行くのを嫌がる」ときにはどのような疾患が考えられ, どのように鑑別していけばよいですか? 小児内科, 39(2)：193-196, 2007.

12) 稲垣年治, 和氣玲, 松田泰行：中学校・高校における不登校生徒の進路状況の検討—思春期外来の現状から—. 島根大学教育学部紀要53：1-5, 2020.

13) 福西朱美：過眠で来院しADHDの存在が明らかになった2例. 治療, 95(11)：1962-1965, 2013.

14) Reichow B, Steiner AM, Volkmar F：Cochrane review：social skills groups for people aged 6 to 21 with autism spectrum disorders (ASD). Evid Based Child Health, 8(2)：266-315, 2013.

15) Kasari C, Rotheram-Fuller E, Locke J, et al：Making the connection：randomized controlled trial of social skills at school for children with autism spectrum disorders. J Child Psychol Psychiatry, 53(4)：431-439, 2012.

16) Schauder KB, Bennetto L：Toward an Interdisciplinary Understanding of Sensory Dysfunction in Autism Spectrum Disorder：An Integration of the Neural and Symptom Literatures. Front Neurosci, 10：268, 2016.

17) 杉山登志郎：自閉症に見られる特異な記憶想起現象—自閉症のtime slip現象. 精神神経学雑誌, 96：281-297, 1994.

18) 清水光恵：トラウマから見た大人の発達障害—その理解と治療. 精神科治療学, 29(5)：609-614, 2014.

19) Liberman L, Ratzon N, Bart O：The profile of performance skills and emotional factors in the context of participation among young children with Developmental Coordination Disorder. Res Dev Disabil, 34(1)：87-94, 2013.

20) Lingam R, Jongmans MJ, Ellis M, et al：Mental health difficulties in children with developmental coordination disorder. Pediatrics, 129(4)：e882-891, 2012.

21) Emerson E, Einfeld S, Stancliffe RJ：The mental health of young children with intellectual disabilities or borderline intellectual functioning. Soc Psychiatry Psychiatr Epidemiol, 45(5)：579-587, 2010.

22) 伊勢由佳利, 十一元三：自閉症スペクトラム障害およびその傾向をもつ成人における不安を中心とした心身状態とストレスに関する研究. 児童青年精神医学とその近接領域, 55(2)：173-188, 2014.

23) 川西陽子：セルフ・エスティームと心理的ストレスの関係. 健康心理学研究, 8(1)：22-30, 1995.

24）尾関友佳子，原口雅浩，津田彰：大学生の心理的ストレス過程の共分散構造分析．健康心理学研究，7(2)：20-36，1994.

25）田中英高：不登校を伴う起立性調節障害に対する日本小児心身医学会ガイドライン集を用いた新しい診療(2012年，第53回日本心身医学会総会ならびに学術講演会(鹿児島))，心身医学，53(3)：212-222，2013.

26）Campo JV, Fritsch SL：Somatization in children and adolescents. J Am Acad Child Adolesc Psychiatry, 33(9)：1223-1235, 1994.

27）日本小児心身医学会：(2)過敏性腸症候群．〈https://www.jisinsin.jp/general/detail/detail_02/〉(2022年5月アクセス)

28）田中英高：心身症の子どもたち　ストレスからくる「からだの病気」．第2版，合同出版，2021.

29）厚生労働省：令和2年度児童相談所での児童虐待相談対応件数．〈https://www.mhlw.go.jp/content/000863297.pdf〉(2022年5月アクセス)

30）厚生労働省：児童虐待の定義と現状．〈https://www.mhlw.go.jp/stf/seisakunitsuite/bunya/kodomo/kodomo_kosodate/dv/about.html〉(2022年5月アクセス)

31）Jones L, Bellis MA, Wood S, et al：Prevalence and risk of violence against children with disabilities：a systematic review and meta-analysis of observational studies. Lancet, 380(9845)：899-907, 2012.

32）Sullivan PM, Knutson JF：Maltreatment and disabilities：a population-based epidemiological study. Child Abuse Negl, 24(10)：1257-1273, 2000.

33）Hall-Lande J, Hewitt A, Mishra S, et al：Involvement of Children With Autism Spectrum Disorder (ASD) in the Child Protection System. Focus on Autism and Other Developmental Disabilities, 30(4)：237-248, 2015.

34）Szymanski K, Sapanski L, Conway F：Trauma and ADHD-association or diagnostic confusion? A clinical perspective. J Infant Child Adolesc Psychother, 10(1)：51-59, 2011.

35）Cohen JA, Bukstein O, Walter H, et al：Practice parameter for the assessment and treatment of children and adolescents with posttraumatic stress disorder. J Am Acad Child Adolesc Psychiatry, 49(4)：414-430, 2010.

36）Stern A, Agnew-Blais J, Danese A, et al：Associations between abuse/neglect and ADHD from childhood to young adulthood：A prospective nationally-representative twin study. Child Abuse Negl, 81：274-285, 2018.

37）杉山登志郎：子ども虐待．本庄秀次，野邑健二，岡田俊(編)：臨床児童精神医学ハンドブック．pp363-374．西村書店，2016

38）田中康雄：発達障害と児童虐待(Maltreatment)．臨床精神医学，32(2)：153-159，2003.

39）峯眞人：地域開業小児科医から見た虐待防止対策．小児保健研究，75(6)：715-717，2016.

40）厚生労働省：「要支援児童等(特定妊婦を含む)の情報提供に係る保健・医療・福祉・教育等の連携の一層の推進について」の一部改正について．2018.〈https://www.mhlw.go.jp/content/11900000/000336009.pdf〉(2022年5月アクセス)

41）本田秀夫：選好性(preference)の観点から見た自閉スペクトラムの特性および生活の支障．鈴木國文，内海健，清水光恵(編)，発達障害の精神病理．pp.97-113．発達障害の精神病理Ⅰ，星和書店，2018.

4 小児科と精神科，児童精神科の役割と連携

1 実際の発達障害診療では何が行われているのか？

発達障害診療においては，小児科医，児童精神科医，一般もしくは成人の精神科医が関わってきます．乳幼児期に発達障害を疑われる子どもは小児科あるいは小児神経科，児童精神科を受診することも多いでしょう．

児童精神科や小児科などの発達障害を診断する医療機関の外来機能でできることは，その医療機関によって異なるものと思います．

発達障害の診療において，医療機関でできることには，以下のようなものがあります．

① 診断とその説明
② 知能検査や発達検査などのアセスメント
③ 家族支援
④ ペアレントトレーニングのプログラム，怒りなどの感情のコントロールのプログラム
⑤ 薬物治療的なアプローチ
⑥ 併存症の診断や治療
⑦ 子ども自身の悩み事やいじめ，不登校などへの関わり
⑧ 診断書などの書類の発行
⑨ 他機関との連携

実際の発達障害の診療の様子が分かりやすくなるように，普段の診療についてもう少し詳しく書いてみようと思います．

 診断とその説明

自閉スペクトラム症 autism spectrum disorder（ASD）であれ，注意欠

如・多動症 attention-deficit/hyperactivity disorder（ADHD）であれ，ほか
の発達障害であれ，親御さんは，これまでの子育ての中でたくさんの苦労を
してきていることが多いです．例えば，ASD のお子さんであれば，乳児期
になかなか眠らず，あやしても泣き止まなかったためパートナーに怒鳴ら
れ，ドライブに出かけて車の中で寝かしつけたというエピソードや，スー
パーマーケットで何度もかんしゃくを起こしてしまい，白い目で見られるの
が嫌だったというエピソード，なかなか上手に遊ぶことが難しくていつも一
人遊びになってしまうために，子育てなのにまるで子どもがおらず一人ぼっ
ちであるように感じられたというエピソードが語られます．ADHD であれ
ば，小さな頃から駐車場ですぐに走り出してしまうので何度も車とぶつかり
そうになったというエピソードや，どうしてもどこかに行ってしまうために
鈴と紐をつけていたら，近所の人に虐待として通報されたというエピソード
などが語られることもあります．

　初回の診察の中では，そのようなエピソードと発達歴を聴取しながら，一
つ一つ振り返り，子育ての大変さに共感をしながら，現在の発達特性につな
がるものかどうかを確認していくことが，診断の過程の一つとなっていま
す．現在あまり人に関心がなく，視線も合いづらく，共有行動もないお子さ
んの1歳半頃のエピソードとして，「遊ぼうと思っても，全然こっちを見て
くれないし，いつも一人で石を落として遊び続けるのを見ながら，横から一
人で話しかけていました」と親御さんが語る場合は，その当時も呼びかけな
どにも応じず，一人遊びが多く，他者への動機付けに乏しい様子がみて取れ
ます．そして，そのような行動は現在までつながっています．

　私たち，診断する医者は，そのような振り返りを伺いながら，「さみし
かったですよね」と静かに伝えることも多いですが，その過程で昔を思い出
し，静かに涙される親御さんもいます．

　そして，少しずつ現在のところまで発達歴が進むと，「最近は，ほしいも
のがあると持ってきたり，指差ししたりするようになりましたが，まだ言葉
はあんまり出なくて，やっと『だい（ちょうだい）』と言うくらいなんです」と
語る親御さんのように，その話の中に少し発達がみられてきます．

　そのような際に「その頃に，少し発達がみられたんですね．うれしくなり
ますね」と返すと，少し笑顔になられたりする親御さんも，笑いながら泣か
れたりする親御さんもいます．

　私は診断そのものや見立てを伝えることは，精神療法的であったほうがいいのではないかと思っています．そのために，昔のことを振り返りながら，そのときの苦労や感情をたどり，それを共有し，今の症候にまでつなげていく必要があります．診断には根拠が必要ですが，その根拠は親御さんが語られたエピソードや目の前の子どもの行動観察からなされるべきで，決してアセスメントシートだけによるものであってはいけないようにも思います（もちろん，ほかの身体疾患などの除外診断はしなければなりません）．アセスメントシートの数値はもちろん参考になりますが，その日思い出したつらい気持ちや，つらかった周りの目は，自身の養育のせいではなく，子どもの発達特性と環境との間に起こっていたことだと知ることが重要なのだと思います．

　私たちはこのような過程を経て，子どもを診断し，その後，その発達特性から考えられる，ここから数ヵ月間の子育ての方針と，長期的な見通しについてお伝えします．その後は，数ヵ月に一度，再診に来院していただくことが多いと思います．確かに，数ヵ月に一度で一体何になるのだと思うこともあるかもしれません．けれども，数ヵ月に一度だからこそ気付きやすい子どもの発達もあります．例えば，診察室での子どもの遊び方が，これまでは積み木をかじったり，投げたりしているだけだったのに，人のところに持ってくる遊びをするようになったこと．例えば，子どもが親御さんの呼びかけに，少し反応をするようになったこと．そのような小さな変化を，親御さんに子どもの発達として伝え，ともに喜ぶのも私たちの役割だと思います．

　子どもにとっては，児童精神科医のおじさんのところに来たら，ゲームの話などして盛り上がり，褒められる．そんな夏休みに帰省に行くおじいちゃんや親戚のおじさんのおうちのような役割でありたいと思っています．

Ⓑ　知能検査や発達検査

　児童精神科や発達外来を有する小児科などでは発達検査や心理検査を行うこともあります．知能検査として代表的なものは2歳から利用できる田中ビネー知能検査や，5歳0ヵ月から16歳11ヵ月までの子どもに利用できるWISC（Wechsler Intelligence Scale of Children），16歳から利用できるWAIS（Wechsler Adult Intelligence Scale）などがあります．発達検査として代表

的なものには新版 K 式発達検査などがあります．

1）田中ビネー知能検査

　対象年齢は 2 歳から成人までですが，14 歳未満は知能指数として精神年齢 mental age（MA）を生活年齢 chronological age（CA）で割って算出する比率 IQ 方式を採用しています．田中ビネー知能検査では知能を，注意・想像・推理・判断などのさまざまな知能活動の基盤となる一般知能と捉えています．注意しなければならない点としては，生活年齢 6 歳で精神年齢 3 歳とされる場合の MA と，生活年齢 3 歳で精神年齢 3 歳とされる場合の MA とでは中身が異なるという点です．また，知能のもつ細かな内容を把握しにくいという点や WISC-Ⅳ に比べて若干 IQ が高くなる傾向がみられる点が挙げられます[1]．検査結果を活用したり，説明したりする際には注意する必要があります．

2）WISC-Ⅳ

　Wechsler により開発された知能検査で，対象年齢は 5 歳 0 ヵ月から 16 歳 11 ヵ月です．知能検査の中では最もよく用いられるものの一つです．偏差 IQ 方式を採用しており，全検査 IQ のほかに，
- 言語理解指標 verbal comprehension index（VCI）：言語形成概念，言語的理解，結晶性知能[*1] をみる
- 知覚推理指標 perceptual reasoning index（PRI）：視知覚・視覚統合，同時処理，視覚運動協応などの力をみる
- ワーキングメモリー指標 working memory index（WMI）：作業などを遂行しながら注意や集中力を保ち，短期記憶に情報を保持する力をみる
- 処理速度 processing speed index（PSI）：単純かつ習慣的情報に対する処理能力をみる

という 4 つの指標で構成されています．Wechsler は知能を「個人が一定の目

★1　結晶性知能：学習の結果身につけたものや，特別な経験の結果学んだもの．これに対して，流動性知能は，環境に適応していくために新しい情報を集め，処理し，操作していく能力のことを指す．

標をもって行動したり，合理的に考えたり，周囲と有効な関係をもったりできる総体的な能力」や，環境への適応能力など，さまざまな能力が統合されたものと捉えていたようです．

WISC-Ⅳではこれらの全検査 IQ を算出するだけでなく，これらの4つの指標や行動観察などを参考にしながら，子どもの支援において役立つ助言をすることが求められています．

なお，2021年に日本語版においても，WISC-Ⅳから WISC-Ⅴへの改訂がなされました．もっとも大きな変更点は，全検査 IQ（FSIQ）と5つの主要指標得点で知能を表すことになった点，そして，5つの補助指標得点や学習障害のアセスメントなどに用いることができる指標得点が用意されていることです．

3）新版 K 式発達検査

対象年齢が幅広く，児童精神科領域では乳幼児および発達の遅れが疑われる児童に用いられます．全体の発達指数 developmental quotient（DQ）に加えて，姿勢・運動，認知・適応，言語・社会の3領域の課題を実際に子どもに行うことで評価します．

4）知能検査や発達検査とアセスメントの視点

最近では発達障害のことを表現するのに，発達の凸凹ということばが使われることがあります．また，発達障害のアセスメントに WISC-Ⅳなどの知能検査が用いられていますが，発達が凸凹ということと，知能検査などのプロフィールが凸凹であることはまったく同義ではありません．発達障害を有していても知能検査のプロフィールに凹凸がない子どもや大人はいます．ですので，知能検査のプロフィールを用いて，「凸凹があるから，発達障害」と診断をすることはできません．また，知能検査は検査の数値以上に，そのときの検査における行動観察などの質的な情報が大切になります．検査はあくまで，個室内での1対1場面で行われますが，テストをする人に子どもが興味があるかないか，そもそも質問に答えるのが好きか嫌いかなどで大いに結果が異なってきます．ですので，結果の凸凹のプロフィール以上に心理職などによる検査結果のアセスメントが大切になります．

では，何のために検査をするのかといえば，そこから見えてくる得意な領

域，不得意な領域や行動観察から，その子どもに適切な支援の方法や環境などについて考えるためです．決して，知能検査(や発達検査)は全体の知能指数だけを見て，特別支援学級の判定に用いられたり，凸凹をみて発達障害の診断に用いられたりするようなものではありません．

発達障害のためのアセスメントツールは数多くあります．実際のクリニックにおいて簡便かつ有用に使えそうなものも数多くありますが，そのうちの代表的なものを一部表 4-1 に示しました．このほかにも，ASD の診断補助のための半構造化面接である DISCO (The Diagnostic Interview for Social and Communication disorders) や行動観察法である ADOS-2 (Autism Diagnostic Observation Schedule-Second Edition)も有名ですが，今回はかかりつけ医で利用できそうなツールという観点から割愛しました．以下に簡単な解説を加えます．

5) ASD のスクリーニングや評価に用いられるツール

① M-CHAT

ASD の早期発見のスクリーニングツールの一つで，2 歳前後の幼児に使用されます．自治体などによっては，健診で採用している地域もあるかと思います．M-CHAT が陽性であった場合には，電話面接による第二段階のスクリーニングが求められています．

表 4-1　日常診療で用いられることが多い発達障害のアセスメントツール

	ASD	ADHD	SLD	適応行動
スクリーニングのためのツール	M-CAT AQ PARS-TR	ADHD-RS-Ⅳ Conners3®	LDI-R STRAW	
評価のためのツール	PARS-TR	ADHD-RS-Ⅳ Conners3®		Vineland-Ⅱ

M-CHAT：Modified Checklist for Autism in Toddlers，AQ：Autism-Spectrum Quotient，PARS-TR：Parent-interview ASD Rating Scale-Text Revision，ADHD-RS：ADHD Rating Scale，LDI-R：Learning Disabilities Inventory-Revised，STRAW：Screening Test of Reading and Writing for Japanese Primary School Children

（佐々木康栄，宇野洋太：診断・評価の進め方．内山登紀夫(総編集)：子ども・大人の発達障害診療ハンドブック．pp.37-45，中山書店，2017 より一部抜粋・改変）

② AQ

　AQ は 50 項目の質問紙からなり，ASD 特性が強いほど総得点は高くなります．簡単に行えますが，不安やうつ状態などの影響も受けやすいことが知られています[2]．

③ PARS-TR

　半構造化面接法で，発達早期と現在の状態の評価のために用いることができます．カットオフポイントも設定されていますので，スクリーニングにも用いることができます．親面接をすることから，事例を振り返りながら現在と過去の発達を確認することができます．したがって，時間はかかりますが，親御さんと一緒に子どもの発達特性を確認しながら共有できるというメリットがあります．

6）ADHD のスクリーニングや評価に用いられるツール

① ADHD-RS

　ADHD のスクリーニングや治療効果の判定に用いられるツールで，家庭版と学校版が用意されています．項目は DSM の診断基準がもとになっています．

② Conners3® 日本語版

　ADHD の中核的な特性に加えて，それと関連する学習や実行機能，挑戦性／攻撃性や友人／家族関係から併存することが多い不安や抑うつまでも評価ができます．2017 年に DSM-5 に準拠した最新版が出ています．

7）SLD のスクリーニングや評価に用いられるツール

　限局性学習障害 specific learning disability（SLD）については，学習の様子や漢字ドリルの様子，音読の様子，連絡帳やノートにおける板書の記載，日々の生活場面の記録などから判断されます．評価ツールとしては，STRAW（小学生の読み書きスクリーニングツール）や LDI-R などのスクリーニングは有用であるといわれています．STRAW はおおよそ 15 分程度で本人に実施します．LDI-R は子どもの学習状況をよく知っている先生などが回答するチェック項目式の質問票となっており，小学 1 年生から中学 3 年生までが対象となっています．

いずれにせよ，どのようなスクリーニングツールを用いても感度と特異度がともに100％の万能なものはありません．必ず偽陽性や偽陰性はありますので，あくまでスクリーニングツールとして利用する必要があります．単純に合計点を用いて診断に利用するようなものではありませんので，注意が必要です．

8）適応行動の状態を評価するツール：Vineland-Ⅱ

発達障害では適応状態の評価を必要とすることもあります．

Vineland-Ⅱは生活状況をよく知っている人に半構造化面接を行い，コミュニケーション領域，日常生活スキル，社会性領域，運動スキル領域の4領域で適応行動をみることができます．ただし，実施には60分程度の時間がかかります．（一般の小児科や精神科などのかかりつけのクリニックで実際に行うのは時間がかかることなどから難しいかもしれませんが，適応行動を知っておくことは知的発達症の評価やそのほかの発達障害の評価において大切であるため記載しました．）

Ⓒ 家族支援

通常の再診やフォローアップにおいて最も大切なことは，家族の子育ての支援になります．子どもの日常を支えていることが最も多いのは家族です．子育ての中でのちょっとした気づきやつまずきに対して，日常的な子育ての助言を行っていくことはとても大切になります．例えば，ASDやADHDなどの発達障害を有する子どもはかんしゃくが日常的に起こりやすいことが知られています．その際に，診断のみを伝えても，あまり子育てに有用ではありません．その行動が見られる前後の状況を考えながら，家族ができそうな支援策を伝えていくことは大切になります．また，偏食がみられたり感覚過敏がみられたりする行動の際には，環境調整的な助言も有用です．

一方で，それは家族が子どもの支援のすべてを担うことと同じ意味ではありません．発達障害を有する子どもの子育てにおいては，家族が疲れ切っていて，余裕がないこともたくさんあります．その場合には，家族支援として地域の社会資源の紹介なども行っていく必要があります．地域のかかりつけ医などの支援者は地域にどのような社会資源があるのかについて，もしくは

どのような窓口につないだらそのような社会資源にアクセスできるのかについて知っておいたほうがよいかもしれません.

Ｄ ペアレントトレーニングのプログラムや自分の怒りなどの感情を知るプログラム

　小児の発達外来や児童精神科外来を有する医療機関では, ペアレントトレーニングなどのプログラムが行われているところもあります. ペアレントトレーニングやペアレントプログラムでは, 子育てに困難を感じている親御さんが, 子どもの「行動」に焦点を当てて客観的な理解の仕方を学び, 今できていることに注目しほめる対応や, 良くない行動が起きる前の環境調整や子どもが達成しやすい指示の出し方などを学びます. このようなプログラムを通じて, 親御さんが子どもの行動の捉え方を考え, 子育てに対して少し前向きに考えることができるようになったり, 同じような子どもの行動に悩む親御さん同士の仲間ができたりすることが期待されます.

　私の勤務している病院では, 子どもの怒りとそれに伴う行動が著しく, 家族間の対立があるような場合には, 怒りにつながりやすい状況や考えを心理職などと一緒に考えたり, その時の対処行動を一緒に考えたりするような, 自分の心の中にある感情を知るためのプログラムも取り入れています.

Ｅ 薬物治療やライフステージに応じた併存症の診断, 治療

　発達障害の中核的特性に対して効果があるような薬は, 今のところ上市されていません.

　発達障害診療で薬物治療が必要な場面は, 多くは併存疾患が認められる場合だと思います. 発達障害を有する子どもに, うつ病, 強迫症, 双極性障害, 何らかの精神病症状や社交不安症, 心身症などが併存することはしばしば認められます. うつ病や双極性障害, 精神病症状に関しては, 薬物治療の必要性について検討する必要性があるでしょう. 心身症に関しても, 身体症状の治療に関して薬物治療が必要になってくることも多いと思います.

　ASD に関しては, 薬物治療でできることはあまり多くありませんが, かんしゃくや攻撃的な言動, 自傷, 気分の変わりやすさとして観察される感情

のコントロールの難しさ（易刺激性）に対して，薬物治療が行われることもあります．いずれにせよ，このような行動は本人にとっては困難な状況をなんとかしようとする適応行動ですから，直前の状況と，その結果を詳細に聴取し，本人がそのような行動を取らなくてすむような環境調整とコミュニケーション手段を考え，準備していくことが大切になります．

ADHD に対する薬物治療については各論でもう少し詳細に触れますが，いくつかの薬が保険適用で使用できます．しかし，やはり薬物治療が一律に選択されるべきではなく，その前に心理社会的治療を行っていく必要があります．

薬物治療について考えるにあたって，私たちが考えておいたほうがよい点は，次の 4 つです．

① ターゲットとする症状が明確であるかということ
② 子ども自身が薬物治療の説明を受け，理解し，薬物治療を必要だと思っているかということ
③ 子どもは副作用の報告があまり上手ではないこと
④ 子どもはそもそも服用していないという報告もしにくいこと

ターゲットとする症状が明確でないと，漫然と薬だけを処方することになりかねません．また，子ども自身は副作用報告が困難である場合も多く，知的発達症を伴うような場合には特に難しくなります．ですので，「副作用の報告がない＝副作用がない」とは考えず，積極的に副作用がないか確認しておく必要があります．また，子どもの中には，「もらった薬を服用していないのは悪いこと」と考え，飲んでいないことを家族にも隠しているケースがあります．そのような場合には，「お薬のむのってめっちゃ大変だから，結構のめないことも多いんだ．前回のときに薬をだしたけどのめたかな？」などと尋ねておくことも大事になると思われます．

Ⓕ 子ども自身の悩み事やいじめ，不登校などへの関わり

小さな頃は学校の楽しさや，夏休みに頑張っていることなどを診察場面で報告し，それを喜びあったりしていた子どもたちの中には，年齢を重ねるごとに学校内や家庭内でのうまくいかなさを報告する子どもたちもいます．なかなか学校でうまくいかないことを学校の先生にすぐに語るというわけには

いかないこともありますし，家族に話すと「迷惑をかける」，「心配をかける」と思い，家族に話しづらい子どももいます．ですので，私の外来では，「思春期になってくると悩みが出てくることもあること」，「家族の前では話しにくいことが出てくること」を伝えておいたうえで，子ども自身が一人で話すことができる場面をつくるようにしています．

そのような診察では学校での「いじめ」に関する話題が出てくることもしばしばあります．実際には，自分が受けている「いじめ」に関して子どもが自分で家族に語ることはとても難しいことです．なぜなら，それは「学校の中でうまくいっていない」ということを，つまり友達集団の中でうまくいっておらず，居場所がないということを家族に告白することと同じような意味をもつことがあるからです．そのような背景もあって，子どもにとっての非日常である再診やフォローアップの場面のほうが悩みごとなどを語りやすいこともあるのです．

これまでに書いてきたように，発達障害の子どもは学校環境における生きづらさを感じやすいことが知られています．そのような不全感から，学校に行きづらくなることもしばしばあります．そのような不登校の状態に至った子どもの気持ちを支え，子どもの不登校に揺れ動く家族の気持ちを支えていくことも私たちの大切な仕事になります．

Ⓖ 診断書などの書類の発行

1）特別児童扶養手当の診断書

「精神又は身体に障害を有する児童について手当を支給することにより，これら児童の福祉の増進を図る」ことを目的として支給される手当が特別児童扶養手当です．「20歳未満で精神又は身体に障害を有する児童を家庭で監護，養育している父母等」に支給されることになっています．また，支給のためには必ず医師の診断書が必要になります．所得制限はありますが，発達障害を有する子どもの子育てをする家庭においては，家族が子どもの様子を見るために就労できないなどの事情があり，経済的に苦しい家庭もあるため，非常に大切な手当の一つといえます．

2）障害児福祉手当の診断書

　「重度障害児に対して，その障害のため必要となる精神的，物質的な特別の負担の軽減の一助として」手当を支給することにより，その子どもの福祉の向上を図ることを目的として，「精神又は身体に重度の障害を有するため，日常生活において常時の介護を必要とする状態にある在宅の20歳未満の者」本人に対して支給されます．

3）障害者手帳の診断書

　療育手帳では，原則的に医師の診断書は必要ではありません．ですが，知的発達症の併存のない ASD の方のような場合ですと，精神障害者保健福祉手帳を取得する際には医師の診断書が必要になります．障害者手帳については，高校卒業後の年代の方が重要性は大きくなりますが，その利点などを考えて，最近では以前よりも早期に取得される傾向にあります．ただし，障害者手帳の取得に関する項目で書いたように，子どもの福祉サービスの利用においては，障害者手帳は必須ではありません．

4）通級指導教室・特別支援学級などに関わる診断書

　最近では，通級指導教室や特別支援教室の利用や入級のために学校から診断書を求められることがあります．適正な就学のためとされていますが，日本の現状では発達障害の診断のために医療機関を受診することは待機の問題などから大きなハードルがあり，受診前に児童発達支援などでの療育は開始されています．そのような支援ニーズのある子どもに対して，医療機関の受診ができていないことによる教育上の不利益があることは，本来はあってはならないことのように思います．繰り返しになりますが，特別支援教育は本来，「必ずしも，医師による障害の診断がないと特別支援教育を行えないというものではなく，児童等の教育的ニーズを踏まえ，校内委員会等により『「障害による困難がある」』と判断された児童等に対しては，適切な指導や必要な支援を行う必要があります』とされており，医師の診断が必ずしも必要なものではありません．

5）福祉サービスを利用する際の診断書

　制度の趣旨などを考えると，好ましいことではありませんが，児童発達支

援の利用や放課後等デイサービスの利用など際して診断書が求められること
が地域によってはあります.

6) 精神科訪問看護の利用の際の指示書

発達障害の子どもが訪問看護による発達支援やリハビリテーションなどを
受けることも最近では増えてきました.そのような際には訪問看護指示書が
必要になります.

 ## H 他機関との連携

表4-2 はライフステージ別の主な連携先です.発達障害の診療において
は,他機関との連携が必要になることも多く,連携先はライフステージ毎に
異なります.

連携する際には,保護者および本人の同意を得て行うことが原則です.

幼児期であれば,保育所や幼稚園と普段の子どもの様子や,そこでの加配
保育士による支援などの情報共有をすることなどがしばしばあります.保健
センターには乳児期の情報や家庭の様子などについて情報を共有すること
や,こちらから子育て支援をお願いするなどの連携をすることがあります.
また,小規模な自治体においては,機関と機関のあいだをつなぐコーディ
ネートの役割を保健師が担うことも多くありますので,地域の保健師との連
携も重要になります.

児童発達支援センターや児童発達支援事業所は,その子どもの療育先です

表 4-2 ライフステージと連携先

幼児期	学童期	思春期	青年期から成人期
• 保育所や幼稚園 • 保健センター • 児童発達支援センター • 児童発達支援事業所 • 就学する先の学校 • 児童相談所	• 学校 • 適応指導教室 • 児童相談所 • 児童養護施設 • 放課後等デイサービス • 訪問看護ステーション	• 学校 • 適応指導教室 • 児童相談所 • 児童養護施設 • 児童自立支援施設 • 放課後等デイサービス • 訪問看護ステーション	• (就職に関して)学生相談 • 発達障害者支援センター • 障害者就業・生活支援センター • 就労移行支援 • 就労継続支援

から，どんな療育プログラムを受けているか，そのときの様子はどうかなどの情報共有をすることも多いですし，実際に療育の様子を見せてもらいながら，今後の療育について一緒に検討することもしばしばあります．

　広い意味では行政と相談することも連携といえるでしょう．子どもにあった福祉サービスはないだろうかと考え，行政などに相談をすることもしばしばあります．

　学校との連携は，就学の準備の段階から始まります．就学前の子どもの様子をお伝えしたり，学校での様子や支援の内容，心身症や学校への行きしぶりがある子どもの場合であれば適応指導教室や保健室，相談室での様子などについて情報を共有することや，ケース会議などを通じて学校でできる支援について考えることも多くなります．以前はこのようなケース会議は対面で行うことが多かったのですが，最近ではZoomなどを用いて会議を行うことで離れた地域の学校とも連携がとりやすくなっています．

　また，学校が終わる時間からは放課後等デイサービスを利用する子どもも増えていますので，デイサービスでの様子や支援などについて連携をすることもしばしば必要になりますし，最近では外に出られない事情がある子どもが訪問看護を利用してリハビリテーションを受けたり，発達支援を受けたりすることもしばしばみられます．そのような際には訪問看護ステーションとの連携が必要になります．

　そして，背景に虐待があるケースなどでは児童相談所，そして児童養護施設と関わることも多くなります．思春期になってくると，ケースによっては児童自立支援施設との連携も必要になることもありますし，警察などの関係機関と連絡を取ることもあります．

　青年期，成人期になってくると，学校との連携は少なくなりますが，大学生の場合には就職相談の担当と，就労をしていく年齢であれば発達障害者支援センター，障害者就業・生活支援センターや就労移行支援事業所，就労継続支援事業所との連携が必要になります．

　そのような点から，発達障害診療をしていく際には医者にもソーシャルワークの視点が求められているといえますし，実際には狭義の「治療」よりも，そちらの比重が大きくなります．

　医療でできることのうち，①診断とその説明を行うことや，⑤薬物治療，

⑥ライフステージに応じた併存症の診断とその対応，治療を行うこと，⑧診断書などの書類の発行は医者にしかできないことといえます．ですがそのほかの部分は，必ずしも医者でなくても担える部分です．例えば，アセスメントに関しては行政のシステムの中で知能検査や発達検査を受けられるシステムをつくっている地域もありますし，地域の児童発達支援事業所で行えることもあります．また，ペアレントトレーニングなどのプログラムなども児童発達支援をはじめとして多くの事業所が取り入れてきています．事業所によっては，作業療法士，言語聴覚士，理学療法士が在籍し，より専門性の高い運動療育プログラムを提供していることもあります．医療機関が単独でできることは限られていますが，地域においてどのような機関が，どのような役割を担っているかを知り，他職種や他機関と連携しながら子どもの診療を行っていくと，子どもにとっても生きやすい居場所が地域の中に広がっていくのではないかと思います．

　実際の連携は，ちょっと緊張するかもしれませんが，乳幼児期に関わることの多い児童発達支援を行っている施設や，放課後等デイサービス，担当している子どもの保育所や幼稚園などはこちらから連絡を取ると，快く見学をさせてくれます．また，「これから発達障害の診療も始めていきたいので，見学をしたい」と伝えるのもよいかと思います．地域の児童発達支援や放課後等デイサービスの事業所，そのほかの福祉サービスの事業所の中には，医療機関と「連携をしたい」，「相談したい」と思いながらも，なかなかそのルートを見つけられずにいる事業所も多くあるかと思いますので，こちらから連絡を取ると連携がスムーズに行くことも多いです．

　そのような社会資源がどこにあるかわからない場合には，地域の保健センターや子どもや障害福祉に関わる行政窓口に問い合わせるのもよいだろうと思います．

2　トランジションと連携について

　小児科領域では，プライマリ・ケアを担っている小児科のクリニック，地域で二次医療を担っている（公的な）総合病院の小児科，難治性疾患や母子周産期医療を担当する三次医療機関といった，一次，二次，三次という階層構造が比較的明確にあるのではないかと（精神科から眺めていると）思います．

児童精神科や子どもを診療している精神科がこの階層構造のどこに位置づけられるかは現時点ではあまり定まっていませんが，今後「子どものこころ専門医」の研修施設が各地で認定されるに伴って，その立ち位置が決まってくるのかもしれません．

子どものこころ専門医機構のホームページによれば，子どものこころ専門医研修施設とは「地域の小児系・精神系病院，福祉施設などが協力し，研修施設群として専攻医の研修を支援」する施設（群）のことをいいます[47]．機関となる研修施設や連携施設は「子どものこころ」の診療やその一部である発達障害診療の二次，三次医療機関にあたる構造になっていき，おのずと地域の中での役割も定まってくるものと思います．また，このような施設群ができる過程で，精神科はもっと小児科のことを，小児科はもっと精神科や児童精神科のことを知る体制が作られることを，一人の児童精神科医として切望しています．

現状の発達障害診療においては，一次，二次，三次という構造はあまりうまくは作られていません．ですので，ASD，ADHD，知的発達症などの有病率は以前に考えられていたよりもずっと多く，比較的長期間のフォローが必要だと思われますが，その診療を一部の小児科医，小児神経科医，児童精神科医が担っていることが多いかと思います．したがって，このような医療機関においては，受診待機の問題が常に起こっています．「健診で気が付く」→「発達障害診療を行っている医療機関を紹介する」というだけの流れではうまくいかない時代がきているといえます．そのような状況の中で，最近では専門ではなくとも，その診療ニーズの高さから診療に携わる小児科医は増えてきているといわれています．

発達障害の特性の多くは生涯にわたって認められます．したがって，子どもの頃にかかっていた医療機関もしくは担当医から，大人の医療機関や担当医への移行（トランジション）が必要になってきます．特に，一般の小児科医療機関においては，そのようなシステムがなければ診療が成り立ちません．トランジションは何も発達障害の子どもに限った話ではなく，慢性的に身体的，発達的，行動的，感情的にリスクがあり，通常の子どもよりも医療サービスをより多く必要とする children with special health care needs（CSHCN）の子どもたちのより良い医療を目指すという流れから提唱された概念です．

発達障害の子どもの成人期のトランジションに関しては，小児科と精神科

もしくは児童精神科の連携が大切になります．

　多くの場合，小児科と精神科においてはその得意としている分野や障害観，治療観が異なっています．小児科医は急性期疾患の治療に関わることも多く，その治療や子どもの親御さんへの心理教育的な関わりも得意であるように思います．これに対して，一般の精神科医は精神科的な薬物治療を得意としていることに加えて，地域での生活や就労の場における支援など，ほかの職種と連携した心理・社会的支援や，精神科的な疾患の入院治療を得意としていることが多いだろうと思います．また，最近では成人の発達障害診療を行う精神科医も増えてきていることから，発達障害に併存することの多い，不安症やうつ病などへの対応，精神病症状を伴うケースへの対応，不登校に対する対応，就労に関する支援や地域での生活支援を比較的得意としている場合が多いと思われます．

　一方で，精神科医は ①定型発達の子どもの発達の様子，②発達障害の子どもの幼少期の様子，③子どもに必要な身体管理については，あまり明るくないことも多いと思います．

　そういった背景から，小児科から精神科に移行した場合のフォローは，これまでの小児科のフォローとは違った形になるだろうと思われます．小児科から精神科にトランジションする場合に，そのような小児科と精神科の得意とする部分の違いについて，子ども自身や親御さんに説明していく必要があります．そうでないと，子どもたちも親御さんも不安なまま移行の時期を迎えることになります．

　また，青年期から成人期まで小児科でのフォローを継続した場合には，これまでの特別児童扶養手当の書類や精神障害者保健福祉手帳の書類のコピーなどはあったほうが丁寧です．なぜなら，もう一度精神科で初診を受ける場合，親御さんは子どもの発達歴について，詳細には思い出せないことも多いからです．また，発達障害や併存障害に関して，今後必要な身体管理について情報提供があると，精神科医としては大変助かります．

　別の観点からみてみると，小さな頃から小児科でフォローされてきた子どもや親御さんは，おおむね精神科的な併存症も少なく，心身症や不登校などが併存した場合にも，小児科のドクターと一緒に乗り越えてきているケースも多いように思います．そのようなケースにおいては，子どもも親御さんも，小児科から精神科に担当医が変わることや，通院するクリニックが変わ

ることは当然ながら不安に感じられます．本来は，どんな医療行為を受けていくのか，それを決める権利は子ども自身にあります[4]．ですので，移行に関して，本人や親御さんに対しては丁寧な説明が必要になるでしょう．またそのような不安を少なくするために，そして小児科と精神科の文化のギャップを埋めていくために，このような「発達アプローチ」のトランジションにおいては，ある程度の期間は，併診を続けていくことが望ましいように思います[5]．

　私の外来でも小児科の先生からトランジションする事例がありますが，そのような場合，初診においてはこれまでの本人や親御さんの苦労のお話とともに，それをともに歩んでくれた小児科の先生とのエピソードをうかがうようにしています．そして，初診の最後に「これまで小児科の〇〇先生が，どんなに丁寧にあなたのことを診てきたかよくわかったよ．先生は全然違うタイプの先生だけど，そのことを忘れずにあなたのことを診させていただこうと思うよ．これからよろしくお願いします」といったようなことを伝えるようにしています．

　いずれにせよ，よいトランジションには，子ども自身，親御さんをはじめとする家族，小児科医，児童精神科医を含む精神科医の間で良好なコミュニケーションを必要とします．そのためには，普段から顔が見える関係であることが望ましいことはいうまでもありません．

3　どのようなときに専門職を紹介したらよいのか？

　児童精神科などの発達障害を専門とする医療機関は，増えてきているとはいえ，それほど多いわけではありません．このような専門医療機関では，心理職，精神保健福祉士など多くの医療機関内の職種や，ほかの相談機関，療育機関，学校，地域の保健師や児童相談所など多くの機関と連携しながら診療を行っています．そして，医学的な支援と同時にソーシャルワーク的な支援を，ライフサイクルに応じて提供している医療機関でもあります．

　では，かかりつけの小児科では，どのような時に児童精神科などの専門職を紹介したらよいのでしょうか？

　① 併存する抑うつ，不安，依存，精神病症状が認められる場合

　② 小児科診療の枠組みでは治療が難しい，自傷行為などが認められる場合

②不登校など，子どもの環境調整などが必要な場合

③思春期に至り，家庭内での粗暴行為などが認められる場合

④親御さんのメンタルヘルス上の困難がある場合

⑤心身症などで精神科的な支援が必要である場合

⑥発達障害の背景に虐待があり，家族も含めた包括的な支援が必要である場合

　これらの「精神医学的介入アプローチ」が必要なケースにおいては，小児科で抱え込みすぎずに，児童精神科(や地域によっては精神科)との横の連携が必要だろうと思われます．

文　献

1) 大六一志：1. 知能検査 1) 幼児(WPPSIなど)．臨床精神医学49(8)：1047-1051，2020.

2) Kurita H, Koyama T：Autism-spectrum quotient Japanese version measures mental health problems other than autistic traits. Psychiatry Clin Neurosci, 60(3)：373-378, 2006.

3) 子どものこころ専門医機構：研修施設認定基準．〈https://kks-kokoro.jp/senmoni/standard.html〉(2022年5月アクセス)

4) 田中恭子：トランジションにおける現状と課題─総論として─．児童青年精神医学とその近接領域，59(5)：551-561，2018.

5) 新見妙美，樋端祐樹，本田秀夫：発達障害診療における小児科から精神科へのトランジション．精神科治療学，32(12)：1573-1578，2017.

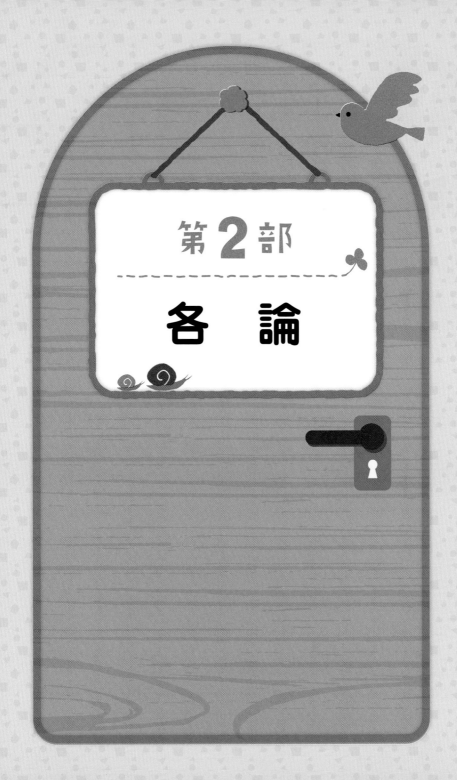

第2部

各　論

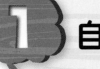

1 自閉スペクトラム症

1 自閉スペクトラム症の歴史

　自閉症概念が医学に登場するのは1943年のことで，レオ・カナーが「情緒的交流の自閉的障害」という11例の症例報告[1]をしたことに始まります．レオ・カナーはその子どもたちが示す病態について，「早期幼児自閉症」と名づけました．

　その翌年の1944年には，オーストリアの小児科医ハンス・アスペルガーが「幼児期における自閉的精神病質」という論文を発表しています[2]．さて，この際にカナーもアスペルガーも同じ「自閉」という用語を用いていますが，両者の意味合いは少しちがうものを指していたといわれています．カナーとアスペルガーの記載した症状には共通点もありますが，決定的に異なるところは，カナーは当初，統合失調症との関連を念頭に置いていたのに対して，アスペルガーはパーソナリティ障害を念頭に置いていた点です．

　カナーの論文はその後注目を浴び，ここから世界の自閉症研究はスタートしましたが，アスペルガーの論文は英語で書かれていなかったこともあり，あまり注目されることはありませんでした．

　（日本でも，1952年に鷲見[3]による自閉症の第一症例が発表され，牧田，平井によってカナー論文，アスペルガー論文も日本の児童精神医学の世界に紹介されました．）

　その後，報告から20年余りの間，自閉症は統合失調症との関連や精神分析の影響から，家族因，つまり愛情不足によるものとされていました．しかし，1968年のイギリスのラターらによる疫学調査[4]から，自閉症の基本障害は言語／認知障害であるとされました．また，1971年にはコルヴィンらが3歳以前に発症する幼児精神病と年長発症精神病との比較研究から，これらが異なった病態であるとしました[5]．そのような研究の結果を受けて，自閉症は統合失調症や家族因によるものでなく発達障害として診断基準に記載され

ることとなったのです.

　ラターらにより言語／認知障害が基本障害とされた自閉症でしたが，その後 1989 年に Cantwell が指摘したように，自閉症でない言語障害の子どももいたため[6]，言語／認知障害から社会性の障害を描き出すことが難しいとされ，言語／認知障害仮説は否定されることになりました. そして，自閉症の基本障害として社会性の障害に注目が集まるようになります.

　このような歴史的な背景の中で，1981 年にウイングにより書かれた「アスペルガー症候群：臨床的記述」という論文[7]でアスペルガー論文にスポットライトが当たります. この論文でウイングは，自閉症の中でも言語障害の程度が軽度な一群があり，これらが自閉症類似の疾患であると思われることや，それがハンス・アスペルガーの記述に似ていることを報告しました. ウイングは厳密な自閉症診断基準を満たさないものの中にも自閉症と類縁の子どもたちがおり，その子どもたちにも福祉的な援助が必要であるとの視点からこのような報告をしたといわれており，この発表が今日に至る自閉症概念の拡大に繋がっていきます. そして，DSM-Ⅳでは，広汎性発達障害という上位概念の下に自閉性障害，アスペルガー障害といった下位分類が設けられ，社会性の障害をもつ発達障害として描き出されることになりました.

2 DSM-5 における自閉スペクトラム症

　自閉スペクトラム症 autism spectrum disorder（ASD）は子どもの頃にその特性が明らかになる神経発達症の一つです. 2013 年までは，国際的な診断基準として DSM-Ⅳ などの診断基準が使われていました. 前述の通り，そこでは広汎性発達障害 pervasive developmental disorders（PDD）という名称が使用され，その下位分類として，自閉性障害，アスペルガー障害，小児期崩壊性障害，Rett 障害，その他の特定不能の広汎性発達障害 pervasive developmental disorder not otherwise specified（PDDNOS）という 5 つの下位分類が置かれていました. しかし，2013 年に DSM-5 に改訂されるにあたって，PDD という名称とともに，自閉性障害，アスペルガー障害をはじめとする 5 つの下位分類も使用されなくなり，自閉スペクトラム症 autism spectrum disorder（ASD）という単一のカテゴリーにまとめられました.

　DSM-Ⅳ までの PDD の概念では，自閉性障害，アスペルガー障害，Rett

障害，小児期崩壊性障害が独立した診断カテゴリーとして存在し，それらの周囲を広く PDDNOS が取り巻いており，それらをすべて一括りにして PDD と呼んでいました．

しかし，広くなりすぎた PDDNOS は，PDD として非定型なグループであり，診断基準の曖昧さから，これらが増えることは診断類型としてあまり適切なことではありませんし，その診断の妥当性についても当初から疑問視がされていました．

また，自閉性障害，アスペルガー障害，PDDNOS，小児期崩壊性障害というサブタイプの分類に関しても，その妥当性について疑問がもたれていました．例えば，アスペルガー障害と自閉性障害の関係性を例にとれば，アスペルガー障害の原型となったアスペルガーの症例は DSM-Ⅳ を用いて診断するとすべて自閉性障害となること[8]や，臨床診断において自閉症またはアスペルガー障害と臨床診断された 157 名の子どもに DSM-Ⅳ を適用したところ，すべての子どもが自閉症障害の基準を満たし，アスペルガー障害の子どもはいなかった[9]という報告もあり，自閉性障害とアスペルガー障害ですら，早期からその下位分類としての妥当性に疑問をもたれていたことがわかります．また，比較的新しい調査でも，自閉症スペクトラムの下位分類の臨床的区別は難しく，その妥当性が信頼できないことが明らかになっています[10]．

そのほか，さまざまな背景はありますが，おおむねこのような背景から，DSM-5 では自閉性障害，アスペルガー障害などの下位分類は廃止され，それらは ASD にまとめあげられるとともに，正常との連続体をなすものとされています．

また，症状の分類の仕方についても大きな変更点があります．DSM-5 では，ASD は①社会コミュニケーションの障害，②行動，興味，活動の限定された反復的な行動様式という 2 つの特徴をもつとされています．前述のウイングは，自閉症の特性として①社会性の障害，②社会的コミュニケーションの障害，③社会的イマジネーションの障害という 3 つ組を提唱しました．このうち社会性の障害とコミュニケーションの障害は重なり合っており，切り分けることが難しいことから，「社会コミュニケーションの障害」という形に統合されています．また，DSM-5 では身振りやアイコンタクト，表情を読み取ることや表情を扱うことなど，非言語コミュニケーションを扱うことの

難しさも強調されていますが，従来までの診断基準では，ことばの発達の側面が強調されすぎていたといえるのかもしれません．さらに，DSM-5では「感覚過敏／鈍麻」というこれまでの診断基準に含まれなかった項目が追加されています．ASDの子どもの中には，チャイムやざわめきなどの特定の音に敏感に反応したり，洋服のタグや帽子のゴムに敏感に反応したりする子どもがいる一方で，痛みに鈍感で虫歯や大きな怪我も気にしていないように見えるような振る舞いをする子どももいます．これらの行動の背景に想定されるものが感覚過敏や感覚鈍麻です．また，環境の感覚的側面に対して強い興味をもつ子どももいます．例えば，「髪の毛の匂いをかぐ」ことをすごく好んだり，水道水に見入ったり，ライトがチカチカ光るところに見入ったり，スライムを触ることに過度に没頭したりするような子どもは，このような環境における感覚的側面に強い興味をもっているといえます．

　もう一つの大きな変更点は，ほかの神経発達症と同様にADHDとの併記が許容された点です．さらに，DSM-5では重症度との関連の記述も求められていますが，これらは臨床的なニーズが背景にあるものといえます．

　表1-1にDSM-5[®11]の診断基準を示します．

3　発達早期の自閉スペクトラム症の臨床像

A　乳児期の発達とASD

　定型発達の乳児は生後5ヵ月ごろまでに，顔の表情などの社会的刺激に反応するようになるといわれています．そういった意味では，非常に早い段階から周囲の人という社会的手がかりを意識しながら，そしてそれに依存しながら発達するのが定型発達の乳児であるといえます．

　近年の研究では，ASDの病態仮説として社会的動機付け理論が注目されています[12]．これによれば，ASDにおいては，定型発達の子どもにみられるような社会的な世界を優先的に指向（社会的指向）し社会的相互作用を喜ぶこと（社会的な報酬）や，社会的なつながりを育て維持すること（社会的維持）に動機付けられること（社会的動機付け）が乏しいとされています．そこから，自閉スペクトラム症における社会的な指向（自分の名前への指向や視線を人に向ける）の低さや，社会的な報酬に対する反応の低さ（褒められてもあ

表1-1　DSM-5® における自閉スペクトラム症の診断基準

A. 複数の状況で社会的コミュニケーションおよび対人相互反応における持続的な欠陥があり，現時点または病歴によって，以下により明らかになる（以下の例は一例であり，網羅したものではない）．
- (1) 相互の対人的 - 情緒的関係の欠落で，例えば，対人的に異常な近づき方や通常の会話のやりとりのできないことといったものから，興味，情動，または感情を共有することの少なさ，社会的相互反応を開始したり応じたりすることができないことに及ぶ．
- (2) 対人的相互反応で非言語的コミュニケーション行動を用いることの欠陥，例えば，まとまりのわるい言語的，非言語的コミュニケーションから，視線を合わせることと身振りの異常，または身振りの理解やその使用の欠陥，顔の表情や非言語的コミュニケーションの完全な欠陥に及ぶ．
- (3) 人間関係を発展させ，維持し，それを理解することの欠陥で，例えば，さまざまな社会的状況に合った行動に調整することの困難さから，想像上の遊びを他者と一緒にしたり友人を作ることの困難さ，または仲間に対する興味の欠如に及ぶ．

B. 行動，興味，または活動の限定された反復的な様式で，現在または病歴によって，以下の少なくとも2つにより明らかになる（以下の例は一例であり，網羅したものではない）．
- (1) 常同的または反復的な身体の運動，物の使用，または会話（例：おもちゃを一列に並べたり物を叩いたりするなどの単調な常同運動，反響言語，独特な言い回し）．
- (2) 同一性への固執，習慣への頑なこだわり，または言語的，非言語的な儀式的行動様式（例：小さな変化に対する極度の苦痛，移行することの困難さ，柔軟性に欠ける思考様式，儀式のようなあいさつの習慣，毎日同じ道順をたどったり，同じ食物を食べたりすることへの要求）．
- (3) 強度または対象において異常なほど，きわめて限定され執着する興味（例：一般的ではない対象への強い愛着または没頭，過度に限局したまたは固執した興味）．
- (4) 感覚刺激に対する過敏さまたは鈍感さ，または環境の感覚的側面に対する並外れた興味（例：痛みや体温に無関心のように見える，特定の音または触感に逆の反応をする，対象を過度に嗅いだり触れたりする，光または動きを見ることに熱中する）．

C. 症状は発達早期に存在していなければならない（しかし社会的要求が能力の限界を超えるまでは症状は完全に明らかにならないかもしれないし，その後の生活で学んだ対応の仕方によって隠されている場合もある）．

D. その症状は，社会的，職業的，または他の重要な領域における現在の機能に臨床的に意味のある障害を引き起こしている．

E. これらの障害は，知的能力障害（知的発達症）または全般的発達遅延ではうまく説明されない．知的能力障害と自閉スペクトラム症はしばしば同時に起こり，自閉スペクトラム症と知的能力障害の併存の診断を下すためには，社会的コミュニケーションが全般的な発達の水準から期待されるものより下回っていなければならない．

（日本精神神経学会（日本語版用語監修），高橋三郎・大野裕（監訳）：DSM-5® 精神疾患の診断・統計マニュアル．pp.26-27，医学書院，2014 より）

まり反応がない，笑顔を向けても表情が乏しいなど）が説明されます．

　実際に，ASDにおいては，乳児期前期にはその特性がはっきりしないことも多いのですが，乳児期の後半から人とのやりとりの間でその社会コミュニケーションの苦手さが目立ってくるといわれています．例えば，視線は乳児がよく用いる非言語コミュニケーションの手段の一つですが，これをあまり上手に扱えないことから視線が合いにくいことに気づかれるようになりますし，表情という非言語コミュニケーションの手段を上手に扱うことが難しいことから，表情の乏しさ，表情を用いた反応の乏しさ（あやしてもあまり反応がみられない）などに気づかれるようになります．また，親御さんが名前を呼んでもあまり反応がなく，声を出して呼ぶような行動が少ないことや模倣行動が少ないことにも気づかれるようになります．このように，自ら呼ぶ行動が少ないことから，「おとなしくて手がかからなかった」と振り返られる親御さんもおられます．

　そして，1歳前後になると幼児用の玩具などにはあまり関心を示さず，「横になって，目を近づけてミニカーのタイヤばかり眺めている」，「スイッチのチカチカをずっと眺めている」など，その特別な興味の対象にも気づかれるようになってきます．

　定型発達の乳児であれば，視線がよく合い，あやすと泣き止み，親御さんが笑顔を向けることで笑顔が返ってくるという情緒的な相互交流が認められますが，これらの相互的な交流があまり見られないのがASDの乳児期の特徴であるといえます．

　多くの定型発達の親御さんは，赤ちゃんとのやりとりの中で，自分の養育に子どもが反応し，お腹が空いたら泣いて呼び，自分があやすと泣き止んでくれることで，「自分の子育て」に少しずつ自信がもてるようになり，それが親としての自信につながっていきます．親は子を産んだら親になるわけではなく，そのような関わり合いを通じて親になっていくのです．けれども，ASDの赤ちゃんでは，そのような反応があまり返ってこず，親御さんが自分の子育てに自信をもつことがとても難しいといえます．私たちのような医療者や乳幼児期のASDの支援に携わる者は，親御さんたちのそのような気持ちにも心を配る必要があるように思います．

　また，乳児期のASDの子どもにおいては，睡眠の問題が併存することもしばしばあります．赤ちゃんはもちろん一晩中眠るということはあまりあり

ませんが，起きたときに親御さんがあやしたり，ミルクをあげたりすることでまた眠りについていきます．一方でASDの赤ちゃんは，親御さんがあやすことで寝かしつけることが難しいことがしばしばあります．そのような親御さんは，夜間に車の中で子どもを寝かしつけるなど，子育てにおいて大きな苦労をしています．これらはASDの子どもに特異的というわけではありませんが，私たちはこのような子育ての苦労にも心配りをする必要があります．

B 共同注意の発達とASD

子どもは10ヵ月頃になると，徐々に自分にとって大切な大人の興味と自分の興味を重ね合わせるような行動をとるようになります．つまり，世界の中に「わたし」と「あなた」と「それ以外のもの」が成立し，それらを重ね合わせるようになってきます．このような，あるものや出来事に対する興味や関心を他者と共有しようする行動を共同注意といいます．

共同注意の発達の過程で子どもは，大人の視線を追いかけたり，大人が指さしたものを見ようとしたり（応答的共同注意），興味があるものを指差しで伝える（誘導的共同注意）ようになってきます．そして，15ヵ月を過ぎる頃からは，共同注意はますます発達し，自分の興味があるものを見せに来て，「見て！」，「すごいでしょ！」など，その瞬間の気持ちを共有しようとします．

自閉スペクトラム症の特性は，この共同注意の発達の過程で目立ってくることが知られています．例えば，大人が見ているものを見ることが少なかったり，指さしに関しても，「『飛行機だよ』と親御さんが指さしをしてもその方向を見てくれず，ずっと寝そべって石を眺めている」ことや，「興味のあるものや欲しいものを指さしで伝えようとしない」などの指さしの発達で気づかれることもあります．そして，興味のあるものを大人と共有しようと持ってくるようなことが少なく，いつも一人遊びをしている姿などにも気づかれるようになります．

このような発達早期の社会性や共同注意の発達を丁寧に聴取していくことが，ASDの診断においては重要になってきます．

4 幼児期の自閉スペクトラム症

1歳代の後半〜2歳くらいにかけて，ASDにおける特性が出揃います．また発達的には，このくらいの時期に言語消失や周囲への関心が乏しくなるといった退行現象が多く認められる時期でもあり，このような退行現象のうち有意味語が消失するといった発話を中心とする退行現象が顕著なものを「折れ線型」自閉症と呼びます．親御さんからは，「ことばも出ていたのだけど，1歳半ごろからことばを話さなくなり，あまり名前を呼んでも反応がなくなった」などのように語られることがありますので，そのような経過にも注意が必要です．

幼児期の定型発達のお子さんは，親との間に情緒的なつながりを築きます．そして，自身が興味をもった外の世界に，親を安全基地として踏み出そうとします．その際に，ちょっと失敗をすれば，すぐに親のもとに歩み寄ったり，一歩踏み出して親を振り返り，「大丈夫だよ」というサインを親から受け取り，また少しずつ親のそばを離れるようになっていき，やがてほかの子どものそばでも遊ぶようになります．そして，3歳くらいまでは，ほかの子どもの隣で遊ぶ平行遊びをすることが多いのですが，3歳くらいになると他の子どもと簡単な順番を守ったりするなどのやりとりができるようになるといわれています．定型発達の子どもは，このように親との間に情緒的なつながりをもち，そこを基盤としながら，外の社会や仲間に興味をもつような発達の道筋をたどることが多いです．

遊びの面の発達においても，定型発達の子どもでは1歳半頃から少しずつごっこ遊びを楽しめるようにになり，お人形にご飯をあげるなどの行動も見られるようになります．親御さんがお人形さんを使って「ちょうだい」などと呼びかけると，おもちゃのご飯をくれたりするようにもなってきます．2，3歳ごろにはさらに発達したごっこ遊びが上手になり，それを通じて子どもたちはシェアをしたり，ゆずったり，順番を待ったりするなどのソーシャルスキルを学んでいきます．

これに対して，ASDの子どもでは，「親がそばにいなくても平気で走り回る」ことや，「他の子どもの介入を嫌う」こと，「興味があるものを親のところに持ってこない」で「一人遊びを好む」といった姿が見られます．3歳くらいになり，多くの子どもがごっこ遊びを楽しむような時期にも，一人遊びをし

ていたりすることもしばしばあります．また，一見ほかの子どもと遊んでいるように見えても，ほかの子どもにお気に入りの特定のセリフを言わせるようにして遊んでいたりするような，相互性に乏しい遊び方で遊んでいることもしばしばあります．

　また，ことばの発達に遅れの認められる一群もありますし，ことばの発達が認められる一群においてもそれをやりとりに用いることは非常に苦手です．大人が『ご飯食べた？』と尋ねれば，子どもも「ご飯食べた？」とすぐさま答えるような，音声が提示された後にすぐに同じ音声が表出されるものを「即時エコラリア」と呼びますが，このような即時エコラリアが認められることもあります．また，音声が提示された数時間ないし数ヵ月後に同じ音声が出現する「遅延エコラリア」が認められることもあります．ASD の子どもは「じむきち！やすいー！」[1] などのように気に入った CM のフレーズや気に入ったスーパーの大売り出しのセリフを場所や状況に関係なく再生することもしばしばありますが，これも「遅延エコラリア」の一種であるといわれています．もう少しことばを扱えるような子どもですと独り言なども目立ちますが，会話に抑揚をつけることが苦手で単調な話し方になってしまうこともしばしばあります．けれども，ASD の子どもたちが会話が苦手だからといって，彼らに伝えたい気持ちがないわけではありません．伝えたい気持ちがあるからこそ，即時のエコラリアがあるのですし，単調ながらも会話をもとうとしたり，ときには自分の特別大好きなことを話しすぎたりしてしまうことがあるのです．私たちは「ASD の子どもは会話が苦手だから話をしたくないんだ」と決めつけないようにしたいものです．

　遊びなどの面でも，反復的な行動様式や特別な興味がしばしば色濃くみられます．「回るものをいつまでも眺めている」，「床屋さんのサインポールの前から動けない」などの視覚的な感覚探究に特別な興味をもつ子どももいますし，横目で物を眺めたりするような行動もしばしば認められます．ぴょんぴょん飛び跳ねるなどの常同的で繰り返す身体の運動が認められたり，「い

★1　**事務キチ**：関東地方，中部地方を中心に展開する，文具専門ディスカウント店．TVCM 内で歌われる「事務キチ安い〜」というフレーズは一度聞くと耳から離れない．

つもお決まりの踏切を見てからでないと保育園に行けない」,「家族全員が食卓に座って「いただきます」と言わないとご飯を食べない」などの儀式的な常同行動もしばしば認められます. 些細な変化にも敏感になり, 道順が少し変わったり, いつもと同じ服が洗濯で着られなかったりすると怒ることもあります. 反対に言えば, いつもと同じ道順や同じ服, 物の置き場所や配置がいつも同じであることに安心感を覚える(固執といえるかもしれませんが, あえて安心感とします)といえます. これらの些細な変化は, 私たちにとっては些細なものでも, 彼らにとっては「左右のスニーカーが違うくらい」には居心地の悪い出来事なのかもしれません. 当然ながら, 左右のスニーカーは揃っている方が安心です.

また, ときには特別大好きなことをもっていることもしばしばあります. 定型発達の子どもであれば, 周囲の影響を受けながら興味の対象も広がっていきますが, 彼らはその対象との運命の出会いを大切にしているといえるかもしれません. ですので, 保育園などで流行していないものをすごく大好きになることがしばしばあります. 多くの保育園の未満児のクラスではアンパンマンが流行したり, もう少し大きくなれば仮面ライダーが流行したり, プリキュアやディズニー映画が流行したりしているかもしれません. 一人の子どもがある日「鬼滅★2 かっこいい」と言い出せば, 翌日には2, 3人くらい「ぼくも鬼滅大好き」という子がポコポコでてきます. これに対して ASD の子どもは, このような周囲の流行の影響を受けずに, 一途に「深海生物」について調べたり, 電車について知識を深めたり, ときにはロシアの文字が大好きになったりします. 多くの人がいわゆる「こだわり」と思っている, このような特別大好きなことは, ある程度知識に興味をもてるようになり, 発達した ASD の子どもの姿といえるかもしれません.

また, 感覚刺激への敏感さも顕著であり, 聴覚過敏が目立つことや, 味覚の敏感さを背景とした極端な偏食(偏食の背景はさまざまで, 味覚の敏感さのみで説明されるものではありません)が認められることもしばしばあります.

★2 鬼滅の刃:雑誌「週刊少年ジャンプ」にて 2016 年から 2020 年まで連載されていた, 吾峠呼世晴による漫画作品. TV アニメ化, アニメ映画化もされ, 幅広い年代に好評を博している.

5 幼児期の自閉スペクトラム症と保育園

　保育園は子どもたちにとって，最初の社会場面になりうる場所です．多くの定型発達の子どもたちも年少の頃には戸惑いや不安を抱えますが，やがてやさしい保育園の先生の存在や友達の存在などから影響を受け，保育園を楽しむようになっていきます．そして，周囲のみんなが我慢しているから我慢するし，「周囲のみんなが楽しいから僕も楽しい」といった具合に，周囲から大きく影響を受けます．

　さて，保育園では子どもたちは非常にたくさんのことを学びます．

　例えば，朝保育園に着いたら，先生にあいさつをすること．自分の靴を下駄箱にしまい，カバンから連絡帳を出し，カバンと帽子を所定の場所にしまうこと．先生の話に注目すること．絵本はお友達のとなりで座って聞くこと．そのときには黙って「せすじをぴっ」と良い姿勢で聞くこと．散歩のときは手をつなぐこと．勝手に走り出さないこと．おトイレに行くこと．座って給食を食べること．手掴みで食べないこと．たくさん一気に食べすぎないこと．みんなが食べ終わるまで待っていること．遊びの遊具は大きい子が小さい子にゆずること．ブランコも少し遊んで，待っている人がいたら交代したほうが良いこと．すべり台は下から登らないこと．帰りにはあいさつをすること．今日1日のよかったことをお当番さんが発表すること．運動会の練習や劇の練習などでは精一杯がんばること．帰りにも先生にあいさつすること．帰りに走り出さないこと，などです．

　もちろん，これらのうちのいくつかは保育園入園前に家庭で学んでいることも多いと思いますが，本当にあげだしたらきりがないくらいに保育園で学ぶことはたくさんあります．そして，多くの子どもたちは頑張って，そして，楽しそうにこれらを学んでいくことが多いものです．それはなぜでしょうか？

　それは，定型発達の子どもの多くが，「他の子と同じことをしたい」，「○○くんがやってることやってみたい」，「△△くんがやるなら，ぼくも挑戦してみる」，「あ，できた」，「じゃーぼくも」と次々と周囲の影響を受けるからです．そして，もちろん大好きな保育園の先生の影響も受けますので，ちょっと苦手なことでも先生が励ましてくれることで頑張ろうというモチベーションが生まれやすいといえます．

そういった子どもたちが多い中で，ASD の子どもは周囲の影響をあまり多くは受けませんので，マイペースに振る舞いがちで，保育園での集団行動を学ぶことに苦労します．

例えば，「絵本の読み聞かせのときにお友達の隣に座る」ということ一つとっても，どこに座ったらよいのか，どんな姿勢で聞けばいいのか，友達からの手がかりが得られないためあまりよくわからないこともしばしばあります．また，そもそも指示がうまく受け取れていないため，何をしていいのかわからないこともしばしばありますので，みんなが座っていても，マイペースに一人だけ積み木を並べて遊んでいるようなこともあります．そのような際に，「ちゃんと座りなさい」と声をかけられても，ASD の子どもの心の中は穏やかではありません．うまく振る舞うことができず，不安のあまり泣いてしまったり，教室から飛び出してしまったりすることもしばしばあります．まわりの大人から「座れない」，「教室から飛び出る」，「マイペース」といったことばで語られるこれらの行動の背景には，このような「手がかりのなさ」や「わからなさ」が隠れており，そのために「本人が困っている」状況がしばしばあります．そういった意味で，私たちのような医療者や支援者がASD の子どもの行動の相談を受ける際には，その背景に本人と周囲の環境の間に「手がかりのなさ」や「わからなさ」とそれに伴う「本人の不安」や「困っていること」がないかを丁寧に読み取る必要があります．そのためには，もちろん状況の記録を確認することや応用行動分析 applied behavior analysis（ABA）などの基礎的な知識は必要になるかもしれませんが，何よりも「本人の困っている」状況や背景について一緒に考えていくという姿勢そのものが大切であると思われます．経験を重ね，それに伴って学習をすれば知識は必ず身に付きます．けれども，「本人の困っている状況について子どもや親御さんと一緒に考えていこう」という姿勢や，「一番困っているのは本人である」という眼差しは一度失ってしまうと取り戻し難いように思います．

6 学童期から思春期の自閉スペクトラム症

A ASD の選好性と友達付き合い

学童期の ASD の子どもの多くは，周りが友達と騒いでいたり，遊んでい

たりしても影響を受けずに一人だけ黙々と過ごしていることがしばしばあります．そして，みんながドッジボールに熱中している中，一人だけ「深海生物」の本を読んでいることや，校庭の片隅で一人で虫の観察をすることに没頭していることもしばしばあります．誘われれば友達と関わるタイプの子どもの場合，「おにごっこ」などに誘われてしばらく遊んでいても，上手に「いち抜けた」ができず，周りの子どもから見れば勝手に「おにごっこ」から抜けてしまうようなこともしばしばあります．やや一方通行なコミュニケーションが目立つ子どもの場合ですと，友達が自分も大好きなゲームの話をしていると，まだ仲良くなっていないのに勝手に実況動画のように攻略情報を話し始めてしまうこともしばしばあります．私の外来を受診している子どもの中にも，友達があるロールプレイングゲームの話をしていると急に「そのダンジョンはね……」と攻略情報を語り始めてしまう ASD の子どもがいます．けれども，彼は決して悪気があってそういうことをしているわけではありません．攻略情報を教えてあげるのは親切なことだと思っており，そして話題が自分の特別大好きなことに偏ってしまいがちであるだけなのです．

また，あいまいなことばの読み取りにくさ，ことばの行間の読み取りにくさ，明文化されていないルールの読み取りにくさなどもしばしば認められます．例えば，先生が使うような「ちゃんと座りなさい」の「ちゃんと」がうまく読み取れなかったり，結果として「何やってるの!?」と怒られても「座っています」と大真面目に答えてしまったりするようなことが時々あります．また，世の中には明文化されていないルールがたくさんあり，それは友達関係や学校の中にもたくさんあります．そして，多くの定型発達の子どもたちはこの明文化されていないルールを読み取りながら生活をしています．例えば，思春期になると多くの子どもたちは対外的な自分のキャラクターを超えるような発言はしないなど，自身のキャラクターを逸脱しないよう気をつかって生活します．普段の気のおけない友達との会話，クラスの中での会話，それぞれに気をつかいながら生活をしています．このような会話を，その場の状況に合わせて柔軟にこなしていくことは ASD の子どもたちにとってはとても難しいものです．また，例えば文化祭の準備のためにみんな残って作業をする際には，多くの子どもが，なんとなく「残らないと悪いかな」という雰囲気を読み取り，居残り作業をおこないます．「残りたい人だけでいいですよ」と文化祭の委員から言われていたとしても，わりと多くの人が残りますし，残

れない人もきちんと「残れなくてごめん」という気持ちを伝えていきます．この「残りたい人だけでいいですよ」の後ろには（でも，できれば残ってくださいね．ていうか残ってね！）という意図が省略されており，明文化されていないのですが，この辺りの読み取りも ASD の子どもたちにとってはとても難しいようで，ときどき「17 時からアニメがやるので」と帰ってしまったりする ASD の子どももいます．

　また，最近だと，LINE★3 グループでのやりとりを好まないと話す ASD の子どもも比較的多くいます．よく話を聞いてみると，「グループの会話に何を返したらいいかよくわからない」，「クラス LINE は見ているだけ」と言います．わが国における ASD の大学生における SNS に関する調査においては，LINE メッセージの送受信をした友人の数と ASD 特性との間に負の相関があることが報告されており[13]，ここからは ASD の青年における LINE でのやりとりの苦手さも読み取れますが，彼らがこれらの LINE におけるやりとりを好まない可能性があるとも考えられます．日本における LINE はリアルの人間関係の延長線上にあることが多い SNS であり，リアルで社交的であればあるほど LINE での交流も活発になりやすいといえます．そういった意味で，豊かな社会的リソースをもっている人が SNS へのアクセスを通じてそのリソースを増やすことができるという Rich Get Richer Model[14] に馴染みやすい SNS であるといえ，匿名性の高い Twitter やオンラインゲーム上における仲間関係や，彼ら同士のチャットとは性質が異なるものといえます．また LINE は，リアルでの人間関係が反映されやすいこと，非常に同時性，即応性が求められること（ひょっとするとリアルのコミュニケーションよりもスタンプの方が速いかもしれないくらいです），コミュニケーションの手がかりが少ないのにもかかわらずチャットの話題に外れた話題を出すと顰蹙を買ってしまうことなど，グループ内の雰囲気を忖度することが求められる場面も多くあります．したがって，LINE のコミュニティは ASD の若者にとって過剰適応気味になりやすく，疲れやすい場の

★3　LINE：LINE 株式会社により運営されるメッセンジャーアプリ．スマートフォン，タブレット，パソコンなどで利用でき，無料でメッセージのやりとりやビデオ通話などが可能．やりとり内で使用できる「LINE スタンプ」の存在も特徴的である．

一つであるといえます．上記のような背景から，彼らがこれらの LINE にお
けるやりとりを好まない可能性も十分に考えられるのです．

Ⓑ ASD の思考の固執性と友達付き合い

ルールを柔軟に解釈できないことも ASD の子どもにおいてはしばしばみ
られます．例えば鬼ごっこなどにおいては，参加者の属性にあわせて，その
場で少しずつ特殊なルール(タッチ返し禁止，鬼は3秒間止まってからス
タートなど)が追加され，遊びが展開していくことがあります．ですが ASD
の子どもにおいては，それがうまく理解できず，しばしば遊びの中で混乱を
してしまったり，トラブルになってしまったりすることがあります．また，
通学班で学校から帰る際に，先生から「班ごとに寄り道をしないで帰りなさ
い」と言われたとしても，多くの子どもは班を離れて仲の良い子と話したり，
ちょっと寄り道してタンポポの綿毛を吹いたり，虫探しをしながら帰ったり
します．このようなときに ASD の子どもが，「ルールは大事」「班ごとに帰
るんだよ」「寄り道しない」と注意して回ることで，周りから顰蹙を買ってし
まったり，トラブルになったりすることもしばしばあります．これらはすべ
て，「意地悪」や「マイペースさ」から起こっていることではなく，彼らがルー
ルを大事にしており，そのルールを柔軟に解釈することが難しいために起
こっていることです．

そのような思考の固執性を背景として「できる」にこだわってしまったり，
「一番であること」にこだわってしまったりすることもしばしばあります．こ
のような子どもたちはできたことを小さな頃から褒められたり，一番である
ことを褒められたりする中で，「できる＝よい」，「できない＝悪い」と思って
しまっていたり，「一番＝よい」，「一番じゃない＝悪い」と思ってしまってい
たりすることがしばしばあります．そういった意味において，周囲の大人は
小さな頃から「大人は『できる』よりも『チャレンジ』が好き」ということを教え
ておく必要があるでしょう．

このように思春期が色濃くなるにつれて変化していく友達関係の中で，
ASD の子どもはその特性と同調性が暗に求められる友達関係の間で苦労を
することがしばしばあります．そして，発達に伴って少しずつ周囲の評価が
気になるようになり，友達関係を維持することに過剰適応気味になり，疲れ

てしまうこともしばしばあります．

　学童期から思春期になると，彼らの特別大好きなことも，幼児期に比べて随分発達します．私の外来を受診している青年の中でも，幼児期にミニカーが好きだった子どもが，車の型式などを覚え，高校卒業後は整備士の免許を取り，全国の峠道を自分でカスタムした車で走り，そこのおみやげ店などで発行される峠ステッカーを集めることを好んでいる青年がいます．また別の青年は，子どもの頃から機械の構造が好きで，船などを好きになったことから，戦艦や空母に興味をもつようになり，中学生ごろにはそれらの写真を書籍で眺めたり，影絵を描いたりすることを好むようになりました．そして，そこから「第二次世界大戦のアメリカ軍の空母に関する動画」を見るようになり，高校生になると第二次世界大戦を舞台にしたニッチな昭和アニメを見ることや当時の歴史を学ぶことも好むようになりました．数ヵ月に一度の診察場面でもこのような話を嬉々として語り，私と情報を共有したり，クイズを出し合ったりするのです．

　このように彼らの特別大好きなことは，もともとはあまり周囲の流行の影響を受けず，限局的なものかもしれませんが，やがて体系だっていくことがしばしばあります．ASDの子どもと定型発達の子どもの趣味を比較した調査によれば，ASDの子どもの好む趣味としては，ゲーム，読書，物書き，スポーツ以外での友人との交流やTV，DVDの視聴，運動以外の活動（ゴーカートなど）など，スポーツ以外の活動が55.8%を占めており，特にゲームは23.3%と多くなっています．これに対して，定型発達の子どもたちの76.7%はさまざまなスポーツを趣味としており，ASDと定型発達の子どもでは趣味となりやすいものが異なることが示唆されます[15]．地域の友達の中では同じような趣味の子どもたちがいなくとも，最近はSNS社会でもあり，Twitterなどを通じて趣味のあうネット友達を探すことができます．そして，そのような出会いが彼らの世界を生き生きとしたものに広げていくこともしばしばあります．また，そのような特別大好きなものがあることで，仕事を頑張ることができる青年もいます．好きなものがあることはそれだけで宝物といえるのです．そのような背景を考えると，思春期に至るまでに必要なものは「何かができる」というスキル以上に「特別大好きなもの」と出会うことかもしれません．そして，周囲にとって大切なことは，それを「ゲームが好きならプログラマー目指してみたら？」と安易に仕事に結びつ

け，汚さないことかもしれません．

7 自閉スペクトラム症と併存症

ASDには多くの精神科的な疾患が併存することが知られています．2020年に出されたアンブレラレビューによると，ASDの方の54.8％に少なくとも一つの精神科疾患の併存が認められたといいます[16]．不安障害に関してはおおよそ30～40％に併存するという報告が多く，実際の臨床においても幼児期や学童期から不安の訴えがあることをしばしば経験します．うつ病に関しては10％台とする報告が多くみられますが，ASDの子どもや青年は，叱られたことなどの嫌な経験などを忘れることがなかなか難しく，いじめや成績不振などから抑うつ的になることもしばしばみられます．

強迫性障害 obsessive compulsive disorder（OCD）に関しては9～22％に併存するとする報告が多く，ときにASDの常同行動か強迫行為かという点は鑑別に苦労することがあります．これらの鑑別には，「意味がないと分かっていながらやめられない」といった自我違和感を伴うかどうかがポイントになるとされていますが，その境界線はあいまいであることも多いためです．

統合失調症に関しては，ASDの11.8％に統合失調症スペクトラム障害が併存するとの報告もあります[17]．以前は，ASDの方に統合失調症は併存しないと思われていたこともありましたが，統合失調症の治療開始が遅れることは，その後の人生にも大きな影響を与えるため，思春期に何らかの統合失調症を疑う症状が認められる場合には注意が必要です．

摂食障害 eating disorder（ED）の併存は，ASDの7.9％に認めるという報告もあります[18]．特に女性のASDにおいては，注意をしたほうがよい併存症といえます．

何らかのチック症の併存は8～10％に認めるとする報告が多いのですが，その多くは一過性のチックであり，治療を要さないこともあります．一方でトゥレット症が併存する事例も経験することがあるため，チックのすべてを一過性と侮ることなく経過をみていく必要があります．

ADHDの併存が多いことは臨床的にもよく知られており，28％とする報告もあります[19]．ただし，幼児期前半までのASDの子どもは，親のそばを離れてよく動き回ることがしばしばあります．これらの多動はADHDの特

性というよりは自閉的な特性そのものであるため，ADHDとは併記しない方がよいように思います．極めて個人的な見解としては，ある程度社会的な事柄の影響を受けるようになった，幼児期後期以降の方が診断を併記すべきか検討する時期として妥当なように思います．

てんかんの併存は，知的発達症を有するASDに多く認められます．20〜35％に併存するという報告が多く，知的発達症が重度になればなるほど多くなるといわれています．

さて，これらの精神科疾患を併存した場合には，小児科などのかかりつけ医だけでの対応は困難になることも多いかと思います．特に統合失調症スペクトラム障害などの併存においては，抗精神病薬を用いる初期治療がとても重要となります．小児科の先生には使い慣れない薬も多いと思いますので，何らかの精神病症状がみられた際には躊躇なく精神科もしくは児童精神科をコンサルトしてくだされればと思います．

8 自閉スペクトラム症の支援 〜基本理念としてのSPELL〜

ASDの子どもや大人の支援にあたって，英国自閉症協会はSPELLという5つの基本的な理念を提唱しています．SPELLは，Structure（構造化），Positive（肯定的），Empathy（共感），Low Arousal（穏やか），Links（つながり）の5つの頭文字からとったものです．

A Structure（構造化）

Structureは構造化と訳されます．ここでは，ASDの子どもや大人にとって，取り巻く環境が予測可能であり，見通しがもてる環境であることやわかりやすいものであること，安心できる環境であることが重要視されています．例えば，今からすべき課題が本人にとってわかりやすい形で提示されている環境の設定，今から何をして，次は何をするという時間の流れがわかりやすい形で提示されている環境の設定や，今からすべき課題がどれくらいで終わるのかがわかりやすい形で提示されている環境の設定などが含まれています．

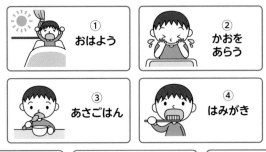

図1-1　スケジュールを提示するイラストの例

　ASDにおいてはスケジュールや今から行う活動内容などがあらかじめ視覚的にわかりやすい形で提示されることがよく求められますが，そのような環境の設定はこのStructureのひとつであるといえます.

　「自由時間」というと一般にはうれしい響きをもつものと思いますが，ASDの方は，「自由な時間」が苦手であるといわれています.「何をしてもよい」と言われると「何をしてよいのかわからなくなってしまう」こともしばしばありますので，その時間をどう過ごすのか，たとえば「ブロック」，「プラレール」など，できるだけ具体的なものに置き換えていくことは大切だと思われます. また，スケジュールを提示する際にも，マグネットをホワイトボードなどに貼り付ける形で今日の1日の予定を提示したり，終わったら外していくことで1日の流れをチェックしたりすることもできます.

　このような環境の設定は，朝のスケジュール確認などにも有効であることがしばしばあり，①おはよう，②かおをあらう，③あさごはん，④はみがき，⑤トイレにいく，⑥テレビ，⑦ほいくえん，などのイラストを用いたスケジュールを作って活用しているご家庭もあります. 例はイラストで出しましたが(図1-1)，イラストを用いるのか，写真を用いるのか，文字を用いるのかは，本人が最もわかりやすい形のもので提示されていることが望ましいと思われます. これらの環境の設定は，導入したら終わりになるものではなく，支援者はそれが本人に使いやすいものになっていくようにブラッシュ

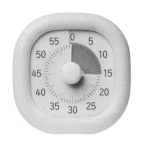

図 1-2　トキ・サポ　時っ感タイマー®

（株式会社ソニック：トキ・サポ　時っ感タイマー®
〈http://www.sonic-s.co.jp/product/lv-3062〉より）

アップしていく必要があります

　また，ASD の方は，言語的な手がかりよりも，目で見たものを手がかり
に理解する力のほうが強いことが多いと思われます．そのために，玄関の靴
を脱ぐ位置に「靴型のマーク」のシールを貼ったり，衣類の入った収納ボック
スに「したぎとくつした」のイラストや「T シャツ」のイラストをつけて，本
人がわかりやすく整理したりできるようにすることも Structure の中に含ま
れるものです．室内のスペースの使い方をわかりやすくするために，「勉強
をする場所」，「遊ぶ場所」などを色の違うプレイマットを用いて区分けする
などわかりやすい形で環境の設定をすることもそうでしょう．

　鬼ごっこなどのルールも，口頭での理解が難しいような場合には絵やイラ
ストを用いた方がわかりやすいこともあるかもしれません．

　また，作業や課題の終わりの時間がわかりやすいようにタイマーを用いる
場合もあるでしょう．「トキ・サポ　時っ感タイマー®」（図 1-2）なども用い
ることがあります．

　また，この Structure というのは，自閉スペクトラム症だから「視覚支援」
というステレオタイプなものでもありません．彼らが何に困り，どのような
支援の必要性を感じているのかについて，そして，ことば，文字，イラス
ト，写真などどのようなタイプの情報を理解することが得意なのかについて
よく検討する必要があります．

　最後に，このような視覚的な支援は何も特別なことではなく，私たちの日
常にあふれています．例えば，横断歩道が道路にあれば，そこを通ることが
安全であることがわかりますし，道路標識の「止まれ」があれば，止まらなけ

ればいけないことがわかります．そういった意味では私たちも視覚的な支援を受けていますが，それが日常の中に当たり前に溶け込んでいるので，気が付かないだけなのです．

Ⓑ　Positive（肯定）

　　ASD の子どもや大人の支援においては，「肯定」的であることはとても大切になります．それには私たちのような周囲の大人の接し方や雰囲気なども含まれます．私たちは日常的に子どもが何かをすると，「走っちゃダメ」などの否定的な言動を使いがちですが，本人の理解に合わせて「歩きます」などという言葉を用いたり，歩くことを目の前で示したりします．「外に行っちゃダメ」ということばも，「おうちの中でブロックするよ」などの肯定的なことばに置き換えたり，そのスケジュール提示をしたりします．

　　ASD の子どもの中には，叱られたことなど嫌な体験の記憶をなかなか忘れることができず，苦しい思いをしてしまう子どももいます．それらが繰り返されることで，だんだん自分を大切に思う気持ちが損なわれた結果，「自分はダメだ」と悩み，落ち込んだり，「人は敵だ．人の世の中は嫌いだ」と思ってしまったりする ASD の青年もいます．そして，個人的な意見ですが，このように人を嫌いになってしまわないように関わっていくことは，私たちが支援をしていくうえで大切なことのひとつであるように思います．

　　もちろん，すべての行動を肯定しましょうという話ではありません．後に触れますが，ASD の子どもや大人が，ちょっと容認しにくい行動をとることもあります．そのような行動に関しては，その行動（例えば授業中に文具を投げる）があらわれる前の状況（授業が得意ではない子どもである，授業は言語的なやりとりのみで行われている，本人にとっては難しいと思われる課題が出されている，わからないことを質問をしようとしても質問の時間がとられていないなど）や，その結果本人にとって望ましいことが起こっているのか（別室で支援員の先生と楽しく遊ぶことができる），嫌なことが取り去られていないか（課題をしなくてよくなる）を検討しながら，環境の設定を考えていくことの方が重要です．

ⓒ Empathy（共感）

そして，どのような支援も本人の目線で提供される必要があります．また，本人が何を望んでいて，どのような生活の仕方をしたいのかについても一緒に考えていく必要があります．例えば，ASDの子どもや大人には感覚過敏の特性があり，定型発達の子どもや大人の感じ方とは大きな違いがあります．定型発達の子どもや大人にとってはなんでもないような，飲食店のざわざわした音や音楽の授業のリコーダーの音，私の働いている地域ですと市町村の広報のスピーカーの音などに対して強い不快感を示す子どももいます．このような子どもがいるクラスでは，その特定の音への過敏さについて理解し，苦しいときに外に出られるようなSOSの出し方を一緒に考えたり，イヤーマフやノイズキャンセリングイヤホンの使用を考えます．クラスの理解が得られるような場合ですと，クラスの全員に対し感覚過敏について伝え，みんながどのような協力ができそうか考えてもらうこともあります．

また，ASDの子どもの中には，ちょっとした急な予定変更が苦手な子どももいます．いつもはスーパーでアイスクリームを買うはずなのに，今日は「おうちにシュークリームがあるから」と言われても，うまく理解できず，最後にはパニックになってしまう子どももいます．そのような場合も，本人の苦手なことやそれに伴う苦しさについて周りが理解し，可能な限り急な予定変更を避けたり，予定変更があることは本人にわかりやすい形で提示していく必要があります．

このようにASDの子どもや大人の支援にあたっては，本人の苦しさに共感するとともに，何に苦しんでいるか，その背景を考え，手立てを一緒に考えていく必要があります．

ⓓ Low Arousal（穏やか）

学校の先生や支援者が「行動を変えさせよう」，「言うことを聞かせてやる」と思い，威圧的な態度で怒鳴ったり，無理にこちらがやらせたい行動をやらせることは，本人目線でないばかりか，本人の自分を大切に思う気持ちを損なってしまいます．そのようなことが繰り返された結果，「どうせ僕はダメ」だと頭をたたく自傷行為を繰り返してしまうASDの子どもや大人もいま

す. 誰であろうとですが, 他人からは穏やかな態度, 表情, 話し方で接して
もらいたいものです. それは子どもであれ大人であれ, ASD を有していよ
うと有していまいと, 変わらないことだと思います.

E Links（つながり）

周囲のコミュニティやソーシャルサポートとのつながりも, ASD の子ど
も, 大人, その家族にとって, とても大切なものになります. ASD の子ど
もの子育ては, 親御さんにとって苦労や不安を伴うことも多くあります. 乳
児期は子どもがなかなか反応してくれないことや睡眠がなかなかとれないこ
ともあり, 子育てに楽しさを見いだすことが難しい親御さんもおられます.
そこで, つながった支援者が「お母さんやお父さんが頑張らないと！」と言っ
てしまったら, どうでしょう？　その親御さんは, 相談に行ってよかったと
思うでしょうか？

私たちのような医療者や支援者の役割の一つは, 親御さんの子育てを孤立
させないことです. そして, 何よりも子どもを孤立させないことです.

ASD の子どもの子育てにおいては, 社会的なモチベーションを通じて獲
得するような日常生活スキルを獲得することに時間がかかったり, 教えるこ
とに苦労したりします. だから, 子育てをしていくことがただそれだけで大
変です. だからこそ, 周囲には児童発達支援や子育ての相談窓口などがたく
さんあることを伝えるなど, 子育ての負担が軽減されるように関係機関が連
携している必要があります. 子育てを家庭だけで抱え込まないように, 私た
ち医療者や支援者は, お互いの得意な分野を知りながら, 協力し, ASD の
ある子どもや大人, 周囲の家族を, そっと支えていく必要があります.

9 早期支援で子どもの何を育てるか？

最近では早期発見, 早期支援は当たり前になり, 多くの ASD の子どもが
幼児期から療育に通うようになっています. 総論(p.27)で, 療育とは「医療
的な視点や社会的な視点を保ちつつ, その人が自分を大切に思う気持ちを損
なうことなく, その人らしく誇りをもって生きられることを射程に入れた理
念とそれを実現するアプローチである」と書きましたが, これだけではあま

りにも理念的でわかりづらいので，実際の ASD の支援においてどのような
ことが行われているのか少し概観してみようと思います.

A 子どもの行動を考える

　ASD のある子どもの支援においては，「応用行動分析」という考え方を用
いて子どもの行動を検討していくことがしばしば行われます. 応用行動分析
applied behavior analysis（ABA）では，行動に焦点をあて，なぜその行動が
起きているかを考えます. そして，その行動が増えたり減ったり，起きたり
起きなかったりする原因を，行動の前（きっかけ）と行動の後（結果）から分析
していき，これらの行動の前後にさまざまな介入や工夫をしていくことで，
行動を改善していくことを目指しています. ある程度エビデンスのある療育
技法や療育のプログラムの背景には，ABA があることが多いように思いま
すので，少し簡単に ABA についての考え方を紹介していきます.

先行事象	行　動	結果事象
行動の直前の できごとや状況		行動の直後の できごとや状況
A：Antecedent	B：Behavior	C：Consequence

　行動は 3 つのフレームから成り立っています. B（Behavior：行動）の前に
は A（Antecedent：先行事象）という直前のできごとや状況（＝きっかけ）が
あり，行動の後には C（Consequence：結果事象）という直後のできごとや状
況（結果）があります. そして，A（先行事象）は行動に影響を与え，C（結果事
象）も行動に影響を与えます. この ABC フレームで行動を検討することを
ABC 分析といいます.

　少し，以下の例をみてください.

先行事象	行　動	結果事象
苦手な国語の授業	子どもが外に出る	支援員とゆっくり 過ごせる
A：Antecedent	B：Behavior	C：Consequence

　この例の場合ですと，国語の授業というきっかけで，子どもが教室外に飛

び出し，結果として支援員とゆっくり過ごせるという後の結果につながります．B：教室の「外に出る」という行動によってC：支援員とゆっくり過ごすという，いわば国語の授業から逃げたいという気持ちが叶えられた状態になっていますから，結果として，今後このような行動は増えるかもしれませんね．

このように，行動の後に「いいことが起こる＝支援員と過ごせる」ことや「嫌なことがなくなる＝国語の授業を受けなくていい」ことは行動が「増える」ことや，「強くなる」ことにつながりやすくなります．反対に行動のあとに嫌なことが起きたり，いいことがなくなったりするとその行動は「減る」といわれています（表1-2）．

例えば，友達におもちゃを貸してあげたら，アンパンマンのシールをもらった子どもは，その次も友達におもちゃを貸してあげられるようになるかもしれません．定型発達の子どもであれば「褒められる」ことで，行動は強化されるだろうと思いますが，乳幼児期の ASD の子どもは社会的報酬からの刺激はあまり受けないことも多いので，大好きな「アンパンマンのシールがもらえた」ことや好きな感覚刺激である「高い高いしてもらえた」ことなどのほうが「褒められる」ことよりも結果として影響を与えることが多いです．そして，そのようなときに同時に親御さんもにっこりしている，先生もにっこりしているなどのことがあれば，親御さんや先生の笑顔も好きになっていくだろうと思われます．

行　動	結　果
友達におもちゃを貸してあげた	アンパンマンのシールをもらった

そして，友達におもちゃを貸してあげたとしても何事も起こらなかったり，嫌なことが起こったりすると行動は減ると思われます．この子どもは次回，友達におもちゃを貸さなくなってしまうかもしれませんね．

行　動	結　果
友達におもちゃを貸してあげた	何も起こらなかった

表1-2 行動と結果の関係

行動の直後に	起きる	なくなる
いいこと(好子)	この行動は増える(強化)	その行動は減る(弱化)
いやなこと(嫌子)	その行動は減る(弱化)	その行動は増える(強化)

　たとえば，スーパーのアイス売場で子どもが「アイス買って」と泣いたとします．親御さんは困り果ててしまい結果としてアイスを買ってあげるようなこともあるかもしれません．けれども，このようにスーパーのアイス売り場で，泣いた結果アイスを買ってもらえた子どもは，その後，アイス売り場で「泣く」という行動が増えることが予想されます．ではこの行動を減らすためにはどうしたらよいのでしょう．この場合「泣く」という行動を減らしたいですし，アイスを「我慢する」という適応的な行動を増やしたいと思われますが，その方法は大きく分けて2つあります．

先行事象	行動	結果
スーパーの アイス売り場	泣く	アイスを 買ってもらう

　1つは，アイスを買わないことです．子どもはご褒美としてのアイスがなくなることでいったんはさらに泣きますが，やがて泣き止みます．このさらに泣くことを消去バーストといいますが，これが大変で，結局根負けして買ってしまうことはしばしばあります．もし，家庭の状況として結果としてそうしてしまう可能性が高いのであれば，最初から「アイス売り場に行かない」，「買い物は親御さんが一人で行く」などの選択をしたほうがよいかもしれません．

　もう1つは，「我慢」が2回できたらよいもの(アンパンマンシールなど)がもらえるなどのトークン(ご褒美，報酬)を使う方法です．そのためには，子どもが我慢できたらトークンがもらえることを子どもに分かりやすく説明しておく必要があります．実際にはこれらの先行事象への働きかけ(環境調整などを含む)と結果への働きかけを組み合わせながら，ターゲットとなる増やしたい行動や減らしたい行動に介入していきます．

　なるべくなら，「泣く」→「怒られる」などの嫌な結果を使うことはできるだけ避けたいところです．なぜなら，それは一時的には「泣く」行動を減らすかもしれませんが，「怒る」人がいない状況では泣くことが増えるなど，より不適切な行動につながることも多いからです．

　また，Ａ：先行事象も行動に影響を与えます．先行事象とは行動の直前のきっかけとなる環境やできごとのことをいいます．

　例えば，p.145 の例では簡単に書いてしまいましたが，2時間目，苦手な国語の授業，あまり好きではない国語の先生，「今日の授業は難しいですよ」と言われた，などはすべて先行事象にあたります．そのときの本人の気持ちや体の状態なども先行事象にあたりますので，「わからなさそう」と不安に思ったことや「眠くて頭がぼんやりする」ことなども先行事象にあたります．このような先行事象はその直後の行動に影響を与えます．

　言い換えれば，適応的な行動を増やしていく際には，よい先行事象を整えていく必要があります．そのためには現在の環境，人からの働きかけ，本人の心身の状況を検討し，どのように環境を整えたり，どのような関わりをするとよいのかなどを工夫しながら働きかけていく必要があります．

　例えば，ASD の子どもである場合には，子どもにわかりやすい環境を整えていくために，気が散らないようにほかのおもちゃを片付けたり，ほかの子が目に入らないように衝立を立てたりするなどの場所の構造化をします．またスケジュールを活用するなど時間の構造化を図るとともに，ワークシステム（p.150 参照）を導入するなどの本人にとってわかりやすい情報の提示の仕方を工夫したり，そこで使う教材の素材を好きなものにしてみたり，課題の難易度を工夫したりすることで活動に向けた行動を自発的に行いやすくなるものと思われます．

Ｂ　環境の構造化と TEACCH

　SPELL における Structure の項目でも書きましたが，ASD の支援では「構造化」ということばがよく使われます．ASD の子どもの支援においては，「構造化」を通じて，環境を整えていくことを特徴とした療育プログラムである TEACCH プログラムが導入されることもあります．TEACCH プログラムは，ノースカロライナ大学で開発された ASD の当事者と家族を対象とし

た支援プログラムですが，このプログラムにおいては ASD の方の視覚優位な認知特性などは変えられないけれども，伝え方や伝える環境の工夫で届き方は変わり，その結果として行動が変えられると考えられています．

TEACCH プログラムは「Treatment and Education of Autistic and related Communication handicapped Children」の略称ですが，その基本原理として佐々木は以下の 4 点を指摘しています[20]．

① 自閉症の特性や障害の本質は，中枢神経系を含む器質的な問題であり，それが自閉症の方が見る世界や状況の意味や見通しに混乱や影響を及ぼしている

② 養育，教育，そのほかの支援は家族と専門家の密接な協働関係をもって実施すること

③ 教育や福祉の支援者はスペシャリストであるよりもジェネラリストであること

④ 教育や支援のプログラムは包括的に調整されて，人生の全般にわたり生涯にわたって，個別的に実施されなければならない

さて，TEACCH では自閉症のある人の特徴を「自閉症の文化」と肯定的に表現するとともに，「世界の捉え方が多数派の人と異なる」という視点で捉えています．したがって，その認知特性そのものを変えようとするアプローチではなく，自閉症のある人の環境を整えることで，情報の届き方が変わり，周囲の状況を自分自身で理解しやすくなるとともに，必要な情報の選別をしやすくなり，適切な行動を行いやすくなることが目指されています．

そして，そのような整え方として，1) 物理的な構造化，2) 時間の構造化（スケジュール），3) 活動の構造化（ワークシステム）が行われており，それらを活用する視点として 4) 視覚的構造化が取り入れられていることも多くあります．

1）物理的構造化

ASD の子どもや大人の中には，同じ空間が異なる目的で使用されることにより混乱をきたす方がしばしばいます．そこで，生活や学習などの活動の空間の意味を伝えるための方法が物理的な構造化です．具体的には，その空間を明確な仕切りで区切ることなど（境界の明瞭化）と，そこに絵カードや具体物などの文脈的手がかりを追加することによって行われます．

例えば，教室を例にとってましょう．教室は授業時間においては勉強をする場所ですが，休み時間には遊んだり休憩したりする場所になっています．このような変化が混乱をきたすことも多いので，ASD の子どもの支援においては，棚やパーテーションなどの仕切り，カーペットによる仕切りなどを活用して，学ぶ場所と遊ぶ場所を区切り，一つの空間に一つの意味があることをわかりやすくし，活動に取り組みやすくすることが試みられます．

2）時間の構造化（スケジュール）

物理的な構造化を図ることにより，その場所に行けば大まかな情報はわかるかもしれません．けれども，それだけでは1日の流れはわかりません．特に ASD の子どもや大人は，予測ができない事態が起こることがとても苦手です．そこで，1日の時間の流れをわかりやすくするために必要とされるのがスケジュールです．そして，このようなスケジュールの提示方法は本人の認知特性や使いやすさによりさまざまだと思います．写真のみが使いやすい方もいれば，文字のみのほうがわかりやすい方もいます．ですので，「自閉スペクトラム症＝写真」というステレオタイプなものではなく，その個人に合った提示方法を工夫していく必要があります．

3）活動の構造化（ワークシステム）

活動の構造化とは「何をするのか」，「どのようにするのか」，「どれくらいの時間するのか」，「どれくらいの量するのか」などを本人に分かりやすく伝えるものです．例えば，机の左側の箱には宿題のプリントがいつもやる順番に置いてあり，終わったら右側の箱に入れていく．そして，最後には「iPadでお気に入りの動画を見る」など本人にとって楽しい活動などが用意されていることも大切になります．これらの環境調整は本人にとってのわかりやすさに応じて方法を工夫する必要があります．

4）視覚的構造化

これらの構造化のいずれにおいても活用されるのが視覚的構造化です．視覚的構造化には，視覚的指示（視覚的に何をしたらよいかが示されている），視覚的明瞭化（重要な部分の色を変えるなど），視覚的組織化（一つの作業には一つのトレイなど，整理されている）という3つの要素があります．

TEACCHには，これ以外にもさまざまな要素が含まれています．したがってTEACCHとは，ASDの方の文化を尊重し，情報を届きやすい形に変えていくという構造化の手法を用いながら，本人のQOLの向上に資する環境を整え，地域において生涯にわたり自立的かつ適応的な学習や生活ができることを目指した，包括的な支援プログラムであるといえます．

ⓒ ASD の早期支援における介入が目指すところ

　ASDの子どもは，社会的動機付けが低いこともあり，なかなか周囲にいる人の存在に気づくことができません．そこで，最初はまず周囲に人がいることを知らせていくことが大切になります．そして，その人が自分の好きなおもちゃの近くにいたり，自分が好きなアイテムを見せようとしたり，自分の声を真似したりするといった形で自分に関わってくれることを好きになってもらい，そこからだんだん，人に要求を出せるようになっていくことを目指していきます．

　そのためには，ASDの子どもの「好き」に働きかけていく必要があります．例えば，子どもが注目しているものの近くにいったり，子どもが見ているものを触ってみたり（水道の水を眺めている子の視界に入るように水を触る），動かしてみたり止めてみたり（クーゲルバーン★4 の球をわざと止めてみる．いくよーと声をかけながらまた動かしてみる），スイッチをオンオフ（キラキラするものが回るおもちゃをスイッチオン！と動かしたり，オフ！と止めたり）してみたりするなどして，本人の視界に入ります．好きなものと一緒に流れるその人の声に，子どもたちは少しずつ興味をもつかもしれません．そして，そのような人の介入を多くの子どもは嫌わないでしょうし，むしろだんだん好きになっていきます．反対に，介入がいつも「大好きなことを止められる」，「よくわからないことをさせようとする」だったらどうでしょう？その子どもは人の介入を好きになるでしょうか？

　また，まだ人への関心が乏しいお子さんであれば，その子の声や行動を大

★4　クーゲルバーン：球などを傾斜のついたレールの上に置いて転がり落ちていくのを楽しむおもちゃ．

人が模倣してみることも大切です．そうやって，自分の行動をまわりが模倣しておもしろい，自分の行動で何かが引き出されておもしろいということを学習することで，子どもの中で少しずつ人に関わろうという気持ちが育っていくように思います．ですので，療育の最初の段階は，子どもの好きなことを知り，その子どもの好きなものと一緒に現れて本人の行動を模倣するような遊びが好ましいように思います．

そして，人の存在に気がついてきたら，子どもがその人を思わず視線で見たくなるような関わりが模索されます．そんなときに大好きなお菓子を使うこともしばしばあります．意図的に大人の顔の前にお菓子を持っていき，視線が合ったらお菓子をもらえたり，あるいは視線が合ったら大好きな音楽が鳴るおもちゃを鳴らしてもらえたりするような関わりをしていきます．また，吊り具などが好きなお子さんでは，視線があったら吊り具を揺らしてもらえて，その際に大人の楽しい声かけが聞こえてくることも大事になってきます．

このような「好き」なものを軸にした関係で大人とのやりとりが「好き」になってくれること，周りの大人が自分にとって嫌なことばかりする人ではないことを知ってもらうことが，早期支援においては大事であるように思います．

10　私たち支援者がフォローをしていく中で大事にしたいこと，大事にしていること

私たち支援者がASDの子どもたちや親御さんを支援していく上で大切なことは，総論でも書いたように診断とその説明を親御さんにわかりやすく伝えることです．そして，これまでの発達歴などを丁寧に聞かせていただきながら，その当時の苦労した気持ちや不安だった気持ちを聞かせていただき，そこに共感をしていくことです．そして，その苦労や不安のもとになった子どもさんの行動特性について，診断と次回のフォローまでの子育てにおけるおおまかな指針を伝えていくことにあります．

私が実際に診療をしていく中で大切にしていることの一つは，親御さんが親御さんだけで子育てを抱えないことです．ASDの子どもの子育てにおいては，好きなものがなかなか増えにくいことや，児童発達支援や家庭で学んだ社会スキルがよその場所で発揮されにくいことから，親御さんも「もっと

家庭でしっかり教えないと」,「しっかりソーシャルスキルを教えないと」と思ってしまいがちです．中には,「自分がしっかり教えなかったから悪いんだ」,「だからスプーンも上手に使えないんだ」と自分を責めてしまう親御さんもおられます．

そのような背景から,私たちは ASD の診断について伝えるとともに,ASD のお子さんは家庭などで学んだスキルがよその場所で発揮されにくいことや,それは親御さんのせいではなく ASD の特性そのものであることを伝えておく必要があります．だからこそ,「子育てにおいても苦労が多いですから,一人で抱えず,さまざまな福祉サービスを利用してくださると嬉しい」,「お子さんには○○というサービスも使えそうです」ということも伝えます．そして,些細なことであっても,身近な児童発達支援の先生や保育園の先生,市町村の相談窓口,もちろん私たちのような医療機関に相談をしてほしいことなども伝えるようにしています．

たとえば「スプーンが上手に使えない」という主訴で外来にやってくる ASD の子どももいます．その際は,無理なく家庭でできそうで,子どもが楽しくスプーンを持つ行動につなげられるような方法を,協力してくれる作業療法の先生や児童発達支援の先生と一緒に考えていきます．児童精神科の外来にやってくる相談の内容は,子どもの爪かみや指しゃぶり,睡眠のことなどでももちろん構いません．もし,私自身が専門家でなければ,適切な専門家を案内します．このような発達を取り巻く子育ての相談に応じることができ,また適切な機関を案内することができるように,私たち支援者は,子どもさんや親御さんを取り巻く地域のソーシャルサポートにどのようなものがあるのかについて大まかに知っておく必要があります．具体的には,表1-3 に示したような内容について知っておくとよいでしょう．

また就学や就労に関する相談の窓口についても知っておいたほうがよいかもしれません．就学に関する相談であれば児童精神科医,地域でよく発達障害の子どもをみている小児科医,児童発達支援の先生,保育園の先生,就学先の学校の先生,などが必ず相談できるところとして挙げられます．お子さんがどこであったら学校で学ぶことが「好き」になりそうかについて一緒に想像しながら,就学先については検討していくことが大切であるように思います．就労に関する相談であれば,学校の先生や障害者就業・生活支援センターなども挙げられます．

表1-3　知っておきたい地域のソーシャルサポート

- 児童発達支援施設はどこにある？　どのような療育プログラムが行われている？
- 公的な児童発達支援施設以外の，民間の児童発達支援事業所はある？
- ファミリーサポートの活動は？
- 発達障害のある子どもを診療してくれる歯科医院はある？
- 保育園・幼稚園での発達障害のある子どもの受け入れはどうなっている？
- 行政の窓口はどこ？
- 機関同士をつないでいる事業所や個人はいる？

　このような地域のソーシャルサポートについて，大まかでよいので把握しておくことは，かかりつけ医にとってものすごく役に立ちます.

　そして，私自身が多くの ASD の子どもが大人になる姿を見せていただいて思うことは，自分で胸を張れる「好き」なことがある青年は，さまざまなことに挑戦をすることが好きになっていることが多く，「好き」なものがあることはそれだけで人生のたからであるということです. そのために，せっかく「好き」になったものやことは失わないでほしいと思います.

　ときどき，周りの大人は「好きを仕事に」ということを言うかもしれません. 子どもがゲーム好きだったりすると「プログラマーに」と安易に言う人もいるかもしれません. けれども，私自身は ASD のお子さんが「好き」を仕事にすることを目指していくことはあまりおすすめしていません. 中には周りから勧められてその道を選んだ結果，「ゲームを好きでなきゃいけない」，「プログラマーにならなきゃいけない」と自分を追い込んで，より苦しくなってしまうような子どもや青年もいます. もともとは好きだったものも，周囲の大人がただの「ゲーム好き」よりも「ゲームプログラマー」のほうが価値がある，役に立つと判断した結果，子どもの「好き」という気持ちは色褪せてしまったのかもしれません. このようなことは ASD に限らず，たとえば多くの野球少年でも大人が「せっかくやるなら上手になってほしい」とただの野球好きよりも試合での活躍や上手さを求めたり，「せっかく勉強するなら賢くなってほしい」とテストや受験での結果を求めたりした結果，子どもが野球や勉強を嫌いになってしまうという姿にもみられます. 多くの定型発達の子どもであれば，そのあとにまた「好き」なものに出会うかもしれません. けれども，ASD のお子さんにとって，「好き」なものは増えにくく，一度嫌いになってしまうとその「好き」だった気持ちは取り戻し難いものです. だからこ

そ，大人は「結果」や「役に立つ」ことにこだわることなく，子どもの「好き」な気持ちのあとをついていき，子どものさまざまな挑戦を「ナイスファイト」と見届けたいものです．

　そのようにチャレンジを好きになっていった子どもは，他者に相談することも上手になっていきます．そして，大人に教えられることが嫌いではなくなります．ASD の子どもが大人になったときにできていて欲しいスキルの一つとして「相談する力」があげられることがよくありますが，相談上手な子どもは，失敗や教えられることを厭わない子どもであり，それはチャレンジを好んでいる子どもであるともいえます．つまり，結果にこだわらない子どもです．そういった背景から私たち大人は，「大人はそんなに『できた』『できない』にこだわっていないし，『役に立つ』『役に立たない』にこだわっていないんだよ」，そして，「子どもたちが好きなことにチャレンジする姿を愛おしい気持ちで眺めているよ」ということを伝えたいものです．

　ここで，好きなことを大事にした事例をご紹介したいと思います．

りんくん（初診時 4 歳，男児）の事例

● 主 訴 ●

友達と遊ぼうとしない（両親）

● 発達歴 ●

　乳児期の運動発達に遅れはみられませんでした．ことばもそれほど遅れに気づかれることはありませんでしたが，名前を呼んでもあまり反応がなく，一人遊びが多いこと，親に視線を向けることや親を呼ぶことが少ないことなどがあったと言います．1 歳半頃には，あまりおもちゃで遊ばず，同じところをぐるぐる動き回る遊びに没頭したり，石ころを側溝に落とす遊びを繰り返したりしていました．ことばの遅れが目立つことはなかったので，1 歳半の健診では「様子をみましょう」と言われたそうです．2 歳を過ぎる頃には二語文はありましたが，唐突に好きな CM のセリフを口走ったりすることや，独り言も多かったと言います．また，ミニカーを一列に並べてタイヤを回すことに没頭しており，親子でやりとりして遊ぼうと父がミニカーを走らせる

と，父の手をミニカーから振り払い，元の位置に戻していたので，やりとり遊びなどは難しかったと言います．親との遊びで好きなものは，おんぶで揺らされながら走り回ることくらいだったと当時を振り返って両親は言います．

3歳の健診では，このような一人遊びを心配した母が保健師に相談をし，地域の療育施設への相談を勧められ，3歳3ヵ月より療育施設への通所が始まりました．親子で通園し，グループでの親子遊びを基本とするプログラムにはなかなかなじめず当初は部屋に入ることを嫌がっていましたが，おんぶで走り回るプログラムには次第に関心を示すようになり，少しずつ通園することにも慣れていきました．療育施設の通園は週に1回でしたので，年少からは保育園にも入園しました．入園当初はざわざわした部屋に入ることを泣いて嫌がったと言います．友達にもあまり関心がなく，友達が近づいてくるとその場所をそっと離れるようなこともしばしばありました．ひとり遊びを好んでおり，一人でミニカーや飛行機のおもちゃなどで教室の隅で遊んでいることが多く，絵本の読み聞かせや集団での遊びなどにはあまり関心を示すことはありませんでした．それでも，加配についた先生が熱心に彼の隣で同じ遊びを繰り返すことで，加配の先生のことは好きになり，登園時の分離もスムーズになっていきました．運動会などにも，年少時はあまり関心がなかったと言います．

年中になった頃からは，サンタさんからもらった図鑑がきっかけで電車に熱中するようになりました．一人で電車になりきって遊ぶことに没頭することや，そこから踏切や電車の車庫などにも関心を示すようになりました．運動などはあまり得意ではなく，ハサミなどの扱いは不得意であったため，工作などは苦労していたと言います．

年長になり，集団での活動には参加するようになりましたが，電車遊びが好きなことは変わりませんでした．保育園でも先生とは遊んだり，電車の話を楽しんだりするものの，自発的に友達と遊ぶことが少なかったこともあり，心配した両親がりんくんを連れて診察室にやってきました．

● 初診の様子 ●

りんくんは，椅子に座り，ややかたい口調ではありますが，質問には答えてくれます．診察室にあった電車の図鑑に関心を示し，鉄道の話を始めると先ほどまでとはうって変わってたくさんおしゃべりしてくれます．

「あ，僕このNゲージ持っていますよ．EF65っていう電気機関車です．

EF65 は見たことありますか？　日本中を走っているんです」

『そうか，これは EF65 っていうのかー，知らなかったな』

「僕は乗りたい電車がたくさんあるんです．寝台特急のトワイライトエクスプレス知っていますか？　僕トワイライトエクスプレスに乗りたいんです」

『りんくんは電車博士みたいだね』

「はい，僕は電車のクイズは正解ばかりしています」

　知能検査においては，質問と違ったことを答えることが多くみられましたが，最後までやり切ることができました．全体的な知的発達の遅れはなく，言語性 IQ が高いことが示されていました．これまでの発達歴と行動観察の様子などから，両親にはアスペルガー障害(現在の診断基準ですと自閉スペクトラム症です)という診断についてお伝えし，発達歴の様子と行動観察から説明をしました．また，電車が「好き」など，好きなことは大切にしたほうがよいこと，無理に友達関係を広げていくことはりんくんにとって疲れることにもつながりやすいことなどをお伝えしました．

● その後の様子 ●

　両親のお手製の電車カードを使った学習をしており，ひらがなよりもカタカナの学習やアルファベットの学習の方が好きでしたが，学ぶこと自体は好きな様子であったため，両親や本人と相談のうえ，小学校は通常学級に入級しました．

　小学校入学後，参観日などではあまり興味のない学習で電車の名前などの「落書き」をしている様子がしばしばみられました．また，ときおり電車の車掌になりきったような独り言も先生から指摘をされていました．座席は一番前でした．授業参観の際には，授業中に唐突に両親のほうを向いて今度見に行く予定の鉄道の話などをしてしまうこともあったといいます．小学 2 年生になっても，このような様子はあまり変わらず，クラスメートともときどき電車の話などはしますが，相互交流は苦手であり，友達らしい友達はいませんでした．

　帰宅後は家で宿題を済ませた後に，一人で N ゲージで遊ぶことや，電車のDVD などを見ること，両親と撮影した電車の動画を見ることに没頭していました．外で友達が遊ぶ声が聞こえても，あまり関心を示すことはありません．

　両親は，りんくんを無理に誘って外に連れ出したり，「友達と遊んできなさい」と言うこともなく，彼の好きな遊びや一人の時間を大事にしていました．

そして，休日にはりんくんと3人で電車の写真を撮りに出かけたり，鉄道に乗って旅行に出かけることもしばしばありました．診察では，「これは○○線です」，「これは▲▲線です」と，次々と撮影した写真や動画を私に見せてくれ，両親はそんなりんくんの様子を微笑ましそうに，ときどき冗談を交えながら横から見ておられました．彼のこの頃の夢は「僕は発明家になって新しい電車や乗り物を作る」とのことでした．

りんくんは言葉通り，毎年の夏休みの作品には力作を作っていました．小学校3年生のときにはソーラー電池を使った電気機関車を作り，コンテストで入選しました．その際には，両親もりんくんもとても喜んでその話を診察でしてくれました．

小学校4年にあがった頃，クラス内の特定のグループの子どもから「コンパスでノートに穴を空けられる」ということが起こりました．本人はあまり気にしない様子で過ごしていましたが，事態を重くみた両親は学校に相談をしました．学級の担任がいじめとして適切に対応してくれたことや，彼が理科の学習などではよい発言をして認められていたこともあり，彼の味方をする子どもも多く，いじめはほどなくして収束しました．小学6年になると社会の授業で歴史を学ぶようになります．りんくんは坂本龍馬と黒船などに憧れを抱いたようで，坂本龍馬のような衣装と刀を夏休みの作品として作ろうとしました．本当は鉄を伸ばす作業もしたかったそうですが，住宅街でそのような鍛冶作業をすることは困難であり，刀の鞘を丁寧に作りました．作った衣装で街を歩こうとすることもあったため，両親と相談をした上で「自分の好きなことはとても大事なこと」だけれども，「侍の衣装を来た少年と急に街で出会ったらみんなびっくりするかもしれないこと」などをお伝えすると，「それは坂本龍馬さんらしくない」と言い，その後は街で衣装を着ることはなく部屋に飾って過ごしました．

中学校に入学したりんくんはその後，戦艦などにも興味をもつようになりました．その頃の診察では，

「先生，最近は僕戦艦が好きなんです」

『授業で戦争のこと習ったの？』

「授業ではありません．最初は黒船が好きだったんですが，日露戦争物語という漫画を読んで，好きになりました．先生は知っていますか？」

『江川達也さんの漫画だね』

「そうです，秋山真之がかっこいいんです」

などと嬉しそうに語っていました.

中学生になっても,作品作りは人一倍熱心であり,戦艦や戦闘機などの模型を作ることに没頭しました.両親と一緒に博物館などに熱心に通い,その構造を学ぶこともとても好きだったと言います.

このような興味の一方で,中学2年生頃からはアニメなども好きになっていきました.これまで友人らしい友人はいませんでしたが,好きなアニメのことを話しているクラスメートに話しかけたことをきっかけに友人ができたそうで,その友人も昔鉄道などが好きだったこともあり,話が弾むようになりました.

中学で最も苦労したのは体育祭です.体育祭では,団体競技としてムカデ競争やリレーなどが行われます.彼は運動が苦手であったことから,こころない言葉をかけるクラスメートもいました.りんくんはこれまでの作品づくりでさまざまな試行錯誤をしてきたこともあり,試行錯誤はそれほど嫌いではなくなっていました.そのような姿勢もあり,友人をはじめ,多くの同級生は彼に擁護的であったので,彼が「学校に行きたくない」ということはありませんでしたが,体育祭の時期に会うと彼はちょっと疲れていました.

両親に尋ねると,家でも口数は少ないそうで,食欲も少し減っているとのことでした.両親はそんな彼のがんばりはよくわかっており,あまり熱心に勉強をさせることはなく,休日には好きなアニメを見たり,博物館に行ったりするようにしていました.

高校は好きだったゲームやアニメの影響から弓道部に所属しました.彼は「艦これ★5」がとても好きでした.そんなに強くない高校の弓道部ですから,彼と同じような動機で入部した友人もいたのだと思います.彼は「弓道部の友人とはものすごく話が合うんです」と言います.当然,これまでの蓄積から知識も多く,友人からも一目置かれ,彼は「提督」と呼ばれるようになり,そんなことを診察室で誇らしげに語ってくれました.夏休みなどの長期休みには友人といっしょにアニメショップに出かけるなど,楽しい高校生活を送りました.

★5　艦隊これくしょん(艦これ):「DMM GAMES」にてブラウザゲームとして提供されている,育成シミュレーションゲーム.プレイヤーはゲーム内では「提督」として,軍艦が擬人化されたキャラクターである「艦娘(かんむす)」を集め,敵を撃破することを目指す.

その後は，機械関係に進みたいと，ロボットなどの機械制御を学ぶ大学に進学します．ここではゼミの教授の理不尽さ（急なスケジュール変更や発表の準備など）に振り回されることもありましたが，「教授は多少理不尽ですが，研究熱心で，僕の研究も見てくれますし，たくさん学ばせてもらっています」と語っていました．卒論や就職活動などにはやや苦戦をしましたが，その教授の紹介で航空機産業の会社に就労しました．

仕事は大変そうですが，給料の半分ほどをアニメや自分の作品の材料費に使っていると言います．

● りんくんの事例から考えること ●

りんくんは小さな頃から療育を受けていますが，特別なソーシャルスキルトレーニングを行ったなどの介入はありません．両親の子育ての方針は一貫して「好きなものを大事に」ということであり，家庭がりんくんの好きなものを大事にしてくれるなかで，りんくんは作品づくりの試行錯誤をしていきます．もちろん作品づくりが失敗に終わることもありましたが，彼はめげることなく作品づくりを続けていきます．

両親が友達関係に無理に入れさせようとしなかったことも大きいかもしれません．これまでにも書いてきたように，思春期になるにつれて同世代の友人関係は大きく変化をしていきます．両親がその中に無理に入れさせようとして，好きなことを大切にする時間を削っていたら，りんくんのこのような姿はなかったかもしれません．そして，好きなことを大事にした結果として，りんくんは「提督」と呼ばれるようになり，大事な友人関係を築いていきます．

自閉スペクトラム症の子どもにおいては，好きなものが広がりにくいことはよく知られています．りんくんは好きなものに一生懸命に試行錯誤していくことや，それを承認してくれる家庭という居場所があったことで，さまざまなチャレンジをするようになったといえるかもしれません．だからこそ，大学に入学してからも，発表，卒論や就職活動などに苦労しながらも，試行錯誤し，就職へと至ったものと考えます．

自閉スペクトラム症の子どもにとって，好きなものや好きなことがあることはそれだけで宝物です．そして，特別なスキルを身につけることよりも，好きなものや好きなことを好きなまま大人になれるほうが人生にとって大切なことのように思います．

文 献

1) Kanner L：Autistic Disturbances of Affective Contact. Nervous Child 2：217-250, 1943.
2) Asperger H：Die Autistisehen Psychopathen im Kindesalter. Arch Psych Nervenkrankh 117：76-136, 1944.
3) 鷲見たえ子：レオ・カナーのいわゆる早期幼年性自閉症の症例. 精神神経学雑誌 54：566, 1952.
4) Ratter M：Concept of autism： A review of research, Journal of Child Psychology and Psychiatry, 9(1)：1-25, 1968.
5) Kolvin I：Studies in the childhood psychoses. I. Diagnostic criteria and classification. Br J Psychiatry 118(545)：381-384, 1971.
6) Cantwell D：Infantile autism and develop184 mental receptive dysphasia. Journal of Autism and Developmental Disorders 19：19-32, 1989.
7) Wing L：Asperger's syndrome：a clinical account. Psychol Med 11(1)：115-129, 1981.
8) Miller JN, Ozonoff S：Did Asperger's cases have Asperger disorder? A research note. J Child Psychol Psychiatry, 38(2)：247-251, 1997.
9) Mayes SD, Calhoun SL, Crites DL：Does DSM-IV Asperger's disorder exist? J Abnorm Child Psychol, 29(3)：263-271, 2001.
10) Lord C, Petkova E, Hus V, et al.：A multisite study of the clinical diagnosis of different autism spectrum disorders. Arch Gen Psychiatry, 69(3)：306-313, 2012.
11) American Psychiatric Association：Diagnostic and statistical manual of mental disorders, Fifth edition (DSM-5®). American Psychiatric Association Pub, 2013.
12) Chevallier C, Kohls G, Troiani V, et al.：The social motivation theory of autism. Trends Cogn Sci, 16(4)：231-239, 2012.
13) Suzuki K, Oi Y, Inagaki M：The Relationships Among Autism Spectrum Disorder Traits, Loneliness, and Social Networking Service Use in College Students. J Autism Dev Disord, 51(6)：2047-2056, 2021.
14) Kraut R, Kiesler S, Boneva B, et al.：Internet Paradox Revisited. Journal of Social Issues, 58(1)：49-74, 2002.
15) Russell S, Healy S, Braithwaite RE：Hobby preferences and physical activity participation among children with and without autism spectrum disorder. EUJAPA, 11(2)：8, 2018.
16) Hossain MM, Khan N, Sultana A, et al.：Prevalence of comorbid psychiatric disorders among people with autism spectrum disorder： An umbrella review of systematic reviews and meta-analyses. Psychiatry Res, 287：112922, 2020.
17) Lugo-Marín J, Magán-Maganto M, Rivero-Santana A, et al.：Prevalence of psychiatric disorders in adults with autism spectrum disorder：a systematic review and meta-analysis. Res Autism Spectr Disord, 59：22-33, 2019.
18) Nickel K, Maier S, Endres D, et al.：Systematic review：overlap between eating, autism spectrum, and attention-deficit/ hyperactivity disorder. Front. Psychiatry, 10：708, 2019.
19) Lai MC, Kassee C, Besney R, et al.：Prevalence of co-occurring mental health diagnoses in the autism population：a systematic review and meta-analysis. Lancet

Psychiatry, 6(10)：819-829, 2019.

20)　佐々木正美：自閉症療育：TEACCH モデルの世界的潮流．脳と発達，39(2)：99-103，2007.

2 注意欠如・多動症

1 注意欠如・多動症の歴史

　注意欠如・多動症 attention-deficit/hyperactivity disorder（ADHD）は活動に集中ができない，気が散りやすい，ものをよく失くす，計画通りに順序立てて何かをすることが難しいなどの不注意と（または），じっとしていられない，静かに遊べない，待つことが苦手などの多動・衝動性を主な特徴とする発達障害の一つで，子どもや青年の5.9〜7.1%が有しているのではないかといわれています[3]．

　このような，よく動いて我慢が難しい子どもがお話の中に登場してくるのは，1844年に描かれた「ぼうぼうあたま」という本の中に出てくる「じたばたフィリップ」のお話が最初ではないかといわれています．この本はドイツの精神科医であるハインリッヒ・ホフマンが息子のために描いたものです．このお話に登場するフィリップくんはそわそわして，食事中もぎっこんばったんと椅子の上で動き，ちっとも座っていることができません．また，「ぼうぼうあたま」の中にはほかにも「上の空のハンスの話」という，空ばかり見て歩いていた結果，川に落ちてしまう男の子の話もでてきます．こちらも，ひょっとすると不注意な特性のある男の子のことを描いているのかもしれません．

　このような絵本の中ではなく医学の歴史の中にADHDの原型が登場するのは，1902年にLancetに掲載されたスティルのADHDの特性を有する子ども43例の症例報告が最初であるといわれています．スティルはこの論文において，道徳的統制の欠如と抑制の意思の欠陥（一言でいえば，反抗的で我慢が難しく，落ち着きがないという点）に注目していました．

　1917年には，ヨーロッパでエコノモ脳炎（嗜眠性脳炎）という脳炎が流行しました．その脳炎の後遺症研究からは，脳炎後に多動や衝動制御の困難，不注意などの特性が目立ち，攻撃性が高くなる子どももいることが示唆され

ました．つまり，多動や衝動制御の困難，不注意などはしつけや養育の問題ではなく，中枢神経系の何らかの障害によって引き起こされ得ることがわかってきました．脳損傷などが背景に考えられましたが，なかなか原因となる脳の損傷は見つかりません．そこで1958年には「微細脳損傷 minimal brain damage」という概念も提出されましたが，多動や衝動制御の困難，不注意の原因が脳損傷であるという明確な根拠はないため，その後，原因論は棚にあげた形で「微細脳機能障害 minimal brain dysfunction（MBD）」という用語が用いられることが多くなりました．

　MBDにおいては，さまざまな症状がひとまとめにして語られたため，そのうちの行動面の特徴に注目し，概念が整理されたものが現在のADHDの原型であるといわれています．1968年には米国精神医学会の診断基準であるDSM-Ⅱに「児童期の多動性反応」として記載されるようになりました．その後のDSM-Ⅲでは，不注意な特性にも注目がなされるようになり「注意欠如障害 Attention deficit disorder」として不注意が前面に押し出されていましたが，1987年のDSM-Ⅲ-Rでは「注意欠如多動性障害 Attention deficit hyperactivity disorder」として不注意，多動・衝動性のいずれにも重みをつけることなく記載されるようになりました．しかし，その後のDSM-Ⅳ，DSM-Ⅳ-TRでは多動-衝動性と不注意の2つの概念の両者を中核とした定義に変更されていきます．そして，この不注意，多動・衝動性という症状を評価し，そのサブタイプを分類することとなっていました．

　このサブタイプに関しては，症状経過とともにサブタイプが移り変わりやすいことなどから妥当性に疑問が呈されていました．加えて，成人例への対応の問題や実際の臨床でよく認められる自閉スペクトラム症 autism spectrum disorder（ASD）との併存などから，DSM-5においてはいくつかの小さな変更がなされました．このような背景からDSM-5では，症状の発現年齢に関しては7歳から12歳に引き上げられ，併存症についても併記が認められるようになったことで，ASDおよびADHDの双方からのアプローチが必要な事例に対応できるようになりました．実際にASDにおけるADHDの併存については，比較的新しいメタアナリシスにおいても28%（95%CI 25〜32）と報告されています[1]．併存例に関しては両方の障害に伴う行動特性がより深刻になる可能性が報告されていますが，そうでないとする報告もあります[2]．けれども，DSM-5以前はASDの診断があることでADHDと診断す

表2-1 DSM-5® における注意欠如・多動症の診断基準

A. (1)および／または(2)によって特徴づけられる，不注意および／または多動性-衝動性の持続的な様式で，機能または発達の妨げとなっているもの：

(1) **不注意**：以下の症状のうち6つ(またはそれ以上)が少なくとも6カ月持続したことがあり，その程度は発達の水準に不相応で，社会的および学業的／職業的活動に直接，悪影響を及ぼすほどである：

注：それらの症状は，単なる反抗的行動，挑戦，敵意の表れではなく，課題や指示を理解できないことでもない．青年期後期および成人(17歳以上)では，少なくとも5つ以上の症状が必要である．

(a) 学業，仕事，または他の活動中に，しばしば綿密に注意することができない，または不注意な間違いをする(例：細部を見過ごしたり，見逃してしまう，作業が不正確である)．

(b) 課題または遊びの活動中に，しばしば注意を持続することが困難である(例：講義，会話，または長時間の読書に集中し続けることが難しい)．

(c) 直接話しかけられたときに，しばしば聞いていないように見える(例：明らかに注意を逸らすものがない状況でさえ，心がどこか他所にあるように見える)．

(d) しばしば指示に従えず，学業，用事，職場での義務をやり遂げることができない(例：課題を始めるがすぐに集中できなくなる，また容易に脱線する)．

(e) 課題や活動を順序立てることがしばしば困難である(例：一連の課題を遂行することが難しい，資料や持ち物を整理しておくことが難しい，作業が乱雑でまとまりがない，時間の管理が苦手，締め切りを守れない)．

(f) 精神的努力の持続を要する課題(例：学業や宿題，青年期後期および成人では報告書の作成，書類に漏れなく記入すること，長い文書を見直すこと)に従事することをしばしば避ける，嫌う，またはいやいや行う．

(g) 課題や活動に必要なもの(例：学校教材，鉛筆，本，道具，財布，鍵，書類，眼鏡，携帯電話)をしばしばなくしてしまう．

(h) しばしば外的な刺激(青年期後期および成人では無関係な考えも含まれる)によってすぐ気が散ってしまう．

(i) しばしば日々の活動(例：用事を足すこと，お使いをすること，青年期後期および成人では，電話を折り返しかけること，お金の支払い，会合の約束を守ること)で忘れっぽい．

(2) **多動性および衝動性**：以下の症状のうち6つ(またはそれ以上)が少なくとも6カ月持続したことがあり，その程度は発達の水準に不相応で，社会的および学業的／職業的活動に直接，悪影響を及ぼすほどである：

注：それらの症状は，単なる反抗的行動，挑戦，敵意などの表れではなく，課題や指示を理解できないことでもない．青年期後期および成人(17歳以上)では，少なくとも5つ以上の症状が必要である．

(a) しばしば手足をそわそわと動かしたりトントン叩いたりする．またはいすの上でもじもじする．

(b) 席についていることが求められる場面でしばしば席を離れる(例：教室，職場，その他の作業場所で，またはそこにとどまることを要求される他の場面で，自分の場所を離れる)．

（続く）

表 2-1　DSM-5® における注意欠如・多動症の診断基準（続き）

	(c) 不適切な状況でしばしば走り回ったり高い所へ登ったりする（注：青年または成人では，落ち着かない感じのみに限られるかもしれない）. (d) 静かに遊んだり余暇活動につくことがしばしばできない. (e) しばしば"じっとしていない"，またはまるで"エンジンで動かされるように"行動する（例：レストランや会議に長時間とどまることができないかまたは不快に感じる；他の人達には，落ち着かないとか，一緒にいることが困難と感じられるかもしれない）. (f) しばしばしゃべりすぎる. (g) しばしば質問が終わる前にだし抜いて答え始めてしまう（例：他の人達の言葉の続きを言ってしまう；会話で自分の番を待つことができない）. (h) しばしば自分の順番を待つことが困難である（例：列に並んでいるとき）. (i) しばしば他人を妨害し，邪魔する（例：会話，ゲーム，または活動に干渉する；相手に聞かずにまたは許可を得ずに他人の物を使い始めるかもしれない；青年または成人では，他人のしていることに口出ししたり，横取りすることがあるかもしれない）.
B.	不注意または多動性-衝動性の症状のうちいくつかが 12 歳になる前から存在していた.
C.	不注意または多動性-衝動性の症状のうちいくつかが 2 つ以上の状況（例：家庭，学校，職場；友人や親戚といるとき；その他の活動中）において存在する.
D.	これらの症状が，社会的，学業的または職業的機能を損なわせているまたはその質を低下させているという明確な証拠がある.
E.	その症状は，統合失調症，または他の精神病性障害の経過中に起こるものではなく，他の精神疾患（例：気分障害，不安症，解離症，パーソナリティ障害，物質中毒または離脱）ではうまく説明されない.

（日本精神神経学会（日本語版用語監修），髙橋三郎・大野裕（監訳）：DSM-5® 精神疾患の診断・統計マニュアル．pp.58-59，医学書院，2014 より）

　ることができず，治療的な手段も限られていたことを考えると，DSM-5 はこれまでより使いやすい診断基準になったといえるだろうと思います（表2-1）.

　ADHD の診断にあたっては，①その特性が 12 歳より前にみられること（ADHD の特性は生来的なものであり，環境との間の困難も 12 歳以前には目立ってくるため），②2 つ以上の場所でみられること（ADHD の特性であれば，概ねどのような場所でもその困難はみられるため），③そのほかの鑑別すべき疾患がないか，という点を確認することが，特に大切になってきます．子どもは不安であったり，抑うつ的であったりすると落ち着きをなくしますので，不安が強いお子さんは ADHD と誤って診断されることも多くな

ります.

　また，虐待などとの関連においても ADHD の診断は慎重にする必要があります．その理由としては，総論 p.90 で書いたように①虐待の影響として ADHD にみえる行動特性が現れやすいこと，②行動障害を伴う ADHD の子どもは虐待に遭遇するリスクが高いこと，などがあげられます．つまり，どちらかだけという問題ではなく虐待の影響と ADHD の両方が影響しあう問題も少なくないのです.

　また，子どもにみられる症状特性が知的発達症などで説明できないことかについてもよく検討される必要があります．本人のできる学業上の課題と学校や家庭で「やりなさい」と言われる学業上の課題が大きく異なるような場合には，しばしば ADHD にみえる症状が現れるからです．けれども，これらは学業などの分野において現れるものであり，通常の遊びや友人関係などにおいてこのような不注意や多動・衝動性を認めない場合には，知的発達症として診断し，支援をしていくことが大切になると思われます.

　限局性学習症についても注意が必要になります．ADHD の子どもたちは，しばしば学習の困難を認めます．つまらない繰り返しを伴う作業も苦手であるため漢字の書字などにも困難が認められます．一方で ADHD のない限局性学習症の子どもも苦手な授業中は不注意な傾向が強くなります．けれども，ADHD の子どもとは苦手な授業時間以外は不注意や多動・衝動性を認めないといった点から鑑別されます．もちろん，両者が併存することも多いのですが，一律に学力が低下しているから限局性学習症とは診断しないほうがよいものと思われます.

2 幼児期の注意欠如・多動症

　ADHD は不注意，多動・衝動性の困難がみられる発達障害ですが，これらの特性は年代とともに変化することが多いということはよく指摘されています．そして，幼児期の ADHD のお子さんは多動や衝動性のほうが不注意の特性に比べてよく目立つことが知られています．例えば，親御さんから「とにかくよく動いて，落ち着きがない」，「なんでもかんでも触るので危ない」などと振り返られるような落ち着きのなさが目立つこともありますし，遊びが乱暴であり，おもちゃを壊してしまうことやほかの子どもに怪我をさ

せることなどが目立つこともあります．好奇心旺盛で天真爛漫であり，危険を恐れず高いところに登りますし，落ちて怪我をすることも多くあります．ですので，親御さんは「小さな頃から目が離せなかった」，「謝ってばっかりだった」と振り返ることも多いです．また，この時期からかんしゃくなども多く認められ，その点においても苦労をする親御さんも多いようです．一方で，3歳くらいの子どもにおいては，しばしばADHDとは無関係に多動・衝動性が認められますので，病的なものかは専門家でも判断に迷うことが多くあります．その場合には多動・衝動性がその後どのようになっていくか，継続的にみていく必要があることも親御さんに伝えながらフォローしていくことになります．

　ADHDは生まれもった特性による部分が大きいですが，その困難は環境と本人の間で起こるため，環境と本人の間でより我慢を強いられる場面で目立つことが多くなります．したがって，それまでよりも我慢を強いられることが多い保育園などの集団場面において，ADHDの特性とそれに伴う困難が目立ってくる子どももいます．保育園などでは，運動会や発表会など「みんな一斉に同じ行動をする」ことが求められることも多く，ADHDの幼児の中にはこのような活動が苦手な子どももいます．また，多動や衝動性から「ルールのある遊び」に参加することが苦手なADHDの幼児もおり，しばしばルールを守ることができないことにより子ども同士のトラブルに発展します．保育園などやショッピングセンターなどの駐車場においては，親御さんを振り切って走り回ることも多く，事故の危険もありますし，大きな遊具などで危険を顧みずに遊んで大きな怪我をすることもあります．一方で，この年代では不注意の特性が問題になることは少ないので，「好奇心が旺盛な子ども」と評されることも多くあります．

　幼児期のADHDの子どもを育てる親御さんは子育てに苦労をされていることがほとんどです．たとえば，親御さんからは保育園に行く準備などや朝の食事などがなかなか進まず，「気が散って，なかなか落ち着いて座って食べることが難しい」ことや「駐車場でも走っていってしまうので気が気じゃなく，目が離せない」ことなどが語られます．危ないので，どうしても大きな声で制止せざるを得ず，それでもうまくいかないので「自分の子育てが悪いのではないか」と自分を責めてしまう親御さんも多くみられます．そのような親御さんたちの中には，自身の子育てに自信を失い，抑うつ的になってし

まい,「どうせ相談しても無駄だろう」と相談することも躊躇ってしまうような方もいます.

　私たち臨床家が子どものADHDを診断し,親御さんにその診断について説明し伝える意味は,このような親御さんの子育ての苦労に対して,「そのような苦労は親御さんの子育てのせいではない」ことを伝えることにもあります.そして,「ADHDの子どもは,通常の子育てでよく用いられる『叱ること』や『反省を求めること』によって行動を変えることが,あまり得意ではない子どもである」ことをお伝えし,叱ることや反省を求めること以外の子育ての方法を一緒に考えていくことにあります.

　また,ADHDの子どもの子育てにおいては,なかなか食事が進まないこと,着替え,歯磨き,トイレなどの朝の一連の行動がままならないことなど,日常的な困りごとも多く認められます.かんしゃくもしばしば認められますし,トイレトレーニングや歯磨きなども,できそうでなかなかできないために,「どうやったらトイレが嫌いじゃなくなるでしょう」,「どうやったら歯磨きが嫌いじゃなくなるでしょう」とやきもきしながら話す親御さんもおられます.私たちのような立場の者は,そのような子育ての相談をただ「様子をみましょう」で済ませずに,子どもの好きなことなどを把握しながら,トイレや歯磨きが楽しくなる工夫を親御さんと一緒に考えていく必要があります.ときには子どもが歯ブラシを持ちたくなるように,診察室で一緒に人形遊びをして人形相手に歯磨きをするなど,子どもがその活動を好きになるような環境を一緒に考えながら,相談に丁寧に応じていく必要があります.

　そして,「うまくいかなかったら,それは方法が子どもと合わないだけですから,またここで一緒に考えましょう」と継続的な相談につなげていきます.親御さんが子育てについて相談したいという思いを失ってしまうことは,親子の孤立につながりますし,それはより大きな親子のメンタルヘルスの危機につながります.ですので私たちは,ときには医療とはちょっと離れた日常の子育ての相談にも丁寧に応じていく必要があるのです.こういった日常の子育ての相談は,実は児童精神科医よりも小児科のかかりつけ医のほうが得意であることもよくあります.そして,診断をし,薬物治療などの治療やペアレントトレーニングなどの枠組みに親御さんに参加していただくよりも,日常の子育ての相談に答えることのほうが重要であることは,ADHDの子どもの診療においてしばしばあります.

　また，この時期のフォローにおいては，保育園などの集団場面における親御さんの考えている子どもの行動の背景と，保育園の先生が考えている子どもの行動の背景がずれていることはよくみられます．例えば，ADHDの子どもは制作などの課題をやらないことがしばしばあります．そのような行動の背景には，①そもそもその課題が好きでないこと，②実はその子どもにとって難しすぎること，③周りがどんどんできていくことが気になりやすい環境であること，などのきっかけがあることも多くあります．そういった際に保育園側が「やりたいことしかやらない」から「わがまま」，「躾がなっていない」，「親御さんとの間に信頼関係ができていない」，「家できちんとやるように言い聞かせてほしい」と思っていることも（ときどきですが）あります（もっとも，最近ではほとんどの保育園の先生がADHDのことを知っていますので，以前よりはずっとこのようなことは減っています）．また，背景は想像ができても，支援の方法がわからず，結果として「家でもよく言って聞かせてください」と話されることもときどきあります．そのような場合には，親御さんに子どもの行動の背景について丁寧に伝えるとともに，保育園側にもそのような背景を伝えることや，保育園などでもできそうな支援を伝えていくことで，親御さんや子どもと保育園との間の摩擦を少なくしていく役割を私たちが担うこともよくあります．

3　学童期の注意欠如・多動症

　学童期はADHDの特性とそれに伴う困難が最も目立ちやすい時期の一つです．学校という環境はそれまでの保育園と違い，授業中に45分間座っていることや，先生の指示に従うことを多くの子どもたちに求める環境であるといえるからです．そして，低学年のうちは，先生の指示をほかの子どもと共有しながら学習に取り組むことも求められます．つまり，学校という環境はそれまでよりもずっと，注意力やじっとしていること，そして，我慢する力が求められやすい環境であり，不注意や多動・衝動性の強いお子さんでは本人と環境との間に困難を生じやすくなります．

　例えば，不注意の特性が強ければ，気が散りやすく，簡単な計算問題を間違えてしまったり，問題をうっかり読み間違えてしまうようなケアレスミスが多かったり，授業中になかなか集中することが難しく，いつもよそ見をし

てしまったり，ぼんやりと外を眺めているようなことがしばしばみられます．連絡帳などの書き写しがうまくいっておらず忘れ物が多くなることや，宿題がなかなかできず，できていたとしても家に忘れて登校してしまうことで提出できないこともしばしばあります．また，物を失くすことが多く，鉛筆や大切な書類などもよく失くしてしまいますので，注意や叱責を受けることが多くあります．

多動や衝動性が強ければ，授業中に立ち歩くことや，いつもよくしゃべり，授業中にもかかわらずほかの子に大声で話しかけてしまうこともしばしばあります．いつも体のどこかをもぞもぞ，そわそわ動かしていたり，なかなかじっとすることができないため，周囲から見れば落ち着きのない印象になります．衝動性が強い子どもですと，行き当たりばったりの行動も多く，唐突に友達にちょっかいを出したり，質問に当てられる前に答えてしまったりするようなこともしばしばみられます．子どもたちが集団で登校するような場合ですと，道路に飛び出してしまったり，歩く順番を抜かしてしまうことがよくあるため，班長や見守りの地域の大人から注意を受けることも多くあります．

友達関係の中で多動や衝動性が目立てば，「鬼ごっこの鬼をやりたがらない」，「フォートナイトで負けたときに友達に暴言を言う」，「調子に乗って煽ってしまう」などルールを逸脱する行動が起こりやすくなります．また，急に棒を振り回したり，いきなりランドセルを叩いたりすること，順番をしばしば待てないことや，興味があることになると急に干渉したりすることで，友達関係のトラブルが起こることもよくあります．

ADHD の子どもたちは比較的環境の影響をよく受けますから，自分が好きな課題などに関しては，驚くほどの集中力で取り組むことも多いといわれています．一方で，授業がとても退屈なものであったり，まったく興味がもてないものであったり，難しすぎたり，簡単すぎたりすると，学習に集中することはとても困難になり，学習成績も低下しやすくなります．そのため，しばしば学校から「やる気がない」と評価されたりすることで，子どもが自分自身を大切に思う気持ちが損なわれることもあり，「どうせやったってできない」や「どうせ僕なんて」と自分のことを語る姿がみられることも多くなります．

このような，ADHD の子どもの学校環境における不適応を少なくするた

めには，周囲の大人がADHDの特性を理解することに加えて，学校環境における環境調整が必要になります．黒板が見やすい位置，先生からの指示が入りやすい座席の配置の工夫，気が散らないように黒板の周りの掲示物をシンプルにする工夫，板書の量をできるだけ少なくすることや，整理しやすいロッカーや引き出しの工夫なども大切になります．「できなさそう」，「難しい」と思うと，本人の課題に取り組もうと思う気持ちが下がりやすくなりますから，「みんな一緒」ということにとらわれすぎずに課題の量や質などにも配慮することが必要になります．また，繰り返しになりますが，「忘れ物をしない工夫」が必要になることもあります．忘れ物チェックシートを作ることもありますが，このような目標を立てた場合，学校の先生は，本人が明日の持ち物を書いたこと（もしくはプリントにして持たせたこと）を確認すること，親御さんは明日の持ち物を確認して，カバンに入れたことを確認することが必ず必要になります．「明日持ってくるように」，「ちゃんと言った」と周囲が思っても，うっかり忘れてしまうことがあるのがADHDの特性なのです．そして，それよりも大切なことは「忘れ物をしても意外となんとかなることのほうが多い」ということを伝え，「忘れ物をした場合にどうすればよいのか」を具体的に教えていくことでしょう．具体的には，「教科書を忘れたら，先生に伝え，教科書を借りる」，ただこれだけのことです．いちいち細かな忘れ物まで注意していくことは，子どもたちに小さな嘘を重ねさせることにしかつながりません．

　ADHDの子どもたちは，学校の先生や親御さんから叱られて行動を修正することはあまり得意ではありません．また，周りと同じように我慢することもそれほど得意ではありません．学童期のADHDの子どもたちの学校という環境での支援において最も大切なことの一つは，子どもの「やりたい」という気持ちに働きかけることです．そして，ADHDの子どもたちらしい天真爛漫さを失わないで，小学校・中学校時代を乗り切っていくことにあるように思います．そのためには，子どもの「よい行動」を見つけていくことや，子どものちょっとした我慢を見つけ，その姿を「頑張ったね」と認めていくことで，子ども自身が「よかった」と思い，「もう一度頑張りたい」，「もう一度やりたい」という気持ちにつなげていくことが大切になります．このあたりの話はとても大事な話になりますので，支援の項目でより詳しく書いていこうと思います．

4　思春期・青年期の注意欠如・多動症

　ADHD の子どもは思春期に至ると多動が目立たなくなることで一見落ち着いたように見えることもありますが，不注意の特性は残存しており，大切な約束事やテストなどの重要な日程を忘れてしまうといったことがしばしばあります．授業中に上の空でぼんやりしていることや，なかなか課題に集中できないこと，日常のスケジュール管理が苦手であることなども目立ちます．

　ADHD の多動・衝動性のうち，外から見えやすい「よく動く」などの特徴はこの頃には目立たなくなりますが，その内側では落ち着きのなさが続いていることはしばしばあります．ですので，授業中に席を立ってしまうことなどは少なくなっていますが，ついつい相手の悪口を言ってしまったり，相手の些細な言葉で怒ったりするような情緒の不安定さを見せることがあります．このような ADHD の特性と学校環境との間にあらわれる困難は，周囲から反抗的で怒りっぽい子どもであると誤解を受けやすいので注意が必要になります．また，小学生の頃には順番の割り込みなどをしていたような子どもも，「待つくらいならやらない」と避けることが増えていきます．

　中学生くらいになると，学校で求められるタスクやスケジュールの管理は，小学校よりもずっとハードルが高いものになります．不注意で忘れてしまうこともありますが，宿題や課題など「やらなきゃ」いけないことをわかってはいても，先送りしてしまい，結果として提出ができないことも増えていきます．あってはならないことですが，一部の中学校などでは，学習キャンペーンなどといって，家庭での学習に取り組むことを班ごとに奨励し，全員ができていないと罰を与えるようなことがあります．そのような際に，提出物が出せないことをクラスの中で叱責されることや，周囲の子どもたちから責められることから，自分を大切に思う気持ちが大きく損なわれるとともに，学習意欲が下がっていく子どもがときどきみられます．また，併存する睡眠障害などの影響により日中に過度な眠気があることも多く，このような眠気を振り払い覚醒度を維持するための行動が多動として現れてくることもあります．そして，日中の過剰な眠気が ADHD と似た症状を呈することもあり，両者の鑑別も重要になります[4]．

　また，この頃には学校からも「提出物などの管理を自分でしなさい」と言われたり，親御さんも「そろそろできるようになってほしい」と思うことはとて

も多くなります．けれども，そのような自己管理は ADHD の子どもにとってはとても苦手な分野になりやすいので，本人にとって管理しやすい環境を整えることはこの時期においてもとても大事な支援になります．

ただし，この時期は子ども自身も少しずつ自分の特性に気づきはじめるとともに，先生や親御さんからの支援を疎ましく思うこともあります．子どもたちが望まない介入をしてしまうことは，家庭の中で余計な緊張状態を作り，親子の関係を悪化させてしまうことにもつながりがちです．ですので，親御さんや先生から見ると，「そのやり方では忘れ物は減らないぞ」と思うやり方や「そのやり方ではテスト範囲終わらないぞ」と思うやり方であっても，子どもたちなりの試行錯誤をあたたかく見守るとともに応援する姿勢も大事になります．そして，つまずいてしまったときに「だから前に言ったでしょ！」と言うのではなく，「一緒に相談していこう」と子どもたちができる方法を一緒に模索していく姿勢が大事になります．そして，子どもたちがつまずいたとしても，大人は相談ができたという姿勢を丁寧に扱い，認める必要があります．そのような「相談するとうまくいく」経験を通じて，子どもたちは大人になっても，困ったときに相談することが上手になっていきます．「相談しなかったから大きな失敗をした」という失敗から学ぶわけではありません．

また，思春期に至った ADHD の子どもの中には先生や親との衝突を繰り返してしまうような子どももしばしばみられます．嫌な現実を振り払おうとゲームに没頭することや動画の視聴などに没頭することもよくあり，それらを注意されると親と衝突してしまうようなことがあるのです．このような際に，「ゲームが悪い」と思ってしまったり，周囲からそう指摘されることにより親御さんがゲームやネット機器を取り上げたりすることが，子どもが家庭内で暴れたり親のお金を盗んだりすることなどにつながることもあります．これらの行動は，自分にとっての嫌な気持ち，自分を大切に思うことができない嫌な気持ちを振り払おうとした結果なのです．つまり，反抗的な行動やゲーム，動画視聴への没頭などの背景には，自分のことを大切に思う気持ちが損なわれている状態があり，それらを振り払うように周囲に反抗することや親御さんに攻撃的な言動を見せるようなこともある，ということは覚えておきたいところです．

親御さんの中には，このような行動に至る子どもの姿に「自分の子育てが悪かった」とこれまでの関わりが無駄であったかのように思ってしまったり，

そのような気持ちに打ちひしがれ抑うつ的になってしまったりする親御さんもしばしばおられます.

　私たちのような医療者や支援者は親御さんのそのような思いを否定することはしてはいけないでしょう.「そんなこと思ってはいけませんよ」と言われてしまったら,親御さんは相談する場所が見つからずに,どんどん孤立していってしまいます. 親御さん自身のメンタルヘルスと身体的な安全を守る方法を一緒に考えていく必要があり,その上で子どもたちの適切な行動をどのように促していくかということを考えていく必要があります. 子どもたちに対しては,自分自身の湧き上がってくる怒りのような感情がどのような気持ちから来ているのか,そんなときにはどんな行動を取るとよいのか,自分自身を助けてくれようとしている人は誰がいるだろうかということなどを一緒に考えていく必要があります. 薬物治療が必要なケースもありますが,それだけではうまくいかないことのほうがずっと多く,また,そのようなケースにおいては,かかりつけの小児科などでは対応が困難であることも多いかと思いますので,そのような際には,児童精神科や精神科などとの連携が必要になります.

5　注意欠如・多動症と併存症

　ADHDにおいてはほかのさまざまな精神疾患との併存が多いことが知られています. Realeらは,ADHDセンターに登録されたデータベースの調査を行い,学習障害が56%,睡眠障害が23%,反抗挑発症が20%,不安症が12%に併存したことを報告しています[15]. 表2-2に代表的なADHDの併存症を示します[5].

　このようにADHDには多くの併存症がみられ,不安症は18～50%に,うつ病は16～26%に認められます. 双極性障害に関しても比較的よくみられることが知られており,そのほかにも物質使用障害やそのほかの行動嗜癖との併存がよく知られています.

　最近よく話題にのぼる,インターネット依存やインターネットゲーム障害との関連でいえば,ADHDに関しては,インターネット依存の人はADHDと診断される可能性が2.51倍高いとする報告[12]や,ADHDがインターネット依存やインターネットゲーム障害の重症度と関連していたとする報告があ

表 2-2　ADHD と併存症

併存症	頻　度	文　献
不安症	18〜50%	25〜50%：Sociberras ら（2014） 18%：Larson（2007），25〜35%：Geller ら（2007）， 27%：Bakkenn ら（2008）
双極性障害	0〜22%	0〜20%：Taurines ら（2010） 7〜22%：Singh ら（2006），5%：Bakkenn ら（2008）
うつ病	16〜26%	21%：Bakken ら（2008） 16〜26%：Gillberg ら（2004）
素行症／ 反抗挑発症	24〜60%	30〜50%：Dopenide and Pliszka（2009） 40〜60%：Biederman ら（2007），24%：Bakken ら（2008）
過食症	12%	12%：Reinblatt ら（2015）
自閉スペクトラム 症	12〜50%	12%：Jansen and Steinhausen（2015），30〜50%： Reichow ら（2013）
学習症や言語障害	23〜46%	23%：Bakken ら（2008），46%：Larson ら（2011）
物質使用障害	22%	22%：Kollins（2008）
チック症／ トゥレット症	7〜30%	20〜30%；Taurines ら（2010），7%：Bakken ら （2008）
強迫症	2%	2%：Jansen and Steinhausen（2015）

（Clemow DB, Bushe C, Mancini M：A review of the efficacy of atomoxetine in the treatment of attention-deficit hyperactivity disorder in children and adult patients with common comorbidities. Neuropsychiatr Dis Treat, 13：357-371, 2017 より作成）

ります[13]．ADHD においては，その病態基盤として，段取りを整えるような実行機能の障害に加え，報酬系の回路の障害（遅れてくるご褒美が待てないなど）があることはよく知られています[14]が，ネットやゲームの世界は即時報酬に自分からアクティブにアクセスできる世界そのものですから，ADHD の子どもが夢中になることは頷けます．

　さて，子どもの ADHD の併存症として，日常診療で最もよく出会うものはうつ病と不安症だと思われます．ただし子どもの場合は，抑うつ気分と不安を言語化し，分けていくことは，年齢が低ければ低いほど難しいことはよく知られています．

　また，ADHD と不安症の併存例については，不注意の傾向が強くなりや

すいことや学校に対する恐怖心が出やすいこと，気分障害の併存なども認められやすいことも指摘されています[6]が，ここからも ADHD の子どもにおいて不安とうつが絡まりあっていることが示唆されます．ADHD の子どもは，幼少期から続く環境とのミスマッチが大きく，そのことで自信をなくしやすいことはこれまでも書いてきた通りですが，そのような結果として不安や抑うつが認められやすいのかもしれません．また，ADHD の子どもは，「やらなきゃ」いけないことを先送りする傾向がありますが，このような「やらなきゃ」いけないことを実行していくためには，その都度，そこに向かう不安を克服していく必要があります．つまり，「やらなきゃ」いけないことを実行する際には大きな不安を生じている可能性もあり，ADHD の子どもたちにみられる不安はそのような ADHD 特性そのものから生じているという指摘もあります[7]．

このような ADHD の子どもの不安に対する治療としては認知行動療法なども取り入れられていますが，その際には ADHD の特性に配慮して，短い指示や視覚的サポートの提示なども求められます．また，ペナルティなどを嫌う子どもも多いことからペナルティの使用は推奨されないという意見もあります．いずれにせよ，子どもにとってわかりやすく，参加したいと思えるプログラムになるように工夫が必要であると思われます[8, 9]．

また，ADHD の子どもの抑うつの治療に際しては，最初は ADHD の治療アルゴリズムに即した治療が選択されますが，効果が不十分である場合には抗うつ薬も検討されます．その際には，副作用としてアクチベーションや躁転などの気分が不安定になる症状も報告されていますので注意が必要となります．ADHD に伴う双極性障害に対してはリチウムやラモトリギンなどに有効性を示す報告がありますが，いずれにせよ副作用には十分注意して使用していく必要があります．

また，ADHD はほかの発達障害との併存が多いことも指摘されています．例えば，ASD は 12～50％に併存するといわれていますし，そのほかにも限局性学習症，発達性協調運動症，チック症との併存が知られています．ですので，ADHD の子どもを診療する際には，これらの神経発達症の併存の有無についても留意する必要があります．

最後に，ADHD と睡眠障害についても言及しておく必要があります．ADHD の子どもは，夜に好きなゲームや動画の視聴など自分の好きなこと

を切り上げることが苦手です．そして，入眠しようとしてもなかなか眠りにつくことができず，布団の中でもぞもぞ動いたりしています．その結果，朝起きることも難しくなりがちで，親御さんと喧嘩になってしまうことも多いことが知られています．また，日中の過度な眠気のあまり授業中に眠ってしまうこともよくみられます．

睡眠覚醒リズムにはメラトニンが関与していますが，ADHD の子どもにおいてはメラトニン分泌の開始が遅れることも示唆されています[16]し，睡眠リズムが乱れてしまうことにより，ADHD の症状（不注意の特性）が強くなることとの関連も示唆されています．また，最近では ADHD と過眠症の一つであるナルコレプシーとの関連も指摘されています．

ADHD の過眠はしばしば，「授業中に居眠りばかりする，やる気がないからでは？」と思われがちですが，生活習慣の問題だけではなく併存する過眠の可能性について念頭に置くとともに，学校にもそのことを伝え，誤解を解いていく必要があります．

ADHD の睡眠障害（不眠）に対してはメラトニンが睡眠時間を増加させ，睡眠潜時を減少させること，また睡眠効率が向上し，夜間に不安定になる状態も少なくなることを示す報告があり，臨床的にもよく使用されます．

6 注意欠如・多動症の子どもの支援

ADHD の子どもの支援においては，保育園や学校などにおけるさまざまな行動が ADHD によって起こっていることを説明していく必要があります．子どもが「学校でよく動く」，「授業中に眠る」，「忘れ物をする」などの特性が，子どものやる気や家庭でのしつけなどによる問題ではなく，不注意や多動・衝動性といった ADHD の中核的な特性と環境との間に起こっている困難であると説明する必要があるのです．

現在の子どもにとって学校における課題はたくさんあるように見えますが，その中には，今すぐに取り組むことができそうな課題もあれば，周囲の大人が望んでいるとしてもとてもすぐには取り組めない課題もあります．例えば，授業中におしゃべりが多い ADHD の子どもが，いきなり「本人の我慢により静かになる」という姿になることは非常に難しいと思われます．そもそも，我慢の力でどうにかしようとするのは ADHD の特性上とても難し

いのです．そのようなことよりも，ADHD の子どもが環境の影響を受けやすいことから，「授業中にわからないことがないか確認する」，「先生に質問ができるような時間を設ける」，「休憩のスペースを用意する」などの環境的な対応をすることによって，今よりも授業に関心をもち，集中できる時間が増えるかもしれません．このような姿を周囲から認められることにより，子どもは今よりも学校や授業を好きになることが予想されます．

このような ADHD の特性と環境への配慮に関する説明は，個人によって大きく異なります．すべての ADHD の子どもたちに当てはまる包括的な説明はありませんので，その子どもに合わせた ADHD の特性と環境への配慮の説明を，親御さんと子どもの同意を得た上で学校に伝えていく必要があります．

またそれと同時に，長期的な見通しとして，ADHD の子ども自身が困ることは年代とともに変わっていくことが多い点も周囲に伝えていく必要があります．これまでにも書いてきたように，小学校の頃は「授業中に動き回る」ことに苦労をしていた子どもも，中学生になる頃には動き回ることは少なくなるものの，「忘れ物」や「提出物の管理」に苦労するようになります．

私たちが ADHD の子どもたちの治療や支援をする目標は，ADHD の子どもたちがその子らしさや自分を大切に思う気持ちを損なうことなく大人になっていけるように環境を整えたり，親御さんも含めた周囲の大人と連携したりしていくことにあります．そして，子どもたち自身が「できる」課題を通じて，喜びを感じ，学業やさまざまな活動への参加を好きになり，好きな活動やできる活動が増えていくことにあります．ADHD の子どもたちは「好きなこと」は増えやすいですが，飽きやすいことも多いので，そのような特性にも配慮しながら本人の適切な行動を増やしていくことが求められます．また，親御さんや周囲との連携においては，このような環境的な配慮について伝えるだけでなく，大人の不適切な介入によって ADHD 特性と環境との間における困難が大きくなることも伝えていく必要があります．私たち大人が子どもによかれと思って介入しすぎることで，子どもたちが大人の介入を嫌いになり，ますます気になる行動が多くなることもあります．結果として，親御さんや学校の先生がますます介入せざるを得なくなる，という悪循環に陥ってしまうこともしばしばあります．このような悪循環を少なくするために，適切な関わり方を大人が少しずつ学んでいくことも ADHD の支援においては大切になります．

ADHD の子どもたちと環境への配慮

ADHD の子どもの行動には，物理的環境要因（教室などにおける提示方法，課題など構造の工夫）や人的環境要因（先生や子どもの対応，ルールなど）が影響を与えることから，それらをまとめたチェックリストも報告されています[17]．その中から，いくつかのチェックポイントを抜粋し，いくつかの言葉を改めたものを表2-3に示します．例えば，物理的環境要因として配慮すべき点としては，表2-3の左側に示しているような工夫などがあげられます．そして，それぞれにおいて，何が適切かはその子どもによって異なります．例えば，黒板が見えやすい位置が前の方である子どももいれば，そうでない子どももいますし，先生からの指示の入りやすさについても，前の方が入りやすい子どももいますし，そうでない子どももいます．子どもにとっての適切な環境かどうかという点については，このようなチェックポイントを意識し子どもと一緒に考えながら試行錯誤していく必要があるといえます．

また，教室における先生や子どもたちの対応についてもいくつか配慮すべき点があることも指摘されています．具体的には，表2-3の右側に示して

表2-3　ADHD の子どもたちへの環境の工夫

物理的環境	人的環境
• 黒板が見えやすい位置の工夫 • 先生からの指示が入りやすい座席の配置の工夫 • 黒板の周りを気が散らないように掲示物をシンプルにする工夫 • 板書の量をできるだけ少なくする工夫 • 整理しやすいロッカーや引き出しの工夫 • 課題のレベルや量を本人に合わせる工夫 • プリントの文字の大きさや量の工夫 • 次の行動につながる，わかりやすいスケジュールの掲示などの工夫	• 何をしてよいかわからない時間や状況への対応の工夫 • 個別の支援や視覚的な支援の工夫 • はじめての課題や行事に対する不安について親御さんや子どもと話し合いがなされていること • はじめての課題や行事に対する工夫やそれが達成されるまでのスモールステップの工夫 • 本人が困っている行動を具体的に定義できていること • 先生や子供の指示の仕方の工夫 • 適切な行動を具体的に提示できている • 適切な行動が見られたら，クラスの中で認められたり，褒められたりしていること

（井上雅彦：ADHD と環境調整．そだちの科学 6：62-66, 2006 より作成）

いるような工夫などがあげられます．このような人的環境への配慮は，たとえば適切な行動として「算数のプリントを一問解く」と目標に定めた場合には，その子どもが1問解いたところで正解や不正解，その態度や姿勢にかかわらず認め，褒められる必要があります．そして，できることでなければやる気はあがりませんので，先生が事前のアセスメントに基づいてできる課題を用意しておく必要もありますし，その子どもが取り組むのにわかりやすい指示の出し方をしていく必要もあります．

　私たちのような医療者や支援者は学校と連携しながら，このようなADHDの子どもにあった環境をいっしょにつくっていく必要があります．なお，その際には，学校の余力や家庭の余力にも配慮をしていく必要があります．なぜなら，このような配慮には多くの労力を要するからです．それらを配慮せずに正しく，適切であることを求めることは，学校の先生がその子どもの支援をしようというやる気を下げてしまい，結果としてADHDの子ども自身が学校の中で孤立してしまうことにつながりかねません．ですので，私たちが何かを提案しようとする時には，その提案しようとしている方法が学校環境においても実行可能かどうかということも検討しておかなければなりません．

　家庭との連携も同様です．ADHDの子どもの子育てにおいては，日々の子育てだけでも親御さんは疲労困憊していることがほとんどです．なかには，親御さんが生活のために昼夜問わずとても忙しく働かなくてはいけない家庭もあります．そのような家庭に，そうすることが適切であるからといって，家での宿題の量を吟味し，子どもが取り組み始めるところを見つけ褒めるように促していくことは，親御さんの疲労をより強くしてしまい，親子関係を悪くしてしまいかねません．真面目な親御さんであればあるほど，一生懸命に子どもの環境を構築しようとし，そうしてもすぐに効果が出ないことで自分を責めてしまうこともあるかもしれません．私たちがどんなに適切であるといっても，それが家庭においても実行可能なものでなければ，子どもにとっても家庭にとっても意味がないばかりか，有害なものにもなり得ます．私たちはADHDの子どもの支援においては，その家庭の状況についても慮ることや謙虚であることを忘れず，家庭の負担を過度に増やさないようにしておく必要があります．

Ⓑ　ADHD の子どもたちと叱ることや罰

　ADHD の子どもたちはうっかりなどの不注意の特性であったり，よく動いてつい危ないことをしてしまう多動・衝動性であったりが目立つことにより，周囲から叱責を受けることも多くなります．多くの大人は叱ることによって行動を修正し，適切な行動を増やしてほしいと思っていますが，なかなか行動が変わらないため，ついつい叱ることや怒ること，罰を与えることなどが多くなりがちでもあります．このような悪循環はどうして起こりやすくなるのでしょうか？　親御さんや周囲の大人が怒りっぽいのでしょうか？

　あまり学術的な書き方ではありませんが，叱られることによって子どもたちが行動を変えるためには，①自分の行動について内省する，②内省したことを頭の片隅に留めておきながら生活する，③実際に同じような場面に出会ったときに，①，②を生かして我慢をする，という 3 つのプロセスが必要になります．②には注意力などが関わっていますし，③には衝動をコントロールする力も関わってきます．ADHD の子どもたちは不注意の特性と多動・衝動性の特性をもつ子どもたちであり，私たちはその特性と環境における困難などのアセスメントから診断をしています．つまり，3 つのプロセスのうち，②と③のプロセスが苦手な子どもたちが ADHD と診断されることが多そうだといえます．このような背景から，ADHD の子どもたちは叱られることによって行動を修正することが苦手な子どもたちなのです．

　一方で，ADHD の子どもたちもはじめのうちは内省することができますが，同じ過ちを繰り返すことがしばしばあります．そのため，周囲の大人が「あんなに反省したのに，反省が足りない」といった気持ちも煽られて，ますます叱ることが多くなり，子どもは叱られたことにより少しずつ自分自身を大切に思う気持ちを損なっていくということもあります．この話から伝えたいことは，何も「ADHD のお子さんを叱ってはいけません」ということではありません．親御さんや周囲の大人がどんなに心を砕いて叱ったとしても，うまく適切な行動に変えるという効果が出にくいのが ADHD の子どもたちなのです．親御さんや周囲の大人が「叱られることで行動を変えることはあまり得意ではない」ということを知っているだけでも，「反省が足りない」と怒れてきてしまう気持ちが煽られてしまうことは少なくなるかもしれません．ですので，私は ADHD の子どもたちを育てる親御さんや周囲の大人向けの

心理教育では，このようなお話を必ずするようにしています．

　これらと背景を同じくする話ですが，ADHDの子どもたちは罰などに敏感に反応し，罰を回避する傾向があることもよく知られています．これらは日本のADHDの子どもたちにも当てはまり，ADHDの子どもたちは罰の多いゲームを回避する傾向がみられたとする報告もあります[17]．学校などに置き換えて考えてみると，離席をすると罰が与えられる場合には，罰に敏感に反応し，罰を回避しようとする行動がみられるようになり，先生から逃げ回ったり，罰に対して感情的に反抗したり，罰を避けるためにそもそも教室に行かないという行動が増えてしまうかもしれませんし，このような事例は臨床においてよく出会います．このようにADHDの子どもたちの行動を罰則を用いて変えることは難しく，適切な行動も増えないことが示唆されます．

　また，ADHDの子どもたちは（時間の使い方がとても苦手であるため）「今」をとても大切にしています．何かすることの計画を立てたとしても，時間感覚をつかむことが苦手であることから，課題の優先順位をつけることがとても難しくなります．優先順位をつけたとしても，今「やりたい」ことの優先度が高くなりがちで，いずれ（と言っても比較的短時間のうちに）「やらなきゃ」いけないことは後回しにしてしまいがちです．したがって，「宿題やらないと，明日先生に叱られるよ」，「そろそろ寝ないと，朝起きられないよ」，「もうやめないと，ゲーム取り上げるよ」など「宿題やらなきゃ」，「寝なきゃ」，「ゲームやめなきゃ」などの「やらなきゃ」という気持ちに周囲の大人が働きかけることを後回しにしてしまいがちです．日本の文化においては我慢は美徳のように思われていますので，子どもの「やらなきゃ」という気持ちに働きかけるような我慢をすることをついつい指示してしまいがちですが，ADHDの子どもたちの支援においては「今」，「やりたい」に働きかけることがとても重要になります．

　そして，ADHDのお子さんでは「今」，「やりたい」が長続きしないこともたくさんあります．あんなにやりたいと言ったからサッカーを習わせたのに，3ヵ月で飽きてしまって「やめたい」と言い出したら，親御さんとしては「自分で言ったんだから続けなきゃ」と思ってしまいがちです．しかし新たな「やりたい」に舵を切ったほうが，長続きする好きなものに出会う可能性や，ちょっとかじったことが日常生活に活かされる可能性が高いように思います．

ⓒ 「今」，「やりたい」に働きかける

　子どもが「やりたい」と思える課題はどんな課題でしょうか？　これはゲームを例えに出してみると少しわかりやすいかもしれません．

　みなさんがゲームショップにやってきたとしましょう．棚にはさまざまなゲームが並んでいます．Ａというゲームはパッケージに何も書いてありません．ゲームソフトの値段だけが書いてあります．Ｂというゲームは「デビルクエスト」というゲームのタイトルと値段だけがシンプルに書いてあります．Ｃというゲームは「デビルハンター」というタイトル，パッケージにキャラクターのイラスト，そして「これは悪魔から世界を救う少年と少女の物語．心がつながる RPG」と書いてあります．みなさんが事前情報をもたない場合には，どのようなゲームを選ぶでしょうか？　おそらく多くの方がＣの「デビルハンター」を選ぶだろうと思います．それはＣが最もわかりやすくゲームの内容を提示していたためではないでしょうか？

　このように，今からしようとすることをわかりやすく提示することは，適切な行動につながりやすいといえます．当然ながら今からしようとすること（やろうとしているゲームの内容）がわかりにくい場合には，先ほどの例でＡとＢを選ばなかったように，そのような行動は出にくくなります．

　では，いよいよ「デビルハンター」をプレイしてみましょう！　このゲーム会社はデビルハンターを以下の３パターンで用意しました．クリエイター a は「デビルハンターは壮絶な悪魔との戦いの中で絆を取り戻す物語だ．だからこそ，難易度が高くなくてはいけない．最初からすごく難しい RPG にする」と最初から「激ムズモード」のデビルハンターを作りました．クリエイター b は「デビルハンターは誰もが悪魔を討伐し，人と人の心がつながる体験をできる RPG にする．没入感が得られるように，物語が進むとともに少しずつ敵も強くなる仕様にしよう」と考えてデビルハンターを作りました．クリエイター c は「誰もが悪魔を討伐できれば楽しいはずだ．ボタンを押していれば話が進むくらいに簡単にしよう！」と考えてデビルハンターを作りました．さて，この３つのデビルハンターのうち，誰もが長くプレイできるデビルハンターはどれでしょう？　そうですね，クリエイター b のデビルハンターです．

　最初から課題の難易度が高すぎると，課題に対して我慢を強いられます．

それではなかなか続けられませんよね．反対に，簡単すぎるとすぐに飽きてしまいます．ADHDの子どもたちは，課題が難しすぎるとそもそも取り組みませんし，簡単すぎるとすぐに飽きます．これを学習に置き換えると，「宿題の算数プリントをする」ためにも，課題を簡単すぎず，難しすぎない難易度に設定しておく必要があります．そして，当然ですが人間はできないことにはやる気が上がりません．行動をしてみるから没入感が生まれ，やる気が生まれるのであって，やる気が生まれるから行動できるわけではありません．ですので，「やってみよう」という子どもたちの気持ちに働きかける環境や提示の工夫をすること，そしてそれにチャレンジしてみたら注目されたり，褒められたりすることで，その行動を好きになっていく過程がADHDの子どもの支援においては大切になります．その過程を図で示せば，以下のようになります．チャレンジしている課題を「だんだん好きになっている」と思えば，その課題は続けてもよいでしょう．反対にチャレンジしている課題が「だんだん嫌いになっている」のであれば，その課題や私たちの働きかけの仕方について見直す必要があります．

先行事象	行　動	結　果
• 自分でできる算数のプリント • 自分で課題を選べる • 難しいときはすぐに聞ける状況にある • 計算機も使ってOK	• 算数のプリントができた！	• 褒められた • おいしいおやつ • うれしい

Ⓓ　子どものよいところを探してみる

　ADHDの子どもの支援においては，子どものよい行動を探していくことが大切になります．けれども実際には，どうしても，「宿題をやらない」，「授業中に座れない」などネガティブなところに目が向きがちです．中には「うちの子どもには褒めるところなんてありません」と語る親御さんもおられます．確かに，ADHDの子どもはなんの働きかけもせずに「宿題を自分から終える」ことや「ゲームを途中でやめる」ことはとても難しいです．ですので，子どもの「よいところ探し」が難しい親御さんは確かにおられます．

　また，子どものよいところを探すときには，あまり結果にこだわらないほ

うがよいことはよく知られています.「テストで100点」など結果を出そうと思うと, そこに至るまでには乗り越えなければいけないハードルがたくさんありますし, 100点が取れないときは褒められませんから, なかなか子どものモチベーションにもつながりません. したがって, あまり壮大な結果ではなく「宿題に取り組もうと机に向かった」,「ノートを開いた」だけでも, よい行動だといえます. ペアレントトレーニングでは25%ルールとも呼ばれますが, やるべきことの25%でもできていればその部分をすかさず褒めることが大切だといわれています. このような結果ではない部分を「頑張っているね」と褒められるだけでも, 子どもにとってはうれしいものです.

　実際の臨床の場面やペアレントトレーニングなどの場では, 少しでも子どものよさそうなところを思い出していただきながら, 子どものよい行動やよいところを探していきます(図2-1). いいところ探しはできるだけ具体的なほうが褒められることにつながりやすいことが知られていますので,「発表会でがんばった」よりも「発表会で大きな声を出していた」などのほうが, 親御

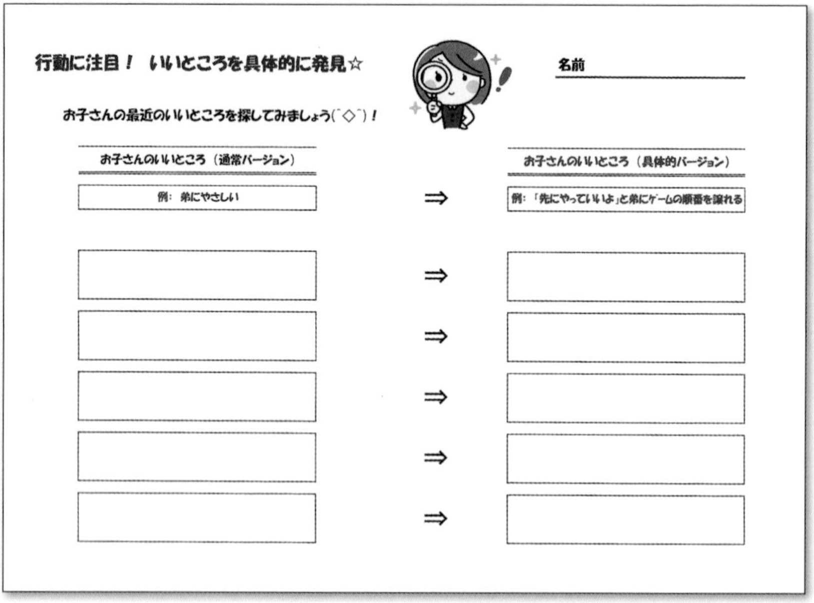

行動に注目！ いいところを具体的に発見☆　　　　　　　名前＿＿＿＿＿＿＿

お子さんの最近のいいところを探してみましょう(˚◇˚)！

お子さんのいいところ（通常バージョン）		お子さんのいいところ（具体的バージョン）
例：弟にやさしい	⇒	例：「先にやっていいよ」と弟にゲームの順番を譲れる
	⇒	
	⇒	
	⇒	
	⇒	
	⇒	

図2-1　当院で使用しているいいところみつけのシート

さんも褒める行動につなげやすいように思います．私たちのような医療者や支援者は親御さんが書いたり，話したりする子どものよい行動について，「それは本当にかっこよかったでしょうね」などとともに喜び，親御さんが自然にポジティブな気持ちを抱けるように親御さんを支えていく必要があります．

　子どもに臨床場面で自分のがんばったことを話してもらうこともしばしばあります．そのような際にも，子どもに「かっこよかったねー」などと声をかけるとともに，親御さんにも「○○くん，かっこいいですね」と伝えることもよくあります．親御さんは照れ臭そうに「ありがとうございます」と答えることも多いのですが，このような親子との交流を通じて，我が子への誇らしい思いに気づいてもらうことが日常臨床では大切になるように思います．

Ｅ　子どもを叱る回数を減らそう（行動を 3 つに分けてみよう）

　これまでにも書いてきたように，ADHD の子どもたちは日常生活の場面でたくさん叱られます．親御さんや周囲の大人から見れば気になる行動がたくさんあるからです．そのすべてを叱っていたら，親御さんも疲れますし，子どもも子どもでだんだん聞き流してしまうことにつながってしまうことも多いと思います．ですので，子どもの行動を①好ましい行動，②好ましくない行動，③許容できない行動の 3 つのレベルに分けて考えることがペアレントトレーニングなどでは提案されています．そして，①好ましい行動は「褒める」ことや本人にとってのご褒美になることを与えること，②好ましくない行動には，計画的に無視をしていくことや環境調整，指示の工夫の仕方などで長期的な対応をすること，③許容できない行動にはタイムアウト★1 などの対応をすることになります．③の許容できない行動は「友達を叩く」ことや「お金を盗むこと」なので，実はそれほど多くはありません．②の好ましくない行動の中で，「できればやめさせたい」というようなより優先度が高い行

★1　タイムアウト：環境を整え，分かりやすい指示の工夫などをしても危険な行動や自分やほかの人を傷つけるような行動がくり返し起こる場合に，行動の直後にその場から一定時間（通常は数分など短時間）離れさせるようにする方法です．タイムアウトはお説教をする時間ではありませんので，大人はお説教をしたり，叱ったりしないよう注意をする必要があります．

動にのみ焦点をあてて，環境調整や指示の仕方の工夫を考えていき，そのほかのことは「まーいっか」と少し片目をつぶることも大事になります．こうやって叱る回数が減るだけでも，親子の関係はずっとよくなります．最初はできなくても大丈夫です．診察室で「ぜんぜんできません」と話しても，私たちが親御さんを否定することはありません．それくらい，自分の接し方を変えることは難しいことなのです．

　子どもへの指示の仕方についてはいくつかの工夫がありますが，適切な行動を促すときには，注意をこちらに向け，具体的に簡潔に，感情を抑えた穏やかな声で(C：Calm)，子どものそばで(C：Close)，落ち着いた静かな声で(Q：Quiet)で子どもにわかりやすい指示を出すことが提唱されています．なかなか難しいことですが，このような人の関わり方やp.180で書いたような環境調整を組み合わせながら子どもの適切な行動を促していきます．

　応用行動分析では，行動をA：行動の前のきっかけ，B：行動，C：結果の3つのフレームに分けて考えます(ABC分析ともいわれます)．行動の前によいきっかけがあれば適切な行動は増えますし，行動の後によい結果(褒められる，ご褒美)があっても適切な行動は増えます．ここまで書いてきた環境の調整や指示の出し方の工夫はABCのAの部分に働きかけており，好ましい行動を褒めることはCの部分に働きかけることで適切な行動につなげようとしているといえます．

　実際の臨床場面では親御さんの工夫やうまくいったこと，うまくいかなかったことなどが語られます．私たち医療者や支援者は，その一つ一つのチャレンジに耳を傾け，うまくいったことを一緒に喜び，親御さんがチャレンジしようとしたことを「よく褒めようとがんばりましたね」と支持していく必要があります．そうやって親子と診察室でつながっていくことが私たちのような医療者や支援者の役割であるともいえます．

行動の前のきっかけ	行　動	結　果
A：Antecedent	B：Behavior	C：Consequence

Ｆ　ペアレントトレーニングって何だろう？

　ペアレントトレーニングは，ADHD の子どもの親御さんを対象として，子どもの行動変容を促し適切な行動を増やしていくために，親御さんが褒め方や指示の出し方などの養育スキルを獲得することを目指して行われるグループ形式のプログラムです．日本においても 1990 年代から発展してきており，肥前式，精研式，奈良式，鳥取大学式などいくつかのプログラムが行われてきています．そして，さまざまな調査からペアレントトレーニングは親御さんの養育スキルのみならず，育児ストレスの軽減や子どもの適応的な行動の増加につながることがわかっています．ペアレントトレーニングのプログラムは問題となる行動を減らすというよりも，むしろ親子の関係が改善され，結果として適切な行動が増えることを目指しています．そして，同じ悩みをもつ親御さん同士が出会うことで，「その悩みわかる！」と自分が一人ではないという感覚が得られるのも有用な点です．また，一人で取り組んでいるとどうしてもペアレントトレーニングの宿題はなかなか難しいのですが，グループで行い，お互いに励ましあうことによって達成できることもよくあります．

　当院のペアレントトレーニングのプログラムでは，ここまでに書いてきたような，①子どものよいところ探し，②子どもの行動を 3 つに分ける，③行動を 3 つのフレームに分ける，④環境調整（行動が起きる前の工夫），⑤効果的な指示の出し方，⑥子どもの不適切な行動への対応（ほめるための無視の仕方），⑦叱るを考える，⑧トークンシステムなどのプログラムを数名のグループ形式で行っています．具体的には，毎回，宿題の発表→そのセッションのミニ講義→ワークやロールプレイという流れで行い，最後にちょっとした宿題をお願いしています．その際には，誰もが話しやすい雰囲気や質問しやすい雰囲気を運営側でこころがけていくことがとても大切になります．ペアレントトレーニングが終わったあとに熱心に話し込まれる親御さんたちをときどき見かけますが，このようなつながりがつくられること自体が，とても大切なものかもしれません．

　一方で，ペアレントトレーニングを実施するにあたって注意しなければならないこともあります．それは，子育てへの不安が非常に強かったり，すでに自分を強く責める気持ちがある親御さんの中には，グループでのペアレン

トトレーニングを実施していく中で,「自分はこんな風には褒められない」,「やっぱり自分はダメだ」とさらに自分を責めて,落ち込んでしまう親御さんもおられるということです.そのような際には,親御さんも安心して参加できる個別でのプログラムの中で,親御さんの子どもへの関わり方などを考えていくことのほうが好ましいと思われます.

また,子育てをしながらペアレントトレーニングに継続的に通うのはそれだけでものすごく大変なことです.働いている親御さんであれば,仕事を休んで来てくださっていることもしばしばあります.だからこそ,私たちは毎回の運営に際して,親御さんが少しでも「参加してよかった」と思えるようなプログラムを提供していく必要があるように思います.

Ⓖ ADHD の子どもたちと薬物療法

わが国における ADHD の支援や治療の基本的な流れとしては,これまで書いてきたような環境調整や心理社会的な治療(ペアレントトレーニングを含む)が第1選択であり,それらを行っても効果が不十分であるような場合に初めて薬物療法の追加が検討されます.決して,ADHD であればすぐに薬物治療を行うわけではない点に注意が必要です.そして,薬物療法を行うにあたっては,そのリスクやベネフィットを子ども自身にも親御さんにも十分に説明をした上で,子ども自身と親御さんの意向も十分に配慮しながら行っていく必要があります.子ども自身や親御さんがその必要性を感じていないにもかかわらず,医療者や学校の先生の意向などで薬物療法を推し進めることは,決してあってはならないことです.

ADHD の病態は完全に明らかになっているわけではありませんが,その背景には実行機能の障害と報酬系の障害が想定されています.実行機能の障害とは目標の設定や計画,そして計画の実行や行動の選択が適切に行えないことを指しています.ですので,実行機能の障害が背景に想定されてる ADHD においては,意図したことを柔軟かつ計画的に考えて行動に移すことが苦手になりやすいという「段取りの悪さ」が目立つことも多くあります.もともとは,この実行機能の障害から ADHD は説明されていたのです[18]が,すべての実行機能が ADHD において一様に障害されるわけではないことがわかってきたことなどから,実行機能のシステムと報酬系のシステムの

表2-4 現在日本において ADHD の子ども（6 歳以上）に使用可能な薬剤

	メチルフェニデート徐放製剤	アトモキセチン	グアンファシン	リスデキサンフェタミン
種　　類	中枢刺激薬	非中枢刺激薬	非中枢刺激薬	中枢刺激薬
作用機序	ノルアドレナリン・ドーパミンの再取り込み阻害	ノルアドレナリンの再取り込み阻害	アドレナリン受容体（α2A）刺激	ノルアドレナリン・ドーパミンの再取り込み阻害など
効果発現	はやい	おそい	ややはやい	はやい
持続時間	半日	終日	終日	半日（メチルフェニデートより長い）
主 な 副 作用	食欲低下，不眠，頭痛	頭痛や眠気	傾眠，血圧の低下，頭痛	食欲低下，不眠，頭痛
注　　意	• 覚醒作用があるため午後の服用は避ける • 処方登録制度あり	• 併用薬注意（CYP2D6により代謝）	• 併用薬注意（CYP3A4により代謝） • 低血圧に注意	• 覚醒作用があるため午後の服用は避ける • ほかの ADHD 治療薬が効果不十分な場合のみ使用 • 処方登録制度あり
チック症の併存	使用不可	使用可	使用可	使用不可

2つの経路の障害を並列に配置した二重経路モデルが提唱されています[19]．この報酬系の障害からは遅れてくる報酬を待つことができない遅延回避の特性などや，代替の報酬を選択する傾向（遅れてやってくる報酬が待てずについつい手近に得られる報酬を選んでしまう．例えば一週間後の 1000 円よりも今の 500 円を選択するなど）や衝動制御の困難が説明されます．そして，実行機能の調整には神経伝達物質であるドーパミンとノルエピネフリンが関与しており，報酬系にはドーパミンの働きが関与しているといわれています．日本で処方できる薬剤のうちの3種類（メチルフェニデート徐放製剤，アトモキセチン，リスデキサンフェタミン）はいずれも ADHD におけるドーパミンやノルアドレナリンの機能の弱さに働きかける薬剤となっています．

1）メチルフェニデート徐放製剤：コンサータ®

　ドーパミンやノルアドレナリンの再取り込みを阻害することで効果を発揮する薬剤で，1日1回朝食後に使用するタイプの薬です．治療効果のみられる子どもでは飲んだその日に効果がわかることも多い薬です．したがって効果発現は非常に速い薬であるといえます．効果の持続時間はおおよそ半日程度ですので，学校における困難が目立つ子どもにおいては症状の改善が見込まれます．一方で，効果が持続している間の食欲低下が著しいこともあり，学校では給食を食べられないこともしばしばありますので，朝食や帰宅後の食事量などには注意を要します．チックを増悪させる可能性があるためチックには禁忌である点にも留意する必要があります．

　また，コンサータ®や後述するビバンセ®はADHD適正流通管理システムへの登録が必要となります（患者さん自身も登録が必要になります）．これはこれらの薬剤が報酬系に働きかけること，報酬系と依存形成との関連が示唆されることから，ADHDの治療に精通した医師によって適切な患者にのみ処方される必要があるからです．

2）アトモキセチン：ストラテラ®

　前頭前皮質のノルアドレナリンの再取り込みを阻害することにより，実行機能に働きかけます．また，コンサータ®やビバンセ®と異なり報酬系には関与しないため，依存形成は起こりにくいとされています．効果が認められるケースでは1日を通して効果がありますので，学校以外の生活状況の改善も期待されます．一方でアトモキセチンには体内動態に個人差があることも指摘されていますので，適切な用量にも個人差があるものと考えておく必要もあります．

　副作用としては吐き気や食欲の低下などが認められることがあります．また，チックの悪化のリスクは少ないため，チックを有するADHDの子どもには使用しやすいともいえます．

3）グアンファシン：インチュニブ®

　インチュニブ®はドーパミンやノルアドレナリンに働きかけず，アドレナリン（α2A）受容体に働きかけるといわれています．中等度のノルアドレナリンが遊離することで，シナプス後のα2A受容体を刺激し，前頭前皮質機

能を向上させることが知られていますが，インチュニブ®もα2A受容体に作用し前頭前皮質機能を賦活化することで効果を出すと考えられています．

　インチュニブ®に関してはもともと降圧薬として開発されたため，血圧低下の副作用があります．また，房室ブロック（Ⅱ度，Ⅲ度）には使用できないため，使用する前に心電図をとることも推奨されます．

　副作用としては血圧低下に伴うものと思われるめまいや頭痛，傾眠がみられますので注意しながら使っていく必要があります．

　インチュニブ®はその作用機序からチックを軽減させるという報告もあり，チックを有するADHDの子どもにも使用しやすいといえます．

4）リスデキサンフェタミン：ビバンセ®

　ビバンセ®はドーパミンおよびノルアドレナリンの再取り込み阻害作用によって効果を発揮します．リスデキサンフェタミンそれ自体は不活性ですが，血中で徐々に活性体であるd-アンフェタミンに加水分解されます．このような形にすることにより（プロドラッグ化といいます），d-アンフェタミンの急激な血中濃度上昇が抑えられるとともに，血中濃度の減少も緩徐となるため，長時間作用型のADHD治療薬として期待されています．一方で，現在のところ依存などに関するリスク評価が実態調査ではまだ不十分であるため，ほかのADHD治療薬が効果不十分な場合にのみ使用することとなっています．

　副作用としては食欲減退が多く，また比較的長時間作用することから不眠が認められやすいことがあげられます．また，頭痛などはしばしばみられますので注意が必要です．

　ADHDの薬物治療に関しては，適切に薬物治療を行うことで，交通事故リスクを軽減すること[21]やADHDに伴う睡眠障害，生活習慣を改善することが期待されます．けれども，これらの薬剤は一度服用を始めたら，ずっと飲み続けなければならないものではありません．薬物治療はあくまで子どもの適応がよくなるきっかけの一つですから，その効果に後押しされながら，環境調整や行動療法的な関わりが効果をあげ，それが薬物治療の中止につながることも期待されます[22]．ですので，ADHDの子どもの支援においては，薬物治療を開始したとしても，常にそれを中止するタイミングを模索しなが

ら行動療法的な介入と環境調整などを続けていく必要があるように思います.

最後に, 事例を1つ提示します.

れいくん（初診時7歳, 男性）の事例

● 主　訴 ●

学校生活において友達に手が出る. 授業に集中できない.

● 発達歴 ●

れいくんは39週3890gで生まれたそうです. 乳児期の運動発達には遅れは認められなかったと言います. 1歳1ヵ月には歩くようになりましたがその後は多動が目立ち, ベビーサークルを乗り越え, いろんなところへ怖がらずに行ってしまうことが多かったと言い, 両親も「少しも目が離せなかった」と言います. 両親が仕事をしていたため, 1歳から保育園に入園しました. 他の子どもへの関心は高く, 手遊びやリズム遊びなども大好きだったと言います. また, 名前を呼べばよく返事をし, 大人への愛想もよかったそうです.

一方で, ほかの子どもの遊んでいるものを勝手に持っていくことなどは多く, 相手が嫌がると手を出してしまうなどのトラブルも多かったそうです. 4歳ごろには, 園では最も活発な男の子と言われており, 力も強いので, 自分の思うままに遊びをしきることなどは多く見られましたが, れいくんを慕う子どもも多くいつも遊びの中心にいました. けれども, 友達のおもちゃを衝動的にとってしまうことも多く, 先生が仲裁に入ることも多かったと言います. あまり好きではない絵本の読み聞かせなどの時間は集中できず, 動いてしまうことや後ろに置いてある自分の好きな絵本を勝手に持ってくることも多く, そのたびに先生に注意されていました. 廊下に出てしまうこともしばしばあり, 先生に注意されて, 座ることを促されるといったんは座りますが, またすぐに動いて廊下に行ってしまったそうです.

反対に好きな絵本のときなどには, 先生が読み聞かせしていると, どんどん前の方に寄ってきたり, 話の続きを勝手に話しはじめてしまうことも多くみられました.

年長さんになると, ほかの子どもたちも成長し自己主張をするようになっ

てきますが，それにつれて友達とのトラブルはさらに増加していきました．
「ドッジボールをやろう」と言い，友達が「サッカーのがいいよ」と答えると，
その子を怒って叩くようなことも多くなりました．相手が怪我をしたことも
あり，先生から叱られると，ふてくされて，泣いて暴れることも多かったと
言います．この頃から両親は園にたびたび呼ばれるようになりました．園の
先生から「このままではよくありません．家でもよく言い聞かせてください」
と言われたこともあり，親御さんは「自分のしつけが行き届かないせい」だと
思っていたそうです．

　同じ頃の家庭での遊びを聞いてみると，家庭では一つの遊びに集中するこ
とができず，おもちゃを次から次へと出して遊ぶため，部屋がちっとも片付
かないことなどが語られましたが，両親は「子どもだから仕方がない」と思っ
ていました．れいくんに「片付けよう」と誘うと，片付けは始めるのですが，
すぐに気が逸れてそのおもちゃで遊び始めてしまいます．食事中も集中でき
ず，席を離れておもちゃで遊んでは，両親に注意され，いったん座ることを
繰り返していました．両親は「その頃は発達のこととは少しも思っていません
でした．私たちが注意しすぎるのもよくないのかなって思って見ていた時期
もありますが，少しもおさまらないし，どうしていいかわからず，また怒っ
てしまうことを繰り返していました」と語ります．そんなれいくんですが，運
動は得意で，運動会などでは大活躍をするので，その日だけは園に行く足ど
りも重くなく，「かけっこも速いから，運動会は大好きで，リレーでも僕がみ
んなを勝たせるといって張り切っていました」と言います．年長の運動会はリ
レーもかけっこも勝ったこともあり，両親もれいくんもごきげんでお寿司を
食べにいったそうです．

　そんなれいくんですが，小学校は通常学級に入級しました．園からは「特別
支援も考えては」と言われ，学校にも相談に行きましたが，当時は「診断も出
ていないので特別支援学級は利用できないと言われました」とのことでした．
小学校1年生の授業内容には簡単についていけますが，授業にはなかなか集
中ができません．最初のうちは授業も聞いていますが，だんだん姿勢が崩れ，
ふらふらと友達の席まで歩いていき，話しかけるようなことも多くなりまし
た．授業がつまらないと廊下に出て行っては学級文庫を読んで過ごすような
ことも多く，先生が注意するとふてくされながらいったんは戻るものの，ま
たすぐに廊下に出ていってしまいます．家に帰るとすぐに「公園に遊びに行
く」と言い，親御さんが「宿題が終わってから」と言っても，なかなかとりかか

れず，非常に嫌がりました．無理にやらせようとしてもうまくいかず，途中で話し始めたり，ジュースを飲んだり，テレビを見たりと気が散ってしまい，「結局宿題も終わらず，遊びにもいけないから毎日怒って大変でした」と両親は当時を振り返ります．

　小学校2年生にあがると，友人とのトラブルが毎日起こるようになりました．自分がしきって遊ぼうと思っても，自分と同じ遊びをしない子どもも多くなり，すぐに怒ってしまうことや，そんな友人を叩いてしまうことがさらに多くなっていきました．暴れるれいくんを先生も力ずくで押さえようとして，さらに暴れてしまうなど悪循環が目立つようにもなりました．

　れいくんは次第に「どうせ俺なんてみんなに嫌われている」と語るようになりました．両親が「そんなことはないよ」と言っても耳を貸しません．

　小学校2年の5月には，学校内で暴れて，それを制止しようとした先生にかみつき，鉛筆を握りしめ，先生に向かっていくようなこともありました．このときには，双方大きな怪我はしませんでしたが，学校から勧められ，近くのクリニックを受診しました．そこでは問診票のチェックリストを見ながら「ADHDですね，薬を出しましょう」と言われ，アトモキセチンによる治療が開始されました．クリニックの待合では落ち着いて待っていられず，椅子の上を駆け回るようなこともあり，クリニックのスタッフから叱られることも多く，れいくんはクリニックに行きたがらなくなってしまいました．あまり効果の実感もないまま薬を続けていましたが，次第に本人も服用したがらなくなり，薬を服用させるだけでも家族と毎日けんかをするようになってしまい，「薬をなかなか飲んでくれません」と診察で相談したところ，「なんとか飲ませてください」と伝えられたそうです．どうしてよいかわからなくなった両親が知人に相談し，9月に当院に両親とれいくんは診察に来られました．

● 初診の様子 ●

　診察室に呼ばれる前のれいくんは，待合室の椅子に座っていたかと思えば，ときどきくるっと受付を見たり，外を走ってみたり，近くのグラウンドでお父さんと遊んだりしています．診察の時間になり，診察室で「れいくんはこっちの椅子にどうぞ」と着席を促されるといったんは座りますが，すぐに足をばたばたさせながら，机をコツコツと蹴っています．診察室の机の上の書類や絵が気になり，勝手に触り始めたり，落書きを始めたりします．『先生，関先生って言います．今日はれいくんと最初にお話しようと思うけどいいかな？』

と促すと「いいよ」と話はできます.

　『夏休みは楽しかった？』と尋ねると,「あのね,夏休みはプール行ったよ,プール.楽しかったよ.大きなプールですごく混んでいたよ.友達も一緒だったよ.かいと君って知っている？　僕の友達なんだけど,めっちゃ泳げるよ」と一気にたくさんしゃべります.どの質問にも元気におしゃべりしますし,質問した内容に沿った内容を答えることはできます.家族のことを尋ねてみると,「あのね,お母さんは,あのねー,怒る人.すごく怒る.怒るから怖い」,「お父さんは優しいときもあるけど,めっちゃ怖いときもあるよ.お母さんはこの人で,お父さんこの人だよ」と隣にいる両親を指さし,両親は苦笑しています.

　担任の先生が受診にあたってまとめてくれた学校からの手紙では,「好きな課題に関しては,集中することができることも多い」ものの,「嫌いな授業などでは集中が途切れやすい」ことや「思い通りにならないと怒ってしまい,怒りのコントロールが難しい」ということなどが書かれていました.

● 初診時検査所見 ●

- ADHD-RS：40点
- WISC-Ⅲ：FIQ124 VIQ109 PIQ136

　検査では,いったん集中し始めると最後までできる課題もありますが,ときおり座っていられず,立ったまま取り組むことも多かったようです.「数唱」のような課題においては,椅子でくるくる回ったり,退屈そうにしたりする姿が目立ちました.

　発達歴をうかがいながら子どもの遊ぶ様子を観察していると,ときおり語っているお母さんは涙ぐみ,「私たちが怒りすぎたから,こんなに怒る子になったんでしょうか」と感情があふれてしまいます.そんな気持ちを慮りながら,親御さんには,発達歴や行動観察などからADHDと診断できること,これは子育てのせいやしつけのせいで起こるものでないことを伝えました.そして,ADHDの子どもの特性について,親御さんからうかがった発達歴の内容や診察室の行動から説明をしました.その中で母は「おかえりって迎えても『なに!!』って怒ってきたりする,ちょっとしたことで怒ってしまうから,私もついつい怒ってしまうんです」と涙されました.『自分の子どもだからこそ,期待もありますし,怒ってしまいますよね』とお伝えし,少し空気も軽くなりましたので,診察の最後には親御さんと一緒に本人のよい行動などを探して

いきました．親御さんは「いつもは明るい子なんです．今日も元気に起きてきましたし，朝から変なダンスを踊っていました」と言います．れいくんはその変なダンスを私に踊って披露してきます．『こんなふうに人を笑顔にさせることが得意な子なんですね』と言うと，親御さんもれいくんも嬉しそうにしています．

　薬物治療については，学校などの環境調整をしてからのほうが望ましいと思われたので，両親と本人の同意を得た上で，10月に学校の担任の先生と面談を行いました．学校の対応も場当たり的なものになっていたため，褒めるべきポイントの探し方，『怒りそのものをコントロールすることは難しいこと』『怒りに気づいたときにとる行動は変えられるかもしれないこと』などを伝え，本人がちょっと我慢した場面などを見つけてもらうこととしました．

　その後，12月に受診した際に，本人にも『嫌なことがあったときに，怒ってしまうことは当たり前の感情だけど，そのまま暴力になっちゃうと大変だよね』，『いま，病院でも上手にニコニコになるプログラムをやっているんだけど，やってみない？』と誘うと，「いいよ！」と元気に答え，れいくんとは感情を扱うプログラムを行うことになりました．

　その後，プログラムが進んでいき，本人も「これでニコニコできるようになる」と落ち着いてプログラムに取り組んでいました．学校でも同時期より，通級指導教室の利用が始まり，本人はそこでSSTに取り組み，通級指導教室の先生によいところを見つけてもらって楽しく通っていました．学校も環境調整を行い，お互いに張り合ってしまう相性のよくない友達と同じ班にしないようにしたり，授業中にいいところをクラスの中で認められるように関わりを続けていました．落ち着きのなさは以前よりは改善しましたが，それでも授業中にぼんやりしたり，落書きをしたりすることや，休み時間のトラブルなどはなかなか減りませんでした．

　3学期にれいくんから「先生，おれあんまり怒らんくなったけど，でも，授業中しゃべっちゃうし，なんかつまらんとぼーっとしちゃうし」と語られたので，私かられいくんのADHDの特性について説明をするとともに，『いま，れいくんが飲めるお薬があって，それを飲んだら授業に集中できて，褒められることも増えると思うんだ』と伝え，両親にもメリット／デメリットについて可能な限り説明をしたところ，れいくんから「おれ，褒められるようになるかな？」と尋ねてきたので，『れいくんは人を笑顔にするのが上手だし，先生もしゃべってて楽しいし，いいところがいっぱいあるから，きっと褒められ

て学校も楽しくなるよ』と答え，メチルフェニデート徐放製剤の処方を開始しました．

　親御さんは来年度は特別支援学級で落ち着いた環境で学んでほしいと考えてましたので，れいくん，両親，学校と相談の上で特別支援学級に入級して授業を受けることとなり，4月からの授業に馴染みやすいように，特別支援学級で学ぶ体験も始まりました．れいくんは「あそこの先生，めっちゃほめるよ．それにかなとくんもいるから楽しいよ．おれ一緒の保育園だったんだ」と言います．

　薬物治療は学校内においては一定の効果がありました．特別支援学級で学び始めたことで，課題の調節がなされたこともあり，プリント学習をできることなどは徐々に増えていきました．特別支援学級の先生も本人を褒めることやモチベーションを上げることに焦点を当てて関わってくれたので，本人は学校が楽しくなり，すすんで学習をする日も増えていきました．しかし，夕方以降の家庭においては，集中の困難は残っていましたので，宿題がやりきれないことなどがしばしばみられました．

　ある日の診察では親御さんから「叱ってはいけないとわかってはいるけど，ついつい叱ってしまう」，「ときどき褒めるところがわからなくなります」，「褒め上手になかなかなれませんね」と語られたため，『ADHDの子どもの子育てはとても難しいこと』，『自分の子どもだからこそ，褒め上手になるのは難しいこと』を伝えた上でペアレントトレーニングのプログラムをすすめました．

　プログラムが進むにつれて，それまでは「家に帰ってきたら怒ってばかりで……」と語っていた親御さんが「家に帰ってきても，最後まで私の話を聞いてくれる日もあるようになりました」，「意外と褒めるところはたくさんあるんだなと気づきました」と本人の褒めるべきところを見つけるのが上手になり，次第に叱ることは少なくなっていきました．

　れいくんは「最近は褒められること多いし，かなとくんたちとしょっちゅう遊んでいるよ」と語り，服薬についても「ちゃんと褒められることも増えたからうれしい」，「いつか薬なくても俺褒められるかな？」と語ったので，『そうなると思うし，そうなるように先生たちも応援しているんだよ』と伝えると，れいくんはニコニコしていました．母からも「ペアレントトレーニングに参加して，今まで一人だと思っていたけど，他の親御さんも同じことで悩んでいることがわかって，グループの人と仲良くなれてよかったです．今度みんなでご飯食べに行くんです」，「子育てがんばろうって思います」と語られまし

た．れいくんの小学4年生終了時のADHD-RSは23点でした．

　さて，その後れいくんは中学校にあがります，親御さんも彼のよいところを見つけることが上手になり，始めたテニスの練習をいつも自分からやりたがることを，「テニス好きになって，いろいろ練習がしたいとか言うので大変ですけど，応援したいです」，「ペアの子ともちゃんと話し合いながら頑張れていて，昔とはだいぶ変わったなって思います」と語ります．

　そんなある日の診察で，れいくんは
「先生，中学校になって最近ちゃんと家に帰っても自主勉とかやれてるし，そろそろ薬がいらないかもしれない」と診察で話しました．
『相談してくれてありがとう．れいくんは薬をやめていきたいんだね？』
「うん」
『そうだよね，わかったよ．ところで，れいくんは好きな教科はあるかな？』
「え，いいの？　数学と英語かな？」
『いいに決まっているし，薬なくても頑張ってみたいなら応援したいよ．それで，何曜日に授業はあるの？』
「月曜日と水曜日は確かあったと思う」
『じゃー月曜日と水曜日にちょっと服用をやめてみようか？』
と相談し，少しずつ薬を中止する日をつくっていきました．

　最初のうちは「ちょっと集中しにくいかな」と話していましたが，だんだん「意外と大丈夫だったから，このままほかの日もやめていきたい」と語るようになりました．両親や学校の先生からの話でも，「集中力は欠けることもあるが目立つほどではない」，「薬のある日もない日も学校は楽しそう」という話であったため，中学1年の2学期をもって薬物治療は終了しています．終了後のADHD-RSのスコアは終了前と大きくは変わっていません．

　れいくんは今も毎日テニスを頑張っています．

● れいくんの事例から考えること ●

　れいくんは小さな頃から不注意や多動・衝動性が目立っており，比較的典型的なADHDの子どもでした．ADHDの子どもの行動面の特性は，養育者のしつけのせいにされやすいことがよく知られています．れいくんの親御さんも園の先生から「家でもよく言い聞かせてください」と言われ，「自分のしつけが行き届かないせい」と思い悩んでいます．ADHDの子どもの子育てはな

かなか難しいことも多く，叱ることが多くなりがちです．親御さんも「叱ってはいけない」と思いながらもどうしようもなく叱ってしまい，また自分を責めてしまうという悪循環に陥ってしまうことがしばしばあります．

　私たちのような臨床医がこのような子どもや親御さんと出会うとき，大切なことの一つは，子どもを適切にアセスメントし，考えられる臨床的な診断を子どもの行動観察と親御さんが語った子育ての記録から親御さん（と子ども）に説明し，それが子育てによるものではないことを伝えることです．

　そして，「褒めること」の伝え方にも慎重でなくてはならないでしょう．「叱ってばかりいる」と自分を責めてしまう親御さんに，最初から「子どものよいところを褒めましょう」と伝えても，「それができない自分はダメだ」とさらに自分を責めてしまうことにつながってしまうこともしばしばあります．

　私たちは他者であるからこそ，適切によいところが見つけられているだけで，「自分の子どもだからこそ，見つけにくいこともある」ということを親御さんに伝えておく必要もあります．

　その上で，リラックスした雰囲気になったら，診察室の中で子どものよいところを少しだけ考えてもらうこともよいかもしれません．れいくんの母は「変なダンス」の話をしてくれました．れいくんも両親ももう忘れてしまっているかもしれませんが，私はこの「変なダンス」も一生忘れないだろうと思います．それくらい，両親が見つける子どものささやかなよいところは，子どもを元気づけ，そして両親を含めた周囲を元気づける力があるのです．

　その後，れいくんはメチルフェニデート徐放製剤による治療も開始しました．薬物治療は確かに ADHD において保険適用となっていますが，無理矢理に薬物治療を開始しても，子どもが薬を飲みたがらなくなったり，飲ませようとする親御さんとのけんかが多くなるだけになってしまいます．ですので，子どもであっても可能な限り，薬のメリット／デメリットを伝えるとともに，本人の意向も確認しながら行っていく必要があります．

　また，薬物治療はいつかやめていくものであるということも念頭におきながら治療をしていく必要もあるでしょう．れいくんは中学校にあがると，行動に落ち着きも出てくるようになり，テニスを始めたこともあり，自分に自信がついてきたのかもしれません．「そろそろ薬がいらないかもしれない」と診察の中で話します．今回はメチルフェニデート徐放製剤でしたので，本人の好きな教科で集中できることを確かめながら減量していく方法を選びましたが，アトモキセチンやグアンファシンなどの場合は 1〜2 週間毎に少量ず

つ減量していく方法がとられます.

　また，ペアレントトレーニングなどのプログラムは，親御さんにとっては仲間を見つける居場所にもなります．ADHD の子どもを育てる親御さんはしばしば，地域の親御さんのグループの中で孤立しがちになりますが，れいくんの親御さんが「ほかの親御さんも同じことで悩んでいることがわかって，グループの人と仲良くなれてよかったです」と語るように，「自分は一人じゃなかった」と発見できる場所になることもあるのです.

文　献

1) Lai MC, Kassee C, Besney R, et al：Prevalence of co-occurring mental health diagnoses in the autism population：a systematic review and meta-analysis. Lancet Psychiatry, 6(10)：819-829, 2019.

2) Harkins CM, Handen BL, Mazurek MO：The Impact of the Comorbidity of ASD and ADHD on Social Impairment. J Autism Dev Disord, 2021.

3) Willcutt EG：The prevalence of DSM-IV attention-deficit/hyperactivity disorder：a meta-analytic review. Neurotherapeutics, 9(3)：490-499, 2012.

4) Bioulac S, Micoulaud-Franchi JA, Philip P：Excessive daytime sleepiness in patients with ADHD--diagnostic and management strategies. Curr Psychiatry Rep, 17(8)：608, 2015.

5) Clemow DB, Bushe C, Mancini M, et al：A review of the efficacy of atomoxetine in the treatment of attention-deficit hyperactivity disorder in children and adult patients with common comorbidities. Neuropsychiatr Dis Treat, 13：357-371, 2017.

6) Bowen R, Chavira D, Bailey K, et al：Nature of anxiety comorbid with attention deficit hyperactivity disorder in children from a pediatric primary care setting. Psychiatry Research, 157(1-3), 201-209, 2008.

7) 新宮一成：神経症概念の遺産をわれわれはどう受け継ぐか. —精神病との対比，心的外傷の身分，不安の問題—. 精神神経学雑誌，121(6)：433-444, 2019.

8) Gould KL, Porter M, Lyneham H, et al：Cognitive-behavioral therapy for children with anxiety and comorbid attention-deficit/ hyperactivity disorder. J Am Acad Child Adolesc Psychiatry, 57(7), 481-490, 2018.

9) Jarrett MA：Treatment of comorbid attention-deficit/hyperactivity disorder and anxiety in children：processes of change. Psychol Assess, 25(2)：545-555, 2013.

10) Buoli M, Serati M, Cahn W：Alternative pharmacological strategies for adult ADHD treatment：a systematic review. Expert Rev Neurother, 16(2)：131-144, 2016.

11) Öncü B, Er O, Çolak B, et al：Lamotrigine for attention deficit-hyperactivity disorder comorbid with mood disorders：a case series. J Psychopharmacol, 28(3)：282-283, 2014.

12) Wang BQ, Yao NQ, Zhou X, et al：The association between attention deficit/ hyperactivity disorder and internet addiction：a systematic review and meta-

analysis. BMC Psychiatry, 17(1)：260, 2017.

13) Evren C, Evren B, Dalbudak E, et al：Relationships of Internet addiction and Internet gaming disorder symptom severities with probable attention deficit/hyperactivity disorder, aggression and negative affect among university students. Atten Defic Hyperact Disord, 11(4)：413-421, 2019.

14) Sonuga-Barke EJS：The dual pathway model of AD/HD：an elaboration of neuro-developmental characteristics. Neurosci Biobehav Rev, 27(7)：593-604, 2003.

15) Reale L, Bartoli B, Cartabia M, et al：Comorbidity prevalence and treatment outcome in children and adolescents with ADHD. Eur Child Adolesc Psychiatry, 26(12)：1443-1457, 2017.

16) Van der Heijden KB, Smits MG, Van Someren EJW, et al：Idiopathic chronic sleep onset insomnia in attention-deficit/hyperactivity disorder：a circadian rhythm sleep disorder. Chronobiol Int, 22(3)：559-570, 2005.

17) 井上雅彦：ADHD と環境調整. そだちの科学 6：62-66, 2006.

18) Furukawa E, Alsop B, Shimabukuro S, et al：Is increased sensitivity to punishment a common characteristic of attention deficit/hyperactivity disorder? An experimental study of response allocation in Japanese children. ADHD Atten Def Hyp Disord, 11(4)：433-443, 2019.

19) Barkley RA：Behavioral inhibition, sustained attention, and executive functions Constructing a unifying theory of ADHD. Psychol Bull, 121(1)：65-94, 1997.

20) Sonuga-Barke EJS：The dual pathway model of AD/HD：an elaboration of neuro-developmental characteristics. Neurosci Biobehav Rev, 27(7)：593-604, 2003.

21) Chang Z, Quinn PD, Hur K, et al：Association Between Medication Use for Attention-Deficit/Hyperactivity Disorder and Risk of Motor Vehicle Crashes. JAMA Psychiatry, 74(6)：597-603, 2017.

22) 岡田俊：ADHD における行動療法の効果は薬物療法により促進されるか. 臨床精神薬理, 21(5)：609-612, 2018.

3 限局性学習症

1 学習障害とは

　学習障害(LD)ということばを耳にしたことがある読者の皆さんは多いと思います．LD は learning disability もしくは learning disorder の略称です．教育の世界では learning disability という用語が，医学の世界では learning disorder という用語が用いられますが，それは両者の歴史的な成立背景が異なるためで，DSM-5 では限局性学習症 specific learning disorder (SLD)という用語が用いられるようになっています．

　LD とは読む，書く，計算するなどの学習の習得や学習したスキルを用いることに困難があり，そのために学業や日常生活などに大きな支障をきたす状態のことを指します．学習は日本においては主に学校を中心に指導が行われていますが，当然学習指導がなされていなければ学習の習得は難しいため，LD は通常の学校における指導や苦手さを意識した介入がなされながらも，学習の習得やスキル活用に困難がある子どもたちを想定しています．また，知的発達症がある場合にも学習の習得に困難が生じますし，視覚障害や聴覚障害などにおいても，学習に必要な情報の受け取りなどに苦労をすることも多いですから，結果として学習に困難が生じることも想定されます．ですので，これらの学習環境や指導の不足，知的発達症や聴覚障害，視覚障害などで説明できないような学習の習得や学習したスキルの使用に困難があり，学業や生活を妨げるほどの著しい支障をきたしているものを医学的にはLD と称しています．

　つまり，医学的な概念における LD とは以下の5点の特徴を満たすものといえます．

①学習や学習のスキルの使用に困難があり，学校生活や日常生活に大きな困難がある
②年齢に不相応な困難がある

③ 適切な学習環境や指導の不足では説明できない

④ 知能検査などにおいて知的発達症にあたらない

⑤ 視覚障害や聴覚障害などでは説明できない

2 学習障害の歴史

　LD という用語が成立する以前から，視力や知力，発話などの力には問題がないにもかかわらず，文字列が読めないという状態像は知られており，1877 年に Kussmaul はこれを word blindness と表現しました[1]．1887 年にはドイツの眼科医である Berlin が，視力に問題がないにもかかわらず活字を読むことが困難であることから，その原因を脳の物理的な変化にあるのではないかと考え，ディスレクシアという用語を提唱しました[2]．

　ADHD の歴史でも登場した，1917 年に流行したエコノモ脳炎の後遺症研究からは，脳炎後に多動や衝動制御の困難，不注意などの特性が目立ち，攻撃性が高くなる子どももいることが示唆され，脳損傷などが背景に考えられました．これらは，1958 年には「微細脳損傷 minimal brain damage」という概念，1962 年には「微細脳機能障害 minimal brain dysfunction (MBD)」という概念にまとめられました．MBD 概念が普及するにつれて，ディスレクシアもその枠組みのなかで議論されることが多くなりました．MBD 概念は現代でいうところの自閉スペクトラム症 autism spectrum disorder (ASD)，注意欠如・多動症 attention-deficit/hyperactivity disorder (ADHD)，LD，発達性協調運動症 developmental coordination disorder (DCD)なども含む概念ですので，診断基準の幅広さと曖昧さから批判も高まり，次第にそれぞれの概念にまとめられていきます．

　そのような状況の中で，1962 年に Kirk は正常にみえるが学習に困難があり教育上の特別な配慮を必要とする子どもに対して学習障害(learning disability)という用語を使用しました[3]．折しも 1973 年にアメリカではアメリカ精神薄弱学会の診断基準が改訂され[4]，その定義においては「精神遅滞とは，全般的知能機能が明らかに平均よりも低く，同時に適応行動における障害を伴う状態で，それが発達期にあらわれるもの」とされました．これまでのアメリカでは戦後の混乱もあり，境界線級の子どもたちも支援対象とされていましたが，精神遅滞の IQ が 70 未満と定義されたこともあり，知的障害は

ないが学習の支援ニーズのある子どもが増えていきました．そのような教育的支援ニーズの流れを受け，1975年にはアメリカの全障害児教育法にもLDの概念が取り入れられるようになりました．このように教育におけるLDは神経心理学的な見地からではなく，社会情勢を背景とした教育的なニーズの高まりから成立しています．そして，日本の文部科学省における『全般的に知的発達に遅れはないが，「聞く」「話す」「読む」「書く」「計算する」「推論する」といった学習に必要な基礎的な能力のうち，一つないし複数の特定の能力についてなかなか習得できなかったり，うまく発揮することができなかったりすることによって，学習上，様々な困難に直面している状態』という学習障害の定義はこのような流れの影響を受けたものといえます．

これに対して，医学的なLD概念は神経心理学的な見地から発展していきます．1980年のDSM-Ⅲのacademic skill disorders以降は，知的発達水準と教育水準の乖離についても記載された現代のLD概念に近いものが登場しています．DSM-Ⅳ-TRでは，大分類を読字障害，書字表出障害，算数障害の3つに下位分類されていましたが，DSM-5においてはSLDとして位置付けられています．ここでの大きな変更点は学習の困難をより広く捉えており，読字や文章理解，書字，文章の記述，数の操作，数学的な推論のどれか1つでも学習上の困難があるものを広く限局性学習症と診断するようになっていること，その上で障害されている学習領域や重症度を判定することとなっていることです．

このように，歴史的にはLDには大きく教育における流れと医学における流れの2つの流れがあり，日本においても2つのLDが併存した状態にあります．学校の先生とケースにおける意見交換をする際などには，同じ用語を使用していても異なる意味で使用していることがありますので，注意する必要があります．

3　診断の流れ

医学的なLD（ここではSLDを想定しています）の診断は次のような流れで行われます．なお，実際の学習の支援は教育機関が担うことも多いのですが，その支援も診断がないとできないという実情の地域もあります．本来教育上の支援（ICTを活用するなど）に診断が必須である必要はなく，どの子

どもも自分に適した学習の支援を受けられるべきであると思われます.

Ⓐ　発達歴，生育歴，行動観察

　実際の臨床では学習の問題だけで受診に至ることは少なく，そのほかの発達障害（ASD や ADHD，DCD）を疑って受診する方が多いように思います．実際に ASD や ADHD，DCD などと LD の併存も多くみられますので，発達歴，生育歴についてできるだけ詳しく聴取しながら，LD も併存していないかという視点をもつ必要があります．LD の診断においては，受けてきた教育や教育環境，学校などにおける成績表やテスト用紙，ノートなどの資料も子どもの学習状況を把握する上で参考になりますので，可能であれば親御さんに持参していただくとよいと思われます．子どもはこれまでの経緯から，学習で傷ついていることも多いため，診断の際には学習の困難を把握する必要がありますが，「できていない」ことばかりを指摘するのではなく，子どもが頑張った痕跡などをみつけていくことも大切になります．たとえば，書字の障害がある子どもですと，うまくひらがなの形が書けずに，何度も書き直したり消したりしたあとが見られることがあります．それらを「確かに書字の困難がある」と言うのではなく，「ずいぶんがんばってきたんだね．大変だったでしょう」と伝えていくことがとても大切になります．

　親御さんもこれまでの学習の困難から，「できていない」ところに目が向きがちですので，「お子さんはこの頃ものすごくがんばって何度も書き直したんですね」とお伝えすることで，子どもの頑張りなどに目が向くこともしばしばあります．私たちのような医療者はなかなか学習に関する直接支援はできませんが，このような親子のダイナミズムに働きかけながら診療を進めていく必要があります．

Ⓑ　知能検査

　LD であることを診断していくためには，知的発達症がないかどうか検討する必要があるため，学齢期においては WISC-Ⅳ（Wechsler Intelligence Scale for Children Fourth Edition）や K-ABC（Kaufman Assessment Battery for Children）などの知能検査を実施します．ただし，どちらの検査も 1 時間

以上の時間がかかることもしばしばあります．これまで学習場面で傷ついてきた子どもは，検査などで「答えさせられる」場面や「試される場面」がとても苦手になっていることも多いので，そのような子どもの心情には配慮が必要になります．

C 学習の困難がほかの問題に起因していないかについての検討

視覚や聴覚の障害は読み書きに影響を及ぼしますので，これらの問題が疑われるときには眼科や耳鼻咽喉科における検査が必要になります．また，第一言語での教育環境でない場合にも注意を要します．第一言語が日本語でない子どもが日本語で学習をしているような場合などは，学習環境との間に困難が生じているため，このような学習環境の把握がとても大切になります．また，学校における不適切な教育が万が一あるような場合には，親御さんや子ども自身の了解を得た上で学校とも連携をしていく必要があります．

4 評価ツール

実際に，発達歴やこれまでの学習の記録などからLDが示唆された場合には学習の困難について系統的な検討を行っていきます．具体的には読みに関しては，小学生のための読み書きスクリーニング検査などを行います．これはひらがな，カタカナ，漢字などの表記に関してそれぞれの正確性や音読，書字について評価できるツールです．そのほかにもつづりの苦手なお子さんに対して視覚認知を評価するDTVP-2 (Developmental Test of Visual Perception Second Edition)などの検査もあります．文章などにおいては，学校における作文や書き取りなどの資料も，評価の参考になるため見せていただくことがあります．算数の課題に関しては，「特異的発達障害診断・治療のための実践ガイドライン」の「算数障害の症状評価のための課題」は有用であるといわれています．

5 臨床的な特徴と支援

A 読字障害（限局性学習症―読字の不全を伴うもの）

　読字障害の神経心理学的な仮説としては，読字の困難をもつ子どもには音韻読字経路の確立に問題があるとする音韻障害仮説[5]があります．そのほかにも，ゆっくりであれば読むことはできるものの，流暢には読めないことを説明する自動化仮説[6]などがあります．

　読字の困難においては，文字の形を捉えること，文字を音に変換することに苦手さがあることが多く，まとまった単語として読めないことや途切れ途切れに読むこと，文節で区切りながら読むことが難しいことなどがみられます．また，しばしば飛ばし読みや拾い読みなどもみられます．

　実際の支援としては，本人の「読みやすさ」に寄与するように文字の拡大をすることや，読み上げをしてくれる電子教科書などの活用が学校などでは行われています．電子教科書は音声の読み上げのほか，ふりがなの表示，分かち書き，文字色や背景の変更ができる機能を有しています．また，黒板などを読むのが苦手なお子さんにおいてはICTを活用して，黒板や黒板に書かれた連絡事項をMicrosoft Lensなどを用いて撮影することもできます．帰宅後に親御さんと連絡事項を確認する際に有用です．上手に扱うと，読み上げ機能を活用したり，Microsoft LensでキャプチャーしたものをWordに送りテキスト化することも可能です．また，「撮るだけ文字認識」というアプリも有効です．これもカメラアプリで撮影した画像からテキストを認識するアプリです．オンライン環境が前提ですが，非常に使いやすいものです．

B 書字障害（限局性学習症―書字表出の不全を伴うもの）

　書字に困難がある子どもは文字を書くことを嫌がったり，避けることが多く，作文などにおいても単語を抜かして書くことや，そもそも文章を作ることが困難であることも多くあります．文字をうまく書けず形が崩れていることや，「サッカー」を「サカー」と書いたり，「きゅうり」を「きゅり」と書くなど，長音や促音などを書くことが苦手であることがみられます．また，「きゅうり」を「きうり」，「ケーキ」を「ケキ」と書いたりするなど，拗音を書く

ことも苦手になりやすいといわれています.

そのほかにも助詞の表記の苦手さ, 送り仮名の苦手さなど, 書きの困難は多岐に渡ります.

書字の困難に対しては, ノートやマス目の大きさの工夫などがなされることもありますが, キーボードなどの活用がなされることもあります. ただし, キーボードの活用に際しては, ローマ字入力にこだわることで結果として面倒なこともありますから, 本人の力にあった入力の仕方を通級指導教室などで練習しておく必要があります. また, 書くこと自体が子どもにとって負担になりやすいため, 板書においてシャッター音のしないカメラアプリの使用を許可することなども支援としてなされています. 上手に扱うと, カメラアプリや「撮るだけ文字認識」などのキャプチャーアプリでキャプチャーしたものをメモアプリに送り, アンダーラインをひいたりするなどして自分なりのノートを作ることなどにも活用できますので, キャプチャーとメモアプリの連動などについて通級指導教室などで練習するのもよいかもしれません.

ⓒ 算数障害(限局性学習症—算数の障害を伴うもの)

算数に困難があることの背景には, ①数処理, ②数概念, ③計算, ④数的推論などの領域に困難があることが考えられています. ①の数処理の課題としては, 数詞がわからないことや数字が読めないこと, 数と具体物の対応関係の習得ができないことなどがあげられます. ②の数概念に課題があれば, 数には順序があるという序数性や, 数が量を表すという基数性の理解に困難が生じてきます. ③の計算に課題があれば, 暗算や筆算を正確に流暢にこなすことが難しくなりますし, ④の数的推論に課題があれば, 文章題を解くことに困難が生じてきます. 支援としては, 学習環境における計算に課題があれば計算機の活用などが考えられますが, どこにつまずいているかによって行う支援は変わってきます.

6 学習障害の支援における大切なこと

学習に困難があることは学校生活において非常に大きな影響があります. LD は見過ごされることも多く, 「本人の努力が足りない」と先生から指摘さ

れたりすることで自分を大切に思う気持ちをすっかりなくしてしまい,「どうせぼくはできない」と語ったり,「学校に行きたくない」と訴える子どもともしばしば出会います. そういった意味では, これまで紹介してきたような,「できた」に働きかける支援や学習環境における困難を少なくする支援ももちろん大切ですし, それが本人にとって有益なことはたくさんあります. 一方で, 頑張って勉強してできるようになったとしても,「やっぱりわからないことがたくさんあるからやだなー」と診察室で語る子どももいますので, 私たちのような医療者や支援者はその支援によって, 本人が学習を少しずつ好きになっているかはよく検討しておかなければなりません. 反対に子どもが少しずつ勉強を嫌いになっていたら, それはたとえ勉強ができるようになっていたとしても, 子どもにとっては有益でない支援である可能性のほうが高いのです.

　以上から, 私たちのような医療者は子どもの学習に対して直接支援を行っていくことよりも, 学習に関連して起こる家族との不和の解消に働きかけることや, 本人の苦労や小さな頑張りを見つけていくことに重きをおいたほうがよいでしょう. 苦手な学習を頑張って, 好きなことをできる時間を減らしていくことは本人の QOL を大きく損なってしまう可能性もありますので, 家庭学習で「補う」という発想をしてしまう学校などには, 親御さんと子どもの了解を得た上で連携をしながら, 少しブレーキをかけていく必要もあります. そして, 何よりも本人の大好きな活動や趣味などに働きかけていき, 本人が楽しいと思えるものを増やしていくことが大切になります. 大好きなものを失わないで大人になれることは, それだけで大きな意義があります.

　ここで, 1つ事例を提示します.

さくくん（初診時 7 歳, 男性）の事例

● 主　訴 ●
音読や漢字の書き取りが苦手

● 生　活 ●
両親, 妹との 4 人暮らし

● 発達歴

　乳児期の運動発達のマイルストーンに遅れは認めませんでした．幼児期になっても視線回避や共同注意の遅れ，ことばの遅れなども認められず，知らない場所に遊びに行くと，「最初は不安がって，ちょくちょく親のところに戻ってきますが，だんだん慣れてきてほかの子どもと同じような遊びをしていました」と言います．乳幼児健診での指摘はありません．

　3歳5ヵ月で幼稚園に入園しました．幼稚園はすぐに好きになり，大好きな友人もでき，お迎えのバスに乗る際などの分離場面も特に問題なく過ごせていました．5歳ごろから，「ボールをまっすぐに投げられない」，「絵を描くことが苦手でペンの操作が上手にできない」などの運動の苦手さにも気づかれていますが，運動も絵も好きであったことからあまり両親も気にしておらず，「お調子者でいつも他の子を笑わせてばかりいるので，クラスでは人気者でした」と言います．運動会などの行事も得意ではないものの，一生懸命参加し，楽しんでいました．年長さんになり，お友達がしばしば手紙をくれるようになりましたが，お友達の名前や書いてある内容を理解することが難しく，しばしば親御さんに「これなんて書いてある？」と手紙を読んでもらうことが多かったと言います．一方で，お風呂で1，2，と数を唱えることや，お風呂で親御さんが「2＋1は？」のような簡単な問題を出すと，すぐに正解することができました．小学校は通常学級で過ごすこととなりました．

　小学校入学後，算数には一生懸命取り組み，宿題に関しても「帰ったらすぐに計算ドリルなどの宿題を始めて，ぱっと終わらせ」，すぐに友人と遊びに出かけていきます．一方で，ひらがなの学習や漢字の学習はとても苦手であり，宿題もとても時間がかかったと言います．ひらがなの読み間違いは学習をしていくうちに少なくなりましたが，一文字ずつ読んでいくことが多く，音読などの課題はとても苦手でした．みんなで一斉に音読をすることは「大嫌い」，「だから口だけ動かしている」と本人も言います．書くことにも困難を感じており，文字を書こうとしてマスにも入らず，一文字を書くのに手本を何回も確認しながら，一画一画書いていきますので，時間がかかります．親御さんは「まるで，葉っぱを一枚一枚絵に書いてるみたいに，ゆっくり書くんです」と言います．

　心配した親御さんが相談すると，「1年生だからこんなものですよ」と担任の先生から説明されましたが，2年生になり担任が変わると，「国語の授業中に真面目に読んでいない」，「漢字もやる気がないから，ゆっくりしか書かな

い」と指摘されるようになり，心配した親御さんと当院を受診しました．

● 初診時の様子 ●

診察室の椅子に座りながら，質問には淡々と答えてくれます．視線もよく合い，にこやかに元気な印象があります．

『さくくんは学校は好き？』と聞くと，「好きだよ，友達いるし」，「ブランコとか虫を捕まえることとか好き」と言います．

「体育も好きだし，図工も好きだし，友達も好きだし，算数も好きだよ」

『国語はどうかな？』

「国語はだい嫌い，漢字がもっとだい嫌い」と言い，「あ，あと連絡帳も嫌いだ」と付け加えます．

書いているときのことを聞くと，「だって書くのめんどくさいんだもん．書いている間に頭が真っ白になっちゃうし，わけわからんもん」と言います．

外来で簡単な文章を読んでもらおうとすると，「難しいな」と言いながら，頑張って読んでくれます．なかなか文節で区切って読むことが難しく，一音一音確認するように読んでいきます．学校の書き取りのテストなどを見せてもらうと，あまり書けておらず，連絡帳も書いてある日もあれば書いてない日もあります．書いてある日でも，行からはみ出すように大きな文字が書いてあり，本人は「なんかどこ書いてるかわからなくなっちゃうんだよ」と言います．

● 初診時の検査 ●

WISC-Ⅳ：FSIQ104 VCI 121 PRI 106 WMI 79 PSI 85
ADHD-RS：20点

● その後の様子 ●

発達歴や学習の状況などからLDが示唆されたため，後日に読み書きスクリーニング検査を行いました．さくくんは「難しいなー」と言いながらも課題を一生懸命行ってくれました．結果では，単語も非語，文章ともに一文字ずつ読んでしまうことで非常に時間がかかってしまうことや，特殊音節などの誤りが多いこと，ひらがなと漢字などの細かな形の間違いが多く認められました．

親御さんにはLDを有する子どもであることをお伝えした上で，学校にお

ける配慮事項などをお話ししました. また, 『さくくんは苦手なことがありな
がらも, テストなどではよくがんばろうとしていること. 結果以上にそのが
んばりを認めていくことや, 学習を頑張らせるあまり好きなことをする時間
が減らないように』ということをお伝えしました.

　本人および親御さんに同意を得た上で, 学校の先生ともお話ししました.
学校の先生からは, 音読課題が苦手であり, 国語の時間などは集中力が途切
れやすいことや, 「漢字の書き取りなどはとても苦手であるため, イヤイヤ
行っており, やる気が感じられない」, 「連絡帳なども書こうとしない」という
お話もありました. 先生にはさくくんは LD であると診断できること, 授業
中の書き取りや板書, 連絡帳の書き取りなどは困難であるため, 通級指導教
室などでの支援や学級における学習環境の配慮, 例えば, カメラアプリなど
の使用の許可や連絡帳を書かなくてもすむように連絡事項のメモの作成, 宿
題の配慮などをお願いしました.

　小学 3 年生からは通級指導教室を利用し始めました. 通級指導では, 教科
書を拡大し, 文節ごとに区切ってもらったうえでの音読学習や, ちょっとし
たパズルになっている漢字の学習などを行っており, よく頑張りを褒められ,
家庭への連絡帳にもそのような頑張りや頑張る姿の写真が添えられていまし
た. 担任の先生もおおらかな先生になり, さくくんが書いた文字も「ちょっと
くらい形が崩れていても気にしない」, 「一生懸命書いたことが伝わるから大
丈夫」といつも励ましてくれていました. さくくんは先生が好きになったよう
で, 宿題も「いやだけど, やってるよ. 今は漢字は一回だけでいいからできる
し. だから, 友達とも遊べるし」と語りました. 授業中の学習の配慮は人員の
関係で難しかったのですが, テストの時間に問題を先生が読み上げてくれた
りしてくれることで, できると思えることも増えてきたと言います. 連絡帳
はカメラアプリの使用が当時は許可されなかったので, 先生が宿題の範囲や
持ち物などをメモに書いて渡してくれていました. さくくんは「明日の予定
だったら, 一文字, 国とか図とか書くだけだから書いてるよ」と言い, できる
ことを頑張っている様子で, それを周囲の大人もよく認めていました. 学校
では, 勉強は得意ではありませんが, 収穫体験などの発表をする授業などは
「発表はできるよ!」と言い, みんなの前で大きな声で発表をする姿が見られ
たと言います. 親御さんもそんなさくくんの姿を喜んでおられました.

　さくくんは今でも, 学校を嫌いになることなく, 友達と毎日遊んでいます.
週末は勉強はしませんが, 家族で釣りやキャンプに出かけたりすることなど

を楽しんでいます.

● さくくんの事例から考えること ●

　さくくんの事例においては，通級指導教室における分かち書きの教材の使用による練習や宿題の量への配慮，板書などへの配慮，テストの読み上げへの配慮などがなされています．もちろんカメラアプリやデイジー教科書(通常の教科書と同じテキストや画像を使用し，テキストに音声を同期させて読むことができるもの)などもっとできた支援はあったかもしれませんが，この事例では何よりも多くの大人がさくくんが頑張って取り組もうとする姿に焦点を当て，彼を認めていたように思います．そのため，さくくんは「好きなこと」をする時間が苦手なことの学習で減ってしまうことなく，釣りやキャンプなどに出かけることができています.

　LD の子どもたちは学校が嫌いになってしまうことも多いですし，学習の支援に大人の意識も向きがちですが，「好きなこと」を大切にし，「好きなこと」をする時間を減らさないことも同時に大切だと思われます.

文　献

1) Kussmaul A：Diseases of the nervous system and disturbances of speech. von Ziemssen H（Ed：）Cylopedia of the practice of medicine. pp.770-778. William Wood, 1877.
2) Berlin R：Eine besondere Art der Wortblindheit（Dyslexie）. Wiesbaden：J.F. Bergmann, 1887.
3) Kirk SA, Bateman B：Diagnosis and Remediation of Learning Disabilities. Exceptional Children, 29(2)：73-78, 1962.
4) Grossman HJ：A manual on terminology and classification in mental retardation, 7th ed. American Association on Mental Deficiency, 1973.
5) Harm MW, Seidenberg MS：Phonology, reading acquisition, and dyslexia：insights from connectionist models. Psychological review, 106(3), 491-528, 1999.
6) Nicolson RI, Fawcett AJ, Dean P：Developmental dyslexia：the cerebellar deficit hypothesis. Trends Neurosci, 24(9)：508-511, 2001.

4 知的能力障害／知的発達症

1 知的障害の概念と用語の変化

　アメリカ知的・発達障害学会 American Association on Intellectual and Developmental Disabilities（AAIDD）の定義によれば，知的障害は「知的機能および適応行動（概念的，社会的および実用的な適応スキル）の双方の明らかな制約によって特徴づけられる能力障害」であり，この能力障害は18歳までに生じる」と定義されています．この定義によれば，知的障害とは知能だけで判断されるものではなく，日常生活においてサポートを必要とせず，その人らしく暮らすことができているのであれば知的障害と診断する必要はないと考えることもできます．言い換えれば，AAIDD は知的障害を個人の内側にあるものではなく，環境との間に現れる状態としてとらえているのです．

　日本の法制度においては，「精神薄弱」ということばが長く用いられていましたが，1999年からは「知的障害」ということばが用いられています．この背景には，精神薄弱ということばからは，あたかも精神全般が弱い，または精神全般に欠陥があるかのような印象を受けることや，差別的であるとの批判があったものとされています．また，医学領域でも1970年代以降は Mental Retardation の訳語である「精神遅滞」ということばが長く使われてきましたが，DSM-5 からは知的能力障害 Intellectual Disabilities／知的発達症 Intellectual Developmental Disorder と変更されています．この背景にも，諸外国における「retardation」という単語の含む差別的なニュアンスなどがあったものとされています．

2 知的発達症の臨床的な症状

A 知的発達症の発症する時期

　知的発達症は生まれつきのものですが，定型発達との差が明らかになるのは，出生直後よりも発語の遅れなどがみられてくる幼児期であることが多くなります．軽微な遅れの場合には，文字の読み書きの困難や小学校入学以降の学習の遅れなどで明らかになることもあります．

B 知的発達症における知的機能の制約

　知的機能は，日本においては標準化された知能検査によって評価されます．WISC-Ⅳなどのウェクスラー式知能検査のほか，田中ビネー式知能検査，新版K式発達検査などが用いられていますが，これらの検査は医学的な診断の過程だけではなく，療育手帳の判定や特別児童扶養手当の診断書などのために用いられるなど，子どもや家庭の福祉的な支援にも用いられています．

　ウェクスラー式知能検査では，知能指数は平均が100で標準偏差15の正規分布を示すことが知られており，70という値は−2SDにあたることになります．これが，知的機能の障害の基準が70とされる理由となっています．（そして，−1SDから−2SDにあたるIQ 71から84は境界線知能とされています．）ただし，検査は子どものモチベーションや検査態度などに大きく影響を受けます．また，幼児期や学童期の前期などはその検査の値に変化が生じやすいことも知られていますので，横断的な状態像として捉え，何年かごとに検査を行い継時的な変化を追っていく必要があります．また，IQの値はそのIQ尺度の下限範囲においては妥当性に乏しいため，これについても臨床上は注意を要します．

C 知的発達症における適応機能の障害

　適応機能とは，「日常生活において機能するために人々が学習した，概念的（学問的），社会的，実用的知識の集合」と定義されます．適応機能は，概

念的領域，社会的領域，実用的領域の3領域からなっており，それぞれの内容は**表 4-1** に示すとおりです．

　DSM-5 においては，適応機能における重症度の目安として軽度，中等度，重度，最重度の知的障害の子どもや大人の具体的な姿が記載されています．要約したものを**表 4-2** に示します．

　適応機能については，DSM-5 に示される**表 4-2** などに基づいた臨床評価とこれらの各領域を評価可能な標準化された検査の両者から評価されます．適応機能を測定する必要がある場合には，必要に応じて Vineland-Ⅱ適応行動尺度（全年齢）や SM 社会生活能力検査（乳幼児から中学生）などが用いられています．

Ⓓ　知的発達症の診断

　診断においては知的機能と適応機能の両面から総合的に判断する必要があります．けれども，これまでの診断基準においては IQ の目安が示されていましたので，適応機能の問題をまったく加味しないで機械的に IQ の値のみで知的発達症の判定がなされていたところがあります．今回の DSM-5 ではあえて IQ 値の目安が示されておらず，「必要とされる支援のレベルを決めるのは適応機能であるため，重症度のレベルはそれぞれの IQ の値ではなく適応機能にもとづいて定義される」と書かれています．これは本人の適応機能を重視し，より本人が困っていることや求めていることに即した福祉サービスや特別支援教育の重要性を示しているものと考えられます．臨床医には，このような視点から診断書や意見書を書くことも求められます．

表 4-1　適応機能の3領域

適応機能	内　容
概念的（学問的）領域	記憶，言語，読字，書字，数学的思考，実用的な知識の習得，問題解決，および新規場面における判断の能力
社会的領域	他者の思考，感情および体験の認識，共感，対人コミュニケーション技能，友情関係を築く能力，社会的な判断
実用的領域	実生活での学習や自己管理：セルフケア，仕事の責任，金銭管理，余暇，行動の自己管理，学校や仕事の課題の調整など

表 4-2　重症度と適応機能

	概念的領域	社会的領域	実用的領域
軽度	幼児期は困難は目立たない 学童期以降は学業不振がある 成人期には抽象的な思考，学力の使用，実行機能などに困難がある 課題へのアプローチは具体的	対人交流が未熟 コミュニケーションや会話，言語は具体的 年齢相応の感情や行動の制御は困難 リスク理解や判断が未熟でだまされやすい	買い物，移動，家事や子育ての調整，金銭管理などには支援を要する 余暇を楽しむが，余暇に関する判断には支援を要する 概念的スキルを必要としない仕事で雇用されることもある 健康管理上の決定や法律的決断，子育てには支援を要する
中等度	幼児期より言語発達の遅れ 学童期の学業不振も顕著 成人期の学力は小学生くらい 学力の使用に支援を要する 概念的な課題を扱う際には持続的な支援を要する	ことばは話すが，複雑なことは話すことが困難 判断や意思決定に支援を要する 職場における対人関係やコミュニケーションにも支援を要する	身辺自立は可能であるが，教えることには時間がかかり，支援を要する 家事なども同様 概念やコミュニケーションスキルを要しない仕事は可能 スケジュール管理などは困難 ごく少数に不適応行動が見られる
重度	文章，数量，時間，金銭の理解が困難 生活全体の課題解決に支援を要する	1-2 語文を使用 会話などは「今」「ここで」に限定される 簡単な会話やジェスチャーなどは理解できる	日常生活動作全般に支援を要する 家事，余暇，仕事などに支援や介助を要する 自傷などの不適応行動は少数であるが見られる
最重度	記号処理よりも物理的な世界 物の使用は可能かもしれない 物理的な特徴に基づいたマッチングや並び替えなど視覚運動スキルは可能かもしれないが，運動や感覚の障害がある場合は制限される	会話，身振りによるコミュニケーションは極めて限定される いくつかの単純な指示や身振りは理解できるかもしれない 要求や感情などは非言語的，非記号的コミュニケーションによる よく知っている家族などとの関係は楽しみ，ジェスチャーなどに反応がある 身体や感覚の障害がある場合は多くの社会的な活動は妨げられるかもしれない	日常生活の全般に介助を要する 身体の障害がない場合には皿を運ぶなどの家事は手伝うことができる 高度な継続的な支援があれば，物を扱う単純動作を行う仕事に参加できるかもしれない 余暇活動などにおいても他社の支援を要する 不適応行動は一部に見られる

（日本精神神経学会（日本語版用語監修），高橋三郎・大野裕（監訳）：DSM-5[R] 精神疾患の診断・統計マニュアル．pp.34-35，医学書院，2014 を参考に筆者作成）

E 軽度知的発達症とそのライフステージにおける困難

　小児科や精神科の日常臨床においては軽度知的発達症の子どもや大人と出会うことがしばしばあります．軽度知的発達症の子どもや大人は「軽度」という呼称が用いられながらも，ライフステージを通じてさまざまな困難に遭遇します．軽度知的発達症の子どもたちは乳幼児期には言語発達の遅れなどはあまり目立ちません．また，集団への参加を好む子どもも多く，周りの子どもの模倣も大好きで周囲とよく関わる子どもも多いことから，保育園や幼稚園などではまったく気づかれないまま就学を迎える子どももしばしばいます．

　軽度知的発達症の子どもは学齢期において，大部分は小学校の間に学習の困難に直面します．具体的にはなかなか九九が覚えられない，計算ドリルの宿題が終わらない，漢字ドリルに何回書いてもなかなか漢字が覚えられない，覚えたとしてもすぐに忘れてしまい，定着が難しいなど，子どもたちの抱える困難はさまざまです．学習の困難によって学校が少しずつ嫌いになっていく子どももいますが，そればかりか学習の困難はしばしば小学校の友達関係において深刻な影響を与えます．例えば，友人関係の中で孤立しやすくなったり，ときにはいじめの被害を受けたりすることもあります．そして，このような状況で学校を嫌いになった子どもが不登校に至ることや，心身症やうつ病などそのほかの精神疾患を併存することもしばしばあります．

　多くの子どもは中学校までの間に特別支援学級などの特別支援教育を受けることを選択しますが，中学卒業後の進路は特別支援学校の高等部に進学する子ども，入試における競争がほとんどない高校や定時制に通う子ども，通信制高校を選ぶ子どもなど多岐に渡ります．地域の高校や定時制に通う子どもにおいては，対人関係をめぐるトラブルに巻き込まれることもしばしばあり，ストレスフルな状況に置かれメンタルヘルスの不調を訴える子どももいます．また，万引きなどの非行に加担させられたりするなど，周囲から騙されてしまう子どももしばしば認められるため，フォローを丁寧に行っていく必要があります．実際に知的発達障害を有する子どもの精神疾患の併存率を調査したイギリスの調査では，知的障害のある人の40.9%が何らかのメンタルヘルス上の問題を呈することが示されています．当然ながら，全人口の40.9%がメンタルヘルス上の問題を呈するわけではありませんから，これは非常に大きな数字です．また，この調査では，重症度に基づいた比較も行わ

れており，軽度知的発達症に併存する精神病症状が5.8％，不安障害が6.0％であり，中等度以上の知的発達症に併存する精神病症状（3.5％）や不安障害（2.4％）よりも高い値になっています．これらは，軽度知的発達症の子どものほうがよりストレスフルな環境に遭遇しやすいことなどに関連しているのかもしれません[3]．

　一方で，「僕は知的（発達症）があるけど，（地域の）高校を卒業できました．すごくうれしいです．春からは○○という会社で内定をもらいました．障害のことも話しましたが，実習してみたら大丈夫って言われました」と外来で嬉しそうに語る青年もいます．このような報告を受けることができ，喜びを分かち合うことができることは地域の臨床家としての喜びの一つです．この青年は現在も就労を継続していますが，一方で卒業後に職場で「なかなか仕事が覚えられない」と辛さを訴えたり，転職を繰り返したりする青年もいます．そのような際には，本人とよく相談しながら本人の特性にあった道筋として就労移行支援や障害者雇用などの道筋を一緒に考えていくこともしばしばあります．確かに，卒業後に障害者雇用ではない就労を選択する青年の中には，周囲から「このまま卒後に就労しても続かないかも」と思われている青年もいます．けれども，彼らには彼らなりの試行錯誤があります．私たちは適切な道筋について示唆する必要はもちろんありますが，本人が一度選択した道筋については応援していく必要もあります．そして，つまずいてしまったら「だから言ったじゃないか」と言うのではなく，「よく頑張ったね．また一緒に考えよう」とともに考える姿勢を崩してはいけないように思います．

　さて，特別支援学校の高等部に進学した子どもたちは，そこで少しずつ卒業後の社会生活に向けた就労などの準備を行います．また，友人関係を築き，趣味や遊びに楽しく過ごす青年も多く，「卒業旅行に仲のよい4人で東京に行ってラブライブ！[★1]のライブを見にいきます」と嬉しそうに語る青年もいます．特別支援学校の高等部を卒業後は，障害者雇用で地元企業に就労

★1　ラブライブ！：学校を舞台に活動する「スクールアイドル」の少女たちを描く，メディアミックスプロジェクト．2010年のプロジェクト始動より，複数のスクールアイドルグループの物語が漫画，アニメ，ゲームなどで描かれてきた．各アイドルグループのキャラクターを演じる声優が実際に登場楽曲を披露するライブイベントも好評を博している．

する青年やA型就労継続支援事業所に通う青年も多いですが，就労移行支援事業所などを利用しながら就労に向けた準備を行う青年もいます．

　これらの進路にかかわらず，軽度の知的発達症の青年の多くは，運転免許を取得し，就労で得たお金で自分の車を買い，それを宝物にしながら，スマホで友人と連絡を取り合い，カラオケに行ったり，ボーリングに行ったり，野球やサッカーの試合を見に行ったり，サッカークラブに所属したり，映画を見たりするなど余暇を楽しんでいます．一方で，友人（と称する人）からだまされて高いお金で車のパーツを売りつけられることや，食事を奢らされてしまうこと，SNSを通じて出会い系の詐欺にあってしまうことなど騙されてしまうこともしばしばあります．彼らにとって相談しやすい大人が近くにいる場合はよいのですが，相談できない状況ですと，自分なりに試行錯誤を繰り返し続けた結果，逆に被害が広がってしまうこともしばしばあります．

　また，軽度の知的発達症の青年はたくさんの余暇を楽しんでおり，一見大きな困難を抱えていないように見えることもあります．けれども，それは彼らが人生の小さなつまずきなどから，試行錯誤を通じて「スマホはこう使えばいいんだ」，「映画館ってこうやってやればチケット買えるんだ」，「電車ってこうやって乗るんだ」と具体的に一つ一つ獲得してきたためです．ですので，想定外の出来事にはあまり強くなく，一見混乱していなさそうに見せていても，その内実は混乱していることがしばしばあります．例えば，「いつものようにスマホで電車に乗ろうとしたら今日に限って乗れない」場合などには，彼らは非常に狼狽えます．けれども，誰かに相談することなく，試行錯誤を自分なりにしてしまうことも多く，そのまま何度もスマホをかざしたり，ときには改札を乗り越えたりしてしまうなど不適切な行動をとってしまうこともよくあります．

　このように，軽度の知的発達症の子どもや青年はストレスフルな状況に対して不適切なコーピングをしてしまうことがしばしばあります．そして，彼らの試行錯誤は極めて具体的ですので「困ったときには相談を」よりも「仕事のことで困ったときには○○病院の伊佐次さんに電話をくださいね」のようにより具体的に伝えておいた方がわかりやすいかもしれません．もちろん，そのすべてを医療機関が受ける必要はありません．「仕事のことは△△の伊藤さん」，「悩み事は☆☆の竹内さん」，「診断書などは市役所の原さんか柿本さん」，「どこに相談したらいいのかわからなくなったら□□の美田さんか富

田さん」などと，地域の具体的な地域資源や相談先を本人と一緒に増やしていくことも地域の臨床家の役目かもしれません．ですので，地域の臨床家には総論で書いてきたような社会資源についての知識や顔の見えるつながりもあるとよいだろうと思われます．

3 知的発達症と身体科などの医療機関受診

　知的発達症を有する子どもや大人ももちろん風邪にかかることもありますし，転んで怪我をすることもありますし，虫歯になることもあります．けれども，外来で多くの子どもたちやその親御さんの話をきいていると，医療機関受診をためらうことも少なくないそうです．

　それはこれまでの医療機関受診において子どもが嫌な体験をしたことにより，行きたくないと受診への抵抗を示すことや，これまでの医療機関受診において「暴れる子は来ないでください」などとこころないことばをかけられたことによる親御さんの嫌な体験が背景にあることもあります．中には連れていくことにすっかり自信をなくして，身体治療のために医療機関受診をすることをあきらめてしまう親御さんもおられます．

　知的発達症の子どもたちやその親御さんがこのような医療機関受診において苦労をしないために，医療機関側ができることは，知的発達症の子どもたちの受診における困難や苦労を理解するということだと思われます．

　知的発達症の子どもたちの理解においては，「注射」も「点滴」も「手術」も「歯を削る」こともわからないことが多いので，不安が高まり混乱をきたすことによって不適応な行動があらわれてくることがよくあります．

　ですので，医療機関側も余裕をもった対応ができるように混雑していない時間帯での受診を促したり，なるべく静かで本人が安心できる環境を整えたりすることも大切になります．可能な限り本人の苦手な雰囲気を取り除く必要もありますので，暑さ寒さ，匂い，明るさ暗さや周囲の騒がしさなどにも気を配る必要があります．このような本人の苦手な環境については事前に親御さんから聞いておくとよいかもしれません．

　また，これから行う「注射」や「点滴」などの処置においても本人の理解可能な形で伝えていく必要があります．ですので，本人の言語表出のレベルや言語理解のレベルなどについては，事前に親御さんから聞いておくとよいかも

しれません．言語理解が苦手な子どもや大人には，情報を視覚化して伝えていくことはとても大切になります．私たちも，読めない言語しか表示がない中で文化的に違う医療行為を受ける際に，見たことない道具が出てくるのは想像しただけで不安になりますよね．ですので，「点滴」や「注射」などの処置は絵や写真などで伝えたり，わからないことをするときには事前に人形に点滴をする姿や歯科治療をする姿などを見せたりすることが本人の安心につながることもあります．また，注射をする際には「痛くないから」と嘘をつくのもよくないので，「ちょっと痛い」ことは正直に伝えたほうがよいこともあります．点滴など長い時間じっとしていなければいけない場合には，時っ感タイマー®やタイムタイマー®などの残り時間をわかりやすく表示できる時計などを用いて残り時間を知らせていくことも時間の流れをわかりやすくします．また，これからの処置の中ですることがたくさんある場合には，その一つ一つについて絵や写真を用いてスケジュールの流れを示していくことも本人の安心感につながるでしょう．

　多くの不適応な行動は本人の不安や混乱から生じていますので，いったん不適応な行動が高まった際には，静かに待つことも必要になります．そして，大事なことですが不適応な行動は待っていると時間とともに落ち着いてきます．「落ち着いて」と慌てて大きな声をかけたり，「そんなんじゃもっと注射に時間がかかるよ」と怒ったりしてしまうことは本人の不安や混乱を大きくしてしまいますから，周囲の大人が落ち着いて待ち，本人が落ち着いたときに「ひとりで我慢できたね」と声をかけていき，本人の我慢を認めていくことも大切になります．

　最近では知的発達症の歯科受診などをする際に，歯科の先生から「このような処置をしますけど，気をつけたほうが良い点はありますか？」と丁寧にご連絡をいただくこともしばしばあります．地域のかかりつけの医者としてはその際に，①本人がどのようなコミュニケーション手段なら理解可能か，②苦手な環境と得意な環境，③パニックなどが起こりやすい環境やそのときによく取られている対処行動，④現在の内服薬などについて伝えるとともに，⑤これから行うことをできるだけ本人にわかりやすい形で説明していただくことを丁寧にお伝えしています．そうすることで，知的発達症の子どもや大人が少しだけ安心して受診できるとともに，親御さんの医療機関を受診することをためらう気持ちの軽減につながるものと思います．

4 重度知的発達症（を伴う自閉スペクトラム症）と 強度行動障害

　強度行動障害とは，はっきりとした精神科的な診断名ではありませんが，直接的な他害（噛みつきや頭突きなど），間接的な他害（睡眠の乱れや同一性の保持など）や自傷行為が「通常考えられない頻度と程度で出現している」状態が「家庭での通常の育て方をして，かなりの養育努力があっても著しい処遇困難が持続している状態」のことを言います．2013年の手をつなぐ育成会の「強度行動障害の評価基準に関する調査について」報告書[4]によれば中学校から高等学校の年代にかけての出現が多いことがわかります．

　これらの強度行動障害は重度知的障害を伴う自閉症に多いことなどが知られています．つまり，本人の特性（感覚の過敏さや，混乱のしやすさ，要求や拒否をうまく伝えられないこと，過去の嫌な体験を思い出しやすいことなど）と環境や状況（視覚的支援がなく何をするのかわからないことが多い，うるさい，暑い，寒いなど苦手な感覚が多いなど）が重なり合って起こってきます．本人はそのような状況でものすごく困って，伝えたいことを自分なりの表出手段や行動で伝えようとしますが，うまく「伝わらない」ことが積み重なると，人や環境に対する不信感が強くなり，「わからない」という本人の不安はより強くみられるようになります．自傷などの強度行動障害はこうしてみると，困った状況を本人が伝えたいのにもかかわらず，「わからない」と「伝わらない」が積み重なった結果として起こってきます．

　これらの行動障害が起こりやすい環境としては，知的発達症や自閉スペクトラム症 autism spectrum disorder（ASD）の人にとって，これから起こる状況がわからない，見通しがつきにくい環境や自由すぎてやることがない環境などがあげられます．ですので，これからのスケジュールをわかりやすく，視覚的に提示するなど構造化された環境を整えること，本人の「わからない」ことによる不安を減らすことによって，行動障害が起こらなくてすむような状況につながります．課題が難しすぎたり，簡単すぎたりして本人にできない環境なども同様です．事前に本人ができること，好きなことを知っておいた上で，隙間の時間を少なくしていくことは本人が行動障害に至る必要のない状況をつくります．

　また，行動障害の結果がご褒美につながっていることもあります．例え

ば，ある ASD の青年はとても早寝早起きで，夜19時に寝て朝4時に起きます．ですが，4時に起きても誰もいません．当然，まだご飯もありません．そこで，彼は両親の寝室で放尿をします．そうすることで，両親は起きて子どもの世話をすることになり，父が片付けをしている間に母は本人を着替えさせたり，遊ばせたりします．このような状況ですと，この行動障害は続いてしまいがちです．もちろん，入眠時間の調整は必要ですからメラトニンなどの製剤は子どもであれば有効だろうと思われます．また，早起きしてやるべきことがあらかじめ用意してあれば，この子は放尿をして両親を起こさなくてもよいかもしれません．彼の家では，朝起きたら5時までは布団の中で彼の好きなスマートフォンの写真を眺めることが許可されました．4時に目が覚めても彼は写真を眺めています．起床後のスケジュールも見直し，本人にわかりやすい形で毎朝同じ手順で行うようにし，5時に親御さんも起きて，提示された朝の支度などを一緒に行うようになったことで彼が放尿することはなくなりました．とはいえ，親御さんは5時に起きることになったので「疲れませんか？」と私が尋ねると，「いや，放尿した後に自分たちがやっていたことで，行動が強くなるとか知らなかったです．5時起きは早いですけど，私たちもすっかり早寝早起きに慣れましたし，朝から布団を干したり，おしっこを片付けるほうがずっと大変です」と語っておられました．

5　行動の機能を知ること

　これらの行動障害については，今回の事例のように，その行動がどんな意味をもってなされているかを考えることが大切になります．行動障害で見られる行動は，激しい自傷であれ，異物を食べてしまうような異食行為であれ，嘔吐や先ほどの事例のような放尿のような行為であれ，コミュニケーションとして学習された行動であり，その働きは①注目，②要求，③逃避・回避，④感覚の4つに分類されます．

Ａ　注　目

　他者から注目を得ることが本人にとって強化子（その行動を増やす刺激）になっている場合を指します．例えば，いつもはあまり関わってくれないが

「自傷行為をするたびにいつも周囲の大人が関わってくれる」,「ティッシュを飲み込む(異食)といつも大人が来て,話しかけてくれる」ことなどを学習しているような場合がこれにあたります. また,それをすると「いつも大人が叱る」ような場合にも行動障害として認められる行動が強化されることもしばしばあります.「叱ったときにいつもうれしそうにしている」,「ニコニコしている」などの場合は,行動障害がこのように注目を得るという働きをしていることがあります. このような場合には,本人が自分自身で活動できるような余暇時間を充実させるような支援や,普段の場面で周囲が注目していることを知らせていくこと,代わりとなる注目を得られる行動を教えていくことなどが大切になります.

B 要　求

「おやつを食べたい」,「ジュースが飲みたい」など行動障害で見られる行動が要求の働きをしている場合を指します. 言い換えれば,行動を起こした結果,「食べ物」や「飲み物」などの本人が欲しいものが得られることを学習した状態といえます. 例えば,「大きな声で叫ぶ」,「泣く」から「泣き止ませるためにおやつを(買って)あげた」りすると,その子は「泣く」ことでおやつを得られると学習してしまいます. 食べ物などだけでなく「外出したい」という場合もあります. これは自傷行為などをした際に,その行動を落ち着けようと「ドライブに連れて行く」ことや「公園に連れていく」ことが続いた結果として学習されることがしばしばあります. 行動が要求の働きをしている際には,代わりとなる要求の手段を本人と一緒に探していくことが大切になります. 絵カードなどの代わりとなるコミュニケーション手段を教えていき,適切な要求のコミュニケーションには最初は応じていくなどの支援が求められます.

C 逃避・回避

その行動の結果,本人にとって嫌なこと／ものから逃れられることを学習し,その行動は,これからする嫌なこと／ものものを避ける(回避)ことや今行っている嫌なこと／ものを避ける(逃避)働きをもっています. これらは,

嫌なこと／ものを避ける目的で行われますから，そのきっかけとして嫌なことやものがあることが多くあります．きっかけとなる嫌なことやものとしては，本人の苦手な作業，ザワザワしてうるさい部屋や体育館，苦手な人（苦手な作業を無理強いしたり，本人を叱責する人）などが挙げられます．この場合には適切にそれらのことを避けられる手段を教えていく必要がありますので，本人の状態に応じて「やりたくない」，「休憩したい」を絵カードなどを用いて行えるようにする必要があります．あらかじめ本人の苦手な環境や作業をアセスメントしておき，うるさい環境が苦手な方であれば静かな環境を準備するなど環境調整を図っておく必要もあるでしょう．また，このような逃避・回避の働きをもつ行動の前には「イライラしている」，「いつもより表情が険しい」など早期信号と思われる兆候に気づかれていることもしばしばありますので，その時点で休憩ができるように支援することなども有用であると思われます．

D 感 覚

感覚を得る行動は「自分からその感覚を得るために行われている行動」と「嫌な感覚を減らすために行われている行動」に分けられます．例えば ASD の子どもや青年が電気を眺めながら部屋のスイッチをつけたり，消したりする行動は，それを見ることによる視覚的な刺激を得ることを目的に行われています．また，体を大きく前後に揺らし続けることや跳びはねることなどの常同行動がそのような働きをもつ場合もあります．この場合には状況として，暇で本人のすることがないこともあるため，本人が自分で楽しむことができる余暇活動を行っていくことや，ほかの感覚刺激を代替できるおもちゃなどを探していきます．「嫌な感覚を減らすために行われている行動」としては，何らかの原因で足が痛いから，その痛みを紛らわすためにずっと太ももを叩き続けたり，虫歯のために歯が痛いから，何度も顔を叩き続けたりする行動がそれにあたります．ですので，このような感覚を刺激する行動が見られた際には，その背景に本人の痛みや苦しさがないか丁寧にアセスメントしていく必要があります．

しかし，現実には家庭ではこのような対応をすることが難しいこともたく

さんあります．その場合にはすでに疲弊しているご家族にさらに何かをお願いすることよりも，親御さんのレスパイトを必要とする場面もありますので，そのような際には，精神科病院などと連携していく必要があります．精神科病院などには精神保健福祉士などの相談業務を扱う職種が配置されていますので，そちらに相談をされることもよいかもしれません．いずれにせよ，地域において実情が異なりますので，相談先と顔が見える関係などが築けているとよいことはいうまでもありません．

　行動障害は福祉サービス（入所だけではなく，グループホームや行動援護，短期入所などのサービスを用いることもあります）と医療機関と家庭や本人との連携が重要になります．しばしば，行動障害が目立つ状況では薬物療法などに期待がされますが，強度行動障害を併存する知的発達症や ASD の子どもや大人に対して薬物療法ができることはごくわずかです．紹介した事例のように，地道でも日常生活の中で環境調整を行っていくことと，行動障害の結果が本人にとってご褒美になっていないかを検討していくことは大きな意味があります．

　精神科病院などの医療機関においては，ときにレスパイトのための入院も利用しながら，本人やご家族が地域で自分の好きなことを大切にしながら暮らせるように，退院後を見据えた福祉サービスとの連携をしていく必要があります．福祉領域においては，本人の好きなことを大切にしながら，余暇時間を充実したものとしていくこと，本人にあった適切な課題や環境を用意するなどの環境調整も重要になります．行動援護などのサービスを利用して，外出ができることや外出先で自分の好きなものを食べられることも大事でしょう．そのためには，福祉や医療と教育も連携していく必要があります．教育の中では「苦手なことを少なくする」ことが注目されがちですが，ライフコースを見据えて，本人にとって「好きなことやものを増やしていく」支援にも目を向けていく必要があるように思います．好きなことがあることはそれだけでも人生を豊かにしてくれるものなのです．

文　献

1) American Psychiatric Association：Diagnostic and Statistical Manual of Mental Disorders. 5th edition（DSM-5®）. American Psychiatric Association Pub, 2013.
2) Cooper SA, Smiley E, Morrison J, et al：Mental ill-health in adults with intellectual disabilities：prevalence and associated factors. Br J Psychiatry, 190：27-35, 2007.

3) Hartley SL, Maclean WE：Coping Strategies of Adults with Mild Intellectual Disability for Stressful Social Interactions. J Ment Health Res Intellect Disabil, 1 (2)：109-127, 2008.
4) 社会福祉法人全日本手をつなぐ育成会：「強度行動障害の評価基準等に関する調査について」報告書．2012.〈https://www.mhlw.go.jp/file/06-Seisakujouhou-12200000-Shakaiengokyokushougaihokenfukushibu/h24_seikabutsu-09.pdf〉(2022年5月アクセス)

5 発達性協調運動症

1 発達性協調運動症の概念

　不器用な子どもはおそらく昔からいるものと思われます．発達性協調運動症 developmental coordination disorder（DCD）の概念が成立する以前には，現在でいう DCD の子どもたちは不器用な子どもとして扱われており，特に臨床上の問題とは捉えられていませんでした．ADHD や LD の歴史でも登場した，「微細脳損傷 minimal brain damage」という概念や「微細脳機能障害 minimal brain dysfunction（MBD）」という概念が普及するにつれて，不器用さもその枠組みのなかで議論されることが多くなりました．この MBD の概念には現代における注意欠如・多動症 attention-deficit/hyperactivity disorder（ADHD），学習障害 learning disability/disorder（LD），DCD などが含まれており，行動面の特性は ADHD に，学習面の特性は LD に，運動面の特性は DCD にまとめあげられているといえます．

　DSM-5 によれば，DCD とは，「協調運動機能の獲得や遂行が，その人の生活年齢や技能に応じて期待されるよりも明らかに劣っているもの」とされ，「その困難さは不器用（例：物を落とす，または物にぶつかる），運動技能（例：物を掴む，はさみや刃物を使う，書字，自転車に乗る，スポーツに参加する）の遂行における遅さと不正確さによって明らかになる（DSM-5 A 項目）」とされています[1]．ここでいう協調運動とは，視知覚，触覚，固有覚，位置覚などさまざまな感覚入力をまとめあげて運動制御として出力する一連の脳機能のことをいいます[2]．それは縄跳びやボール遊びなどの運動のときだけでなく，絵や文字を書くときにも使われる機能です．例えば，絵や文字を書くときには，目で見た視覚情報を鉛筆を持った手の運動にまとめあげたりすることが必要になりますが，ここで使われているのは協調という機能です．また，ゲームをするのにも必要になりますし，日常の生活におけるさまざまな動作，例えばボタンをとめる，ズボンを履く，髪の毛を結ぶ，靴ひも

を結ぶなどにも必要になりますし，医者であれば胃カメラを操作するのにもこのような機能は必要になります．このように協調運動機能は日常生活におけるさまざまな場面で必要になりますので，DCD を有する子どもは日常生活における多くの場面で困難を有しているといえます．けれども，このような協調運動機能の困難は日常生活でよくみえるにもかかわらず，「練習が足りない」などと言われがちで，子どもも親御さんも苦労をすることは多くなります．

2 発達性協調運動症の疫学

　DCD の有病率は，報告にもよりますが5〜20％とされています．また DSM-5 によれば5〜6％の子どもが DCD を有するものとされていますので，かなり多くの子どもにみられるといえます．

　そして，DCD はかなり高率にほかの発達障害を併存します．中でも ADHD の併存は有名で，ADHD の 50％以上に DCD を併存するという報告もあります．

　Kadesjö と Gillberg は ADHD と DCD の重複について述べていますが，これらのデータから，DCD のみの子ども(7.3％)は ADHD のみの子ども(7.4％)と同程度の有病率であることが示唆され，そのオーバーラップは約50％であることが示唆されます(図 5-1)[3]．また，ADHD における DCD の併存は情緒的，行動的な問題をより大きくしてしまうことも示唆されており，ADHD と DCD を併存している場合には反社会性人格障害，アルコール依存症，犯罪行為，読字障害，低学歴などが多くみられるとされています．この背景には，DCD を併存することにより日常生活の多くに困難を有することとなり，学校での学習などに困難を示すことや，運動機能の苦手さにより友達関係でうまくいきにくいこと，そしてその結果として学校社会でうまくいきにくいことなどが推測されます．

　また，ASD との併存についても DCD の子ども 122 名のうち 10 名に ASD の併存が認められたと報告されています[5]．臨床的にも ASD の子どもの中に運動の苦手な一群はみられますが，歩き方や走り方のぎこちなさ，姿勢やバランスの悪さ，手先の不器用さ，ボール遊びやなわとびの苦手さなどがその身体的不器用さの特徴として挙げられています[6]．さらに LD との併存も

中程度の ADHD のみ 5.4%	重度の ADHD のみ 2.0%
中程度の ADHD + DCD 5.4%	重度の ADHD + DCD 1.7%
中程度もしくは重度の DCD のみ 7.3%	

図 5-1　ADHD と DCD のオーバーラップ

〔Kadesjö B, Gillberg C：Attention deficits and clumsiness in Swedish 7-year-old children. Dev Med Child Neurol, 40(12)： 796-804, 1998 より作成〕

多く，LD の 17.8％に DCD が併存するという報告もあります[7]．

　このように DCD は有病率も高く，多くの発達障害に併存しているにもかかわらず，実際の臨床では見過ごされがちです．発達障害の外来をしているとことばやコミュニケーション，行動面での苦労を主訴に受診する方は多いのですが，運動面を主訴に受診する方はそれほど多くなく，併存する発達障害の診断の過程で DCD が明らかになることがほとんどですので，私たちは発達障害診療にあたって，その運動面にも気を配る必要があるといえます．

3　発達性協調運動症の子どもの臨床症状や心理社会的影響

　DCD の子どもの幼児期の臨床症状として，歩行の開始の遅れなど全体的な運動発達の遅れで気づかれことがありますが，実際に少しずつ気づかれるようになるのは運動が発達する幼児期からでしょう．保育園などでは，走っているときによく転ぶ，ジャンプが苦手，片足立ちが苦手，三輪車がこげない，平均台などが苦手などの運動の不得意に気づかれます．また，遊びにおいては，パズルが苦手であったり，お絵描きが苦手であったりしますし，日常生活技能においては食事におけるスプーンやフォークの使用が苦手であることや，着替え（ボタンをとめる，袖に腕を通す）や靴を履くことなどにも不得意さが目立つようになってきます．特に保育園などでは，ほかの子ども

が少しずつ日常生活の運動機能が向上してきて，自分でできるようになる姿を目の当たりにすることも多くなります．そのため，親御さんも落ち込んだり焦ったりしやすいので，親御さんのメンタルヘルスには注意する必要があります．

　学校生活に移行する頃には板書などの書字が苦手になるお子さんもみられますし，手先の器用さが要求される図工（はさみやのり，水彩絵筆の使用）や音楽（リコーダーなどの楽器演奏）はとても苦手になりやすいです．算数においてもコンパスの使用や定規の使用などに苦手さを伴いやすいといえます．また，体育における球技活動や休み時間のドッジボールも得意ではありません．そう考えると，学校生活における学習のどの教科においても協調運動機能を使わない教科はなく，本人は知らず知らずのうちにたくさんの苦労をしています．休み時間のドッジボールは小学生の間でよく遊ばれる球技のひとつです．そして，小学校低学年から中学年においてドッジボールが上手な子どもは一目置かれます．反対にドッジボール球技が苦手な子どもは，友達関係の中で目立ちやすく，本人も集団参加するのに気後れしやすくなりますので注意を要します．

　このようにDCDは発達障害としての気づかれにくさに比べて，非常に心理社会的な影響が大きい発達障害といえます．SkinnerらはDCDの子どもにおいて自分を大切に思う気持ちが低くなりやすいこと，不安が高くなりやすいこと，特に思春期ではそれらが顕著であることなどを報告しています[8]．そのほかにも，内向性や社交性の問題を多く抱えやすいこと[9]や，うつ病のリスクやそのほかのメンタルヘルスのリスクなどを抱えやすいことが知られています[10]し，ほかにも自己評価が低くなりやすいことやいじめ被害に遭いやすいことなどが指摘されています．

　これらの心理的な影響がDCDの子どもたちと学校環境との間などで起こっていることを考えると，DCDの子どもたちに周囲がどのような対応をとっているかはとても大切になります．例えば，先生から「運動ができないのは，日頃から運動していないからだ」と叱られたり，クラスの中で球技ができないことでいじめられたりしている子どもの自己評価は下がりやすく，メンタルヘルスのリスクは高くなりそうです．反対に運動が苦手な子どもにもほかの子どもが寛容なクラスでは，DCDの子どもの自己評価は下がらない可能性が高いです．

また，運動以外に大好きなことや大好きな活動があることも，本人の自分を大切に思う気持ちを支えてくれるかもしれません．学校で嫌な気持ちになったときに親やきょうだいがやさしくしてくれることなどもそうでしょう．

　児童精神科医や小児科医などは理学療法士や作業療法士，療育における支援者のようにDCDの子どもに直接介入できる職種ではありませんが，親御さんや学校にDCDについて丁寧に説明することによって，子どもたちの自分を大切に思う気持ちが損なわれることを防ぐことができます．私たちが学校と連携しDCDについて丁寧に伝え，彼らが学校環境において快適に過ごしやすい環境が人的（ソーシャルサポートという意味で）にも物理的（使いやすい道具などの使用）にも寛容であることは，彼らの学校生活を豊かにするものと思います．そして，このような運動発達の評価は，児童精神科医や精神科医よりも小児科医のほうが得意かもしれません．

4　発達性協調運動症の子どもの支援

　DCDの子どもの実際の支援は，地域の療育機関の支援員が遊びを取り入れた運動療育などの形で行う場合もありますし，療育機関に作業療法士や理学療法士が配置されている場合には，理学療法士が粗大運動やバランスに関して，作業療法士が体の使い方や協調運動，微細な運動などに関して感覚統合療法などを用いた支援を行っている場合もあります．また，地域のそのほかの児童発達支援施設に通所して療育を受ける子どもや，病院の作業療法などに通う子どももいるかもしれません．地域の臨床家として，地域のどのような機関が運動などの療育を行っているかを事前に知っていると，情報提供などがスムーズになるものと思われます．

　感覚統合療法とは，Ayersにより提唱された療育実践です．これによれば，人間が歩いたりジャンプをするなど体を使ったり，箸やフォークなど道具を使ったり，他者とコミュニケーションをとったりする際には，脳に入ってきたさまざまな感覚を適切に整理しまとめあげる，感覚統合という機能が適切に働いているとされています．例えばドッジボールでボールを受ける際には，ボールがどこにあるか，腕や体，自分の足の位置がどこにあるかなどさまざまな感覚入力を整理し，まとめあげることで初めてボールを受けるこ

とができます．感覚統合がうまくいかないと，目でボールが追えず，そのため腕や体，足をうまく動かせないなど，ボールをうまく受けることができません．

　感覚統合では特に触覚，固有受容覚(筋肉，腱，関節などで感じる)，前庭感覚(バランス)などの体性感覚系が重要視されており，ブランコなどの吊り具やバランスボール，ボールプールなどを利用して，感覚入力の方法を調整しながら，子どもたちが安心して，自発的に運動に取り組めるような療育実践を行っています．そして，これらの活動は子どもにとって楽しいものであることが多く，活動を通じて子どもたちは運動が好きになります．私のところに通ってきている子どもたちも地域の療育機関での感覚統合の視点を用いた療育は非常に大好きで，不器用だった子どもも運動などを行うことがだんだん好きになったり，人と遊ぶのがだんだん好きになっていくのをよく目のあたりにします．

　また，姿勢保持が難しい子どもには，姿勢が保持しやすくなるような補助的な器具を用いたり，座りやすいクッションを整えたりするなどの環境の調整も行われます．鉛筆が握りにくいお子さんには「Q グリップ®」[11]などの鉛筆を持ちやすくするような道具が使われることもありますし，筆圧が不足しているお子さんには「魔法のザラザラ下じき®」[12]などが使われることもあります．コンパスがうまく扱えないお子さんが「くるんパス®」[13]などを用いることでうまく書けたと喜んでいるところもときどき目にします．例えば，書字が苦手な子どもでは，「Q グリップ®」や「魔法のザラザラ下じき®」を使用するなどうまく扱いやすい道具なども工夫しながら，それぞれの子どもが困っている運動課題にアプローチすることもしばしばあります．いつもよりも持ちやすくなった鉛筆と書きやすい下じきで，作業療法士や支援者に励まされながら，あらかじめアセスメントされた本人ができそうな課題の中から本人が選択して取り組むことで，本人は少しずつ自発的に書くことを好きになっていきます．このような受容的な環境で，道具の工夫や課題の提示の仕方，課題の設定の工夫などを行いながら，本人の個別の運動課題にアプローチをする方法もとられます．

　どんな支援であっても，子どもが楽しく取り組めるものでなければあまり意味がありませんし，そのためには課題の時間を長くしすぎないことも大切になります．そして，支援者は課題に取り組む子どもを肯定的に捉え，焦ら

せないことに努めなければなりません.

　運動が不得意であることは周囲にとても見えやすく, ドッジボールに入れ
てもらえなかったり, 運動会のリレーのチームに入ることを嫌がられたりす
るといったいじめなどの被害にあって悲しむ子どもともしばしば出会いま
す. そのような場合には, 本人への心理的な支援と同時に「運動が苦手な子
どももそうでない子どもも楽しめる運動会」などを考えるような, クラスの
ような集団への心理社会教育のほうが大切になります. そして, このような
機会の中で自分にとって肯定的な意見をもってくれる子どもや大人が多いこ
とを知ることは, 本人を支える一つの力になります. 小学校には縄跳び大会
や長縄大会もありますが, そのような場合も同様です. 運動は繰り返せばで
きると思われがちですが, 繰り返しても苦手な子どもや, そもそも繰り返し
を強いられる中で自分を大切に思う気持ちを損なってしまう子どももたくさ
んいるのです.

　運動があまり得意ではなくても運動を楽しんでいる大人はいます. 私たち
は過度にタスク志向になりすぎずに, 本人が運動を好きでいられるように,
そして, 自分のことを好きでいられるようにというまなざしを忘れないで支
援を継続していく必要があります.

文　献

1) American Psychiatric Association : Diagnostic and Statistical Manual of Mental Disorders. 5th edition (DSM-5®). American Psychiatric Association Pub, 2013. ／日本精神神経学会(監修), 高橋三郎他(翻訳) : DSM-5 精神疾患の診断・統計マニュアル, 医学書院, 2014.

2) 中井昭夫 : 医学・脳科学から見た DCD. 辻井正次, 宮原資英(監), 澤井幸則, 増田貴人, 七木田敦(編著) : 発達性協調運動障害[DCD] 不器用さのある子どもの理解と支援. pp.45-70, 金子書房, 2019.

3) Kadesjö B, Gillberg C : Attention deficits and clumsiness in Swedish 7-year-old children. Dev Med Child Neurol, 40(12) : 796-804, 1998.

4) Rasmussen P, Gillberg C : Natural outcome of ADHD with developmental coordination disorder at age 22 years : a controlled, longitudinal, community-based study. J Am Acad Child Adolesc Psychiatry, 39(11) : 1424-1431, 2000.

5) Lingam R, Hunt L, Golding J, et al : Prevalence of developmental coordination disorder using the DSM-IV at 7 years of age : a UK population-based study. Pediatrics, 123(4) : e693-700, 2009.

6) 岩永竜一郎 : 自閉スペクトラムの子どもの感覚・運動の問題への対処法, 東京書籍, 2014.

7) Margari L, Buttiglione M, Craig F, et al : Neuropsychopathological comorbidities in

learning disorders. BMC Neurol, 13：198, 2013.

8) Skinner RA, Piek JP：Psychosocial implications of poor motor coordination in children and adolescents. Hum Mov Sci, 20(1-2)：73-94, 2001.

9) Tseng MH, Howe TH, Chuang IC, et al：Cooccurrence of problems in activity level, attention, psychosocial adjustment, reading and writing in children with developmental coordination disorder. Int J Rehabil Res, 30(4)：327-332, 2007.

10) Lingam R, Jongmans MJ, Ellis M, et al：Mental Health Difficulties in Children With Developmental Coordination Disorder. Pediatrics, 129(4)：e882-e891, 2012.

11) 株式会社ゴム Q：Q グリップ®.〈http://www.gomuq.com/grip/〉(2022 年 5 月アクセス)

12) 株式会社オフィスサニー：魔法のザラザラ下じき®.〈https://dekirubiyori.com/products/shitajiki/〉(2022 年 5 月アクセス)

13) 株式会社ソニック：スーパーコンパス　くるんパス®.〈http://www.sonic-s.co.jp/pickup/4331〉(2022 年 5 月アクセス)

6 チック症

1 チック症の概念

　チックとは，突発的で素早く起こる，反復性かつ非律動性のからだの運動（運動性チック）もしくは，発声（音声チック）のことをいいます．運動性チックは，単純な2～3つの筋肉の運動で説明される瞬きなどの「単純運動チック」と，長い時間続き，ときには一見目的のある運動のように見える「複雑運動チック」に分類されます．また，音声チックも同様に，咳払いなどの「単純音声チック」と「複雑音声チック」に分類されます．以下にそれぞれの代表例を示します．

- 単純運動チック：瞬き，口を尖らせる，肩をすくめる，首を振る，など
- 複雑運動チック：手を振る，口をゆがめる，においをかぐ，飛び上がる，体をよじらせる，しゃがむ，など
- 単純音声チック：咳払い，うなる，鼻をならす，鼻をくんくんする，短い発声をする，など
- 複雑音声チック：状況に合わない単語やことばを言ってしまう．コプロラリア（社会的に受け入れられにくい汚い言葉を言ってしまう）や反響言語（他の人の言った言葉を繰り返してしまう）なども含む

　そして，チックにはむずむずすることやどうしてもそれをやらずにはいられないという感覚で表現される前駆衝動と呼ばれるような感覚もあるといわれています[1]．

　チック症はDSM-Ⅳでは「通常，幼児期，児童期または青年期に初めて診断される障害」の項目に分類されていましたが，DSM-5では自閉スペクトラム症 autism spectrum disorder（ASD）や注意欠如・多動症 attention-deficit/hyperactivity disorder（ADHD）と同じく神経発達症群に位置付けられており，その中の運動症群 motor disorders の一つとして位置づけられています．

2　チック症の診断

　チック症は18歳以前に始まるチックを主症状とする症候群であり，DSM-5ではその持続期間や種類などから次の3つに分類されています．ただし，いずれの場合においても薬などの物質による生理学的作用であることやウイルス性脳炎やハンチントン病などのほかの医学的疾患は除外されている必要があります．

Ⓐ　トゥレット症

　18歳以前に発症し，1年以上にわたって多彩な運動チックと一つ以上の音声チックで特徴付けられる慢性チック症のことをトゥレット症といいます．運動チックと音声チックは必ずしも同時に存在するわけではありませんが，ときに同時に存在することもあります．

Ⓑ　持続性（慢性）運動または音声チック症

　18歳以前に発症し，1年以上にわたって続く1種類もしくは多彩な運動チックまたは音声チックが認められます．運動チックと音声チックの両方がともにみられることはありません．

Ⓒ　暫定チック症

　18歳以前に発症し，その持続期間が1年未満である，1種類もしくは多彩な運動チックおよび／または音声チックのことをいいます．

3　チック症の疫学

　チック症は小学生の年代で始まることが多く，暫定チック症の有病率は2.99％（95％信頼区間，1.60～5.61％），トゥレット症の有病率は0.77％（95％信頼区間，0.39～1.51％）であると報告されています．トゥレット症の男女比をみてみますと，男児の1.06％（95％信頼区間，0.54～2.09％）に対し，女児

は 0.25％（95％信頼区間，0.05〜1.20％）とされていますので，男児に多いといえそうです[2]．臨床的には，小学生で発症したチック症の子どもがその後慢性的な経過をたどりトゥレット症の診断基準を満たしていくかどうかについては，初期の段階ではあまりわからないことも多いと思います．最初に単純運動チックで始まったチックが，その後腕を振ることや飛び跳ねるなどの複雑運動チックに移行し，次第に咳払いなどの音声チックを伴うような経過をトゥレット症ではしばしば経験しますので，チック症の子どもにおいては継続的なフォローが必要になると思われます．

　また，トゥレット症においては強迫性障害（20％〜60％），ADHD（21％〜90％），うつ病（18％〜30％），不安障害（18％）など非常に併存症が多いことが知られています[3]．また，臨床上は ASD との併存もしばしば認められますので，ASD の子どもをフォローしていく際にも注意をしておく必要があります．

　強迫性障害に関してはその併存率の多さもさることながら，併存がある場合にはチックの重症度がより高くなりやすく，自傷行為なども認められやすくなります．そのためかかりつけ医による対応が困難なケースも少なくなく，注意が必要になります．また，ADHD も強迫性障害と並んで多い併存症です．ADHD 症状がチックの増悪に伴って出現することもありますので注意を要します．

4 チック症の治療や支援

　チック症の治療や支援の基本は，心理教育と本人が学校などで過ごしやすくなるような環境調整です．チックはそれ自体の重症度もそうですが，周囲から理解されないことにより，本人の自分を大切に思う気持ちが損なわれやすく，中には学校に行きづらいと考える子どももいます．私たちのような地域の臨床家は，子ども自身のチック症のつらさを十分に理解した上で，家族や学校にそのことを伝え，子どもが生活しやすい環境を整え，子ども自身が自信をもって学校や家庭で生きられるように援助をしていくことが必要です．

　一部のチック症（暫定チック症の一部）は特段の治療を行わなくても心理教育や環境調整などでチックが軽快することもしばしばみられます．けれど

も，すべてのチックがこのような経過をたどるわけではありません．多くの
ケースではチックが大人になるにつれて軽快していくことも知られていま
す．一方で，少数ではありますが慢性の経過を示すものもあります．

　ときどき，チックを「わざとやっているのではないか？」と誤解してしまう
学校の先生もいますので，親御さんや学校の先生には，①親の育て方による
ものではないこと，②わざとではなく，止めようと思っても止めにくいこ
と，③チックは大人になるにつれてよくなるものも多いこと，④チックは不
安や緊張などの心理要因によって症状が変化しやすいこと，⑤チックを我慢
することは大変な苦痛を伴うので，ときどき休憩する時間や場所が必要なこ
と，⑤テストなどで別室を要する場合があること，などを子どもの状態像に
あわせてお伝えします．ご家族の中には間違った情報から「自分の子育てが
悪かったせいだ」と思い込んでいる方もおられますから，親の育て方のせい
でないことは必ず丁寧に伝えていく必要があります．

　チック症の治療においては，ハビット・リバーサルと呼ばれる行動療法が
選択されることもあります．ハビット・リバーサルとは，チックに対する気
づきを促し，前駆衝動が生じたときに，意図的にそれと拮抗する動きを習得
することでチックが起こることを抑えるような方法をいいます[4]．

　トゥレット症や一部の持続性(慢性)運動(音声)チック症では薬物療法が行
われることもあります．けれども，薬物療法はチックを完全に治すようなも
のではありません．本人がチック症のために学校や家庭で苦痛を感じてい
て，子どもの心理に悪影響がある場合にのみ薬物療法が検討されます．

　実際の薬物療法としては抗精神病薬(リスペリドン，アリピプラゾールな
ど)が使われることが多いですが，軽症例などでは$\alpha 2$アゴニスト(クロニジ
ンなど)を用いることもあります．ただし，併存症がある場合にはより治療
に注意を要します．例えば，チック症が併存する強迫性障害においては抗う
つ薬の有効性が低くなりやすいことも知られていますから，抗精神病薬の追
加投与が必要なこともありますし，チック症が併存する ADHD において
は，日本ではメチルフェニデートが用いにくいことから，アトモキセチンや
グアンファシンなどを選択していくことになります．したがって併存症の治
療が必要な場合やチック症が重症で薬物療法が必要な場合などにおいては，
専門医の紹介を検討してもよいかもしれません．

文　献
1）　金生由紀子：子どものチック障害および強迫性障害．児童青年精神医学とその近接領域，54(2)：175-185, 2013.
2）　Knight T, Steeves T, Day L, et al：Prevalence of tic disorders：a systematic review and meta-analysis. Pediatr Neurol, 47(2)：77-90, 2012.
3）　Huisman-van Dijk HM, Matthijssen SJMA, Stockmann RTS, et al：Effects of comorbidity on Tourette's tic severity and quality of life. Acta Neurol Scand, 140(6)：390-398, 2019.
4）　野中舞子：チックへの行動療法の現状と今後の展望．行動療法研究，41(1)：55-65, 2015.

7 コミュニケーション症

1 コミュニケーション症の概念

　これまでは社会性(自閉スペクトラム症 autism spectrum disorder〈ASD〉),不注意や多動・衝動性(注意欠如・多動症 attention-deficit/hyperactivity disorder〈ADHD〉),学業の到達度や認知機能全体の発達(限局性学習症 specific learning disorder〈SLD〉や知的発達症),運動発達や協調運動(発達性協調運動症 developmental coordination disorder〈DCD〉)などの困難から受診に至ることが多い発達障害を概観してきました.つまり,私たちは発達障害が疑われる子どもの診療をする際には,その子どもの①社会的な対人関係発達や遊びの発達,②不注意,多動・衝動性などの行動面の特性,③学業の到達度や認知機能全体の発達,④運動発達や協調運動の発達という側面から発達歴の聴取や行動観察を行う必要があるといえます.そして,これに合わせて⑤「ことば」そのものの発達についても検討する必要があります.

　DSM-5ではコミュニケーション症 Communication Disorders という概念で括られていますが,この中には,言語症 language disorder,語音症 speech sound disorder,小児期発症流暢症(吃音)childhood-onset fluency disorder (stuttering),社会的(語用論的)コミュニケーション症 social (pragmatic) communication disorder などが含まれます.

2 コミュニケーション症の分類

A 言語症 language disorder

　DSM-Ⅳでは表出性言語障害と受容—表出性混合性言語障害の区別がなされていましたが,DSM-5では言語理解,言語表出の両方を評価する必要があることから,2つの概念がまとめあげられました.

言語症は知的発達症やASDなどがないにもかかわらず，ことばの理解やことばの表出が障害されている状態です．本人は理解できているのにもかかわらず，うまく伝えられないことや学校場面でうまく話すことができないことなどから苦労することも多いようです．

　発達早期に発症するものとされていますが，幼児期にはしばしば言語理解に比較して言語の表出が遅れる事例がありますので，慎重に経過を追う必要があります．

Ⓑ 語音症 speech sound disorder

　発達時期にその年齢程度に期待される音声を適切に用いることが困難な状態で，背景には構音の問題や音韻の問題が考えられます．構音に問題があると，口や舌などを適切に扱うことが難しいために発音の誤りが起こります．また，それとは別に音韻の問題もあります．音韻の問題があると，音の数や並び順などがうまくいかず，発音間違いが多くなります．このような構音障害と音韻障害を包括した概念として語音症があります．

　発音の問題は自然経過で目立たなくなることも多いので，大人が無理に過度に正していく必要はありません．むしろ，そのようなことに傷つく子どももしばしばいますので，「サンマ」を「タンマ」と発音するなどの発音の間違いに気づいたとしても，あまり指摘をせず「そうだね，サンマおいしそうだね」と返事をしておくほうが好ましい対応のように思います．発音については，周囲からのからかいやいじめにあうこともしばしばあるため，子どもたちのメンタルヘルスには注意を払う必要があります．

　また，語音症の子どもにおいては言語聴覚士による言語治療を受けることもあります．そういった意味で，かかりつけの臨床医にとって地域の中で子どもの臨床をしている言語聴覚士のいる病院や言語聴覚士による相談ができる窓口，児童発達支援事業所を把握しておくことは有用になります．

Ⓒ 小児期発症流暢症（吃音）
childhood-onset fluency disorder（stuttering）

　吃音は①音や音節を繰り返す（例：タタタクシー）ことや，②音の引き伸ば

し（例：ぼーくは），③ブロック（いったんは話そうとするものの，直前になって構音動作が止まってしまう．言う言葉は頭の中に浮かんでいるのに言葉がでてこない．発話しようとする際に力みなどの努力が認められることも多い）と呼ばれる吃音の中核症状が話そうとする際にみられるもので，原則として呼吸器や発生器官に器質的な異常や機能的な異常はありません．

　最初は力の入らない繰り返しに始まり，引き伸ばし，ブロックへと進展するといわれています．そして，初期にはみられませんが，吃音の進展とともに，足で床をけったり，体を大きく動かしたりなどの随伴する運動が生じてきます．これは，話しにくさをなんとかしようとする子どもの行動の工夫から生じています．話しにくさを回避するために，発音しようとした音や発音しにくくなりやすい音を回避することもしばしばみられます．

　また，中核症状以外にも「えーと」などを挿入したり，単語などを繰り返したりする症状などを認めることもあります．

　3歳児健診における吃音の有病率は1.41％といわれていますが，このうちの8割ほどは半年以内に吃音が消失するという報告もあり，幼児期は症状の変動が著しいといえます．ですので，子どもが低年齢である場合には，子どもにとって楽な発話を促すような環境調整が選択されることが多いように思います．吃音のある子どもも，吃音が目立つ環境とそうでない環境がある場合がありますので，どんなときに吃音が目立たないのかを観察し，記録しておくことが役に立つことがあります．また，ご家族や周囲の大人は，子どもに吃音があってもゆったりとした態度で話を聞くことや，途中で話を遮らないで最後まで話し終えることを待つことが求められます．また，「落ち着いて話せばいい」，「ゆっくりね」とついつい言ってしまいがちですが，子どもである場合はなかなか難しいので，大人がゆっくりとしたスピードで話すことが求められます．

　吃音は幼児期においては自然に軽快することが多いのですが，それでも1年以上続くような事例においては，言語聴覚士による支援が必要になることもあります．また，言語聴覚士は吃音の環境調整について多くの知識をもっていることが多いため，相談を望まれる親御さんには言語聴覚士と話をする機会があるのもよいだろうと思います．ですので，語音症と同様に近隣の言語聴覚士の在籍情報は役に立ちます．

　一方で最も大切なことは，子ども本人にとって吃音を怖がらずに話すこと

ができる相手がいることです．ありのままの話し方でもちゃんと言いたいことは伝わるんだという体験は，子どもが自分を大切に思う気持ちを損なうことなく大人になることを助けてくれます．私たちのような周りの大人はそのような，本人を焦らせることなく，本人が吃音を怖がることなく，話しやすい環境をつくっていく必要があるといえます．

D 社会的（語用論的）コミュニケーション症
social (pragmatic) communication disorder

社会的（語用論的）コミュニケーション症は DSM-5 で初めて追加されたコミュニケーション症で，これまで広汎性発達障害のグループに属すると思われる社会コミュニケーションの困難はあるものの，常同行動などが目立たず，特定不能の広汎性発達障害 pervasive developmental disorder not otherwise specified（PDDNOS）と診断されていた群などが該当するものと考えられます．一方で，疾患に対するエビデンスは乏しいため，診断基準に記載されていたとしてもその診断は自閉スペクトラム症との鑑別を中心に慎重に行う必要があるといえます．

文　献

1）Shimada M, Toyomura A, Fujii T, et al：Children who stutter at 3 years of age：A community-based study. J Fluency Disord, 56：45-54, 2018.

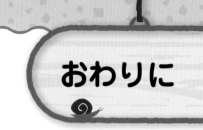

おわりに

「発達障害とはなんだろう？」

発達障害の子どもたちの臨床を始めて随分経つと思いますが，私の中でこのような思いはいまだにあります．

確かに教科書のような書籍には ASD や ADHD についての記載がありますし，専門家としての診断のための基準もあります．けれども，自身の診察室に来てくれる目の前の子どもたちはそれぞれ，そのような教科書や診断基準の記載に当てはまるところもあれば，当てはまらないところもたくさんあります．ましてや，診察室の中で語られる子どもの悩みは十人十色です．ある子どもは「昨日友達とフォートナイトで喧嘩になったから，声をかけづらい」と悩みを相談してくれますし，ある子どもは「自分にあった進路が分からない」と悩みを相談してくれます．けれども，このような相談のほとんどは教科書に記載してあるようなものではありません．もちろん，「ASD と友人関係」，「ASD と進路の選択」に関しての記載は見つかることが多いのですが，目の前の子どもにぴったりあったものは見つからないことも多いのです．また，そのような子どもたちの子育てに悩む親御さんの悩みも十人十色で，子どものかんしゃくに悩む親御さんもいれば，遠い未来の姿を漠然と不安に思う親御さんもいます．さらに，同じ子どもでも大きくなるにつれて少しずつその特性が変化していき，その苦労や悩みも変わっていきます．もちろん親御さんも同様で，小さな頃は子育てに悩んでいた親御さんも，大きくなれば子どもの学習や進路のことについて悩むこともありますし，子どもの恋愛について悩むこともあります．もちろんこれらについても教科書にぴったりとした記載があるわけではありません．

そう考えると，発達障害の支援においてはひとつの理想の支援の形やその子どもが「こうあるべき」というひとつの理想の姿があるわけではないのでしょう．ましてや，「このように子育てをすべき」というひとつの理想とする子育ての姿があるわけでもありません．ですので，私たちのようなかかりつけの医療者の役割は，発達障害を有する子どもが自分を大切に思う気持ちを

損なうことなく育ち，その子らしく誇りをもって生きることができるように，謙虚さをもって，そっと子どもと親御さんを支えていくことだろうと思います．

　私はただの地域の児童精神科医です．何ら特別なスキルをもっている医者ではありませんし，さしたる学術的な業績もありません．そんな私がこのような本を書かせていただくというお話をいただいた時には，「自分にそのような本が書けるだろうか？」と悩みましたが，何とか最後まで書くことができました．お世辞にも上手な文章ではありませんが，最後まで読んでいただき本当にありがとうございます．

　そんな私に一つだけ誇れることがあるとすれば，岐阜県の東濃地方という一つの地域で，15年以上という長きにわたって一児童精神科医として働かせていただき，多くの子どもが大人になる姿を傍から見させていただけたことです．この本に書かせていただいたことは私が診察室の中で子どもや親御さんとともに悩んだり，ときにはともに喜んだりした関わりから教えていただいたことばかりです．私は，それを思い出しながら文章という形にまとめたにすぎません．ですので，この本には著者として私の名前が書かれていますが，私のところに通ってきてくださったすべての親子によって書かれた本でもあります．私のところに通ってきてくださったすべての方々に感謝申し上げます．本当にありがとうございます．

　また，本書においてはできるだけエビデンスに基づきながら書いたつもりですが，どうしても随所に私の臨床的な姿勢や私自身の障害などに対する考えも顔を出しています．私自身は「主人公は子ども」であり，「医療者は脇役としてそっと謙虚に子どもと家族を支えること」を肯としていますが，このような臨床的な姿勢の多くを私は髙橋脩先生（豊田市こども発達センター）から学ばせていただきました．そして，「障害というものをどのような眼差しで捉えるか」という視点を高岡健先生（岐阜県希望が丘こども医療福祉センター発達精神医学研究所）から学ばせていただきました．先生方から学ばせていただいた臨床的な姿勢や視点を，このような形で多くの方々に伝えることができ，本当にうれしく思います．ありがとうございます．

　最後になりましたが，本書を書くきっかけをくださった南山堂の編集部の皆様にも感謝申し上げます．特に，担当をしていただいた，小池亜美さんには遅々として進まない文章を辛抱強く待っていただき，まとまりのない文章

を丁寧に編んでいただき，本書を形にすることができました．本当にありがとうございます．また，友人である坂本昌彦先生には，監修をお願いするとともに，かかりつけの小児科医の視点から本書を読み込んでいただき，的確な助言をたくさんいただきました．坂本先生の臨床姿勢や情報発信姿勢には私自身たくさんの刺激を受けており，そのような先生に監修の労をとっていただけたこと本当にうれしく思います．深く感謝申し上げます．

2022 年 4 月

関　正樹

索　引

日本語索引

著者略歴

関　正樹（せき　まさき）

児童精神科医

福井医科大学医学部卒業.
岐阜大学医学部附属病院，土岐市立総合病院精神科を経て現在は
大湫病院に勤務.
岐阜県東濃地方の地域の児童精神科医として，発達障害や不登校
などの診療にあたるとともに，地域の発達障害支援システムなど
の調査研究を行っている．また，地域の児童精神科医として，療育
施設や福祉施設などの職員への支援，座談会や親子勉強会を通じ
た家族支援などを行っている．また，最近では子どもとゲームや
ネットとの関わりについて各方面で発信を行っている.
著書：発達障害をめぐる世界の話をしよう(批評社，2020)(共著)

小児科医・かかりつけ医に知ってほしい
発達障害のこと

2022 年 6 月 15 日　1 版 1 刷	©2022
2022 年 8 月 25 日　　　2 刷	

監修者　　　著　者
坂本昌彦（さかもとまさひこ）　関　正樹（せき　まさき）

発行者
株式会社 南山堂　代表者 鈴木幹太
〒113-0034　東京都文京区湯島 4-1-11
TEL 代表 03-5689-7850　www.nanzando.com

ISBN 978-4-525-28591-3

A2859120102-A